养肾就是养命

全新升级版

主编／章友康

主任医师、教授、博士生导师

原卫生部肾脏病研究所副所长

北京联科中医肾病医院名誉院长

副主编／吴华

主任医师、教授、中华肾脏病学会委员

中央保健委员会会诊会议专家

北京联科中医肾病医院专家组成员

副主编／张晔

解放军309医院营养科前主任

中央电视台《健康之路》特邀专家

北京卫视《养生堂》特邀专家

吉林科学技术出版社

图书在版编目（CIP）数据

养肾就是养命：全新升级版 / 章友康主编 . -- 长春：吉林科学技术出版社，2020.10

ISBN 978-7-5578-6386-9

Ⅰ . ①养… Ⅱ . ①章… Ⅲ . ①补肾 – 基本知识 Ⅳ . ① R256.5

中国版本图书馆 CIP 数据核字（2019）第 299328 号

养肾就是养命（全新升级版）

YANG SHEN JIU SHI YANG MING（QUANXIN SHENGJI BAN）

主　　编　章友康
副 主 编　吴　华　张　晔
出 版 人　宛　霞
责任编辑　孟　波
封面设计　杨　丹
制　　版　北京世纪悦然文化传播有限公司
幅面尺寸　165 mm × 235 mm
开　　本　16
印　　张　15
字　　数　280千字
印　　数　7 001–10 000册
版　　次　2020年10月第1版
印　　次　2023年4月第2次印刷
出　　版　吉林科学技术出版社
发　　行　吉林科学技术出版社
地　　址　长春市福祉大路5788号出版集团A座
邮　　编　130118
发行部电话/传真　0431–81629529　81629530　81629531
81629532　81629533　81629534
储运部电话　0431–86059116
编辑部电话　0431–81629517
印　　刷　长春新华印刷集团有限公司
书　　号　ISBN 978-7-5578-6386-9
定　　价　49.90元

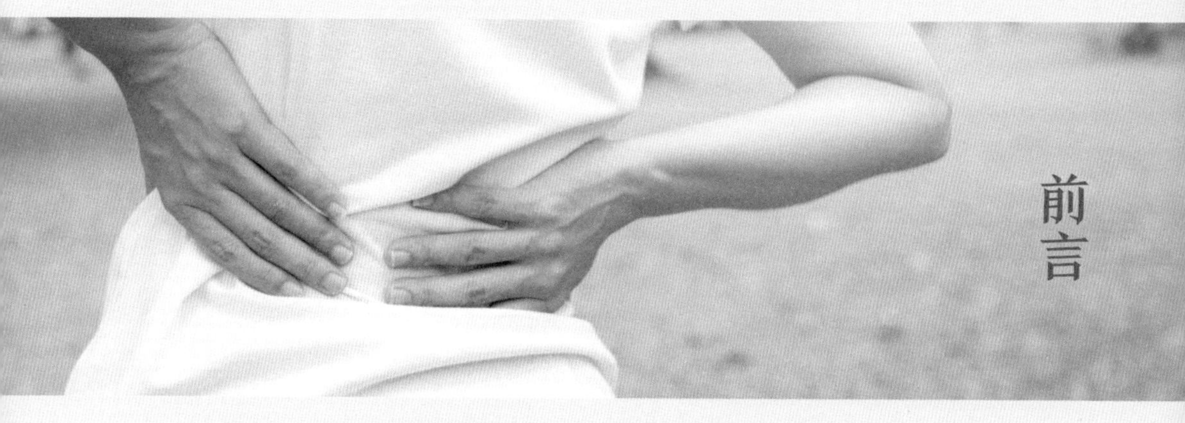

前言

中医认为，肾是人的先天之本，也就是人体健康的最大本钱。肾既是构成人的机体和维持生命活动的基本脏器，也是人体生理功能活动的动力所在，它与骨、髓、耳等器官的功能也都十分密切。因此，肾的健康十分重要，如果肾虚了，健康就会出问题，须知“肾虚是百病之源”。

引起肾虚的原因有很多，过度疲劳、精神压力大、熬夜、抽烟、嗜酒、无节制的性生活，都可能导致肾虚，所以良好的生活习惯对肾是很有好处的。

那么，如何让自己有一个健康的肾？生活中，肾需不需要特别护理或养护呢？这一切，在《养肾就是养命（全新升级版）》中就能找到答案。

《养肾就是养命（全新升级版）》深入浅出地讲解了养肾的原理及肾的保养方法。全书共有 9 章：第 1 章主要是讲养肾必知的常识，让读者对怎样护好肾有个总体认识；第 2 章主要讲肾跟人体的关系，让读者了解养肾是一个系统的工程，怎样科学合理地养肾；第 3 章主要列举了养肾的食物和对肾不利的食物，让读者从饮食入手，保养自己的肾，避免病从口入；第 4 章给读者提供了既简单方便又效果显著的养肾运动；第 5 章为读者提供了不同肾病状况的调养方案；第 6 章阐释男女养肾的重要性，养好肾，男人身体强健有精神，女人容颜好；第 7 章让读者按春夏秋冬的时令特点来调理保护我们的肾；第 8 章主要讲如何以按摩、艾灸、刮痧等中医疗法来养肾护肾；第 9 章为读者提供了 13 种养肾中成药，让读者根据医生的指导对症用药，自己调理身体的轻微不适，改善身体状况。

希望本书为您打下一个健康人生的基础，帮您尽情享受幸福快乐的生活。

目录

第1章 养肾必知的常识

第2章 养肾是一项系统工程

第3章 养肾须知的补益食物

第4章　动一动身体就养肾

第 5 章 对症养肾保健康

第6章 男女养肾秘方

第7章 四季养肾法

第8章　中医理疗有绝招

第9章　养肾中成药

第1章

养肾必知的常识

肾为先天之本

肾是什么

肾：我们人体非常重要的器官。人有两个肾，生长在人体腰部脊柱的两侧。

被膜：肾脏外有纤维膜、脂肪囊、肾筋膜三层物质包绕，对肾脏起固定、保护作用。

肾实质：肾实质由肾皮质和肾髓质组成，肾皮质主要位于浅层，由富含血管的肾小体构成，肾髓质位于深层，主要由肾小管组成。肾小体具有过滤血浆形成原尿的作用。肾小管具有重吸收原尿及分泌功能。

肾锥体：肾皮质包绕肾髓质，肾髓质向内延续成15～20个锥形体，称为肾锥体。

肾乳头：肾锥体基底部朝向皮质，尖端钝圆，称为肾乳头。

肾小盏：肾内形成的尿液由肾乳头流入肾小盏。每个肾小盏一般包绕一个肾乳头，有时包绕2～3个。

肾大盏：每2～3个肾小盏合成一个肾大盏。

肾盂：每2～3个肾大盏集合形成一个前后扁平的漏斗状的肾盂。

肾柱：肾皮质伸入肾髓质中，呈纵形分隔包绕肾锥体，称为肾柱。

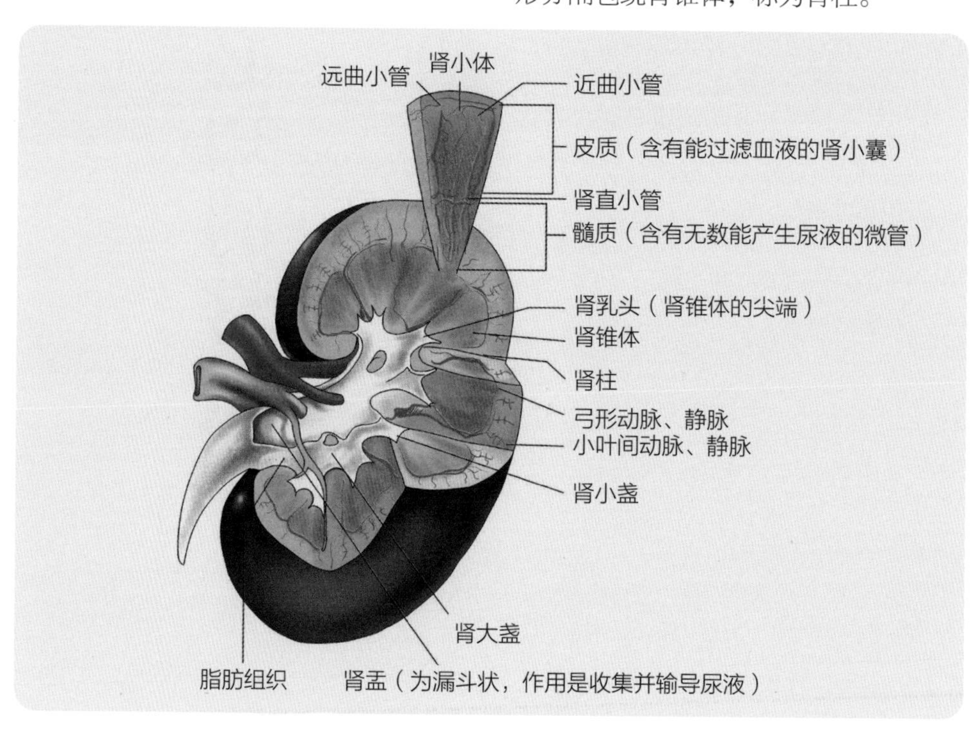

肾脏的功能

肾脏作为人体内十分重要的器官，在人的身体中有着不可取代的作用。

1. 它能生成尿液，排泄代谢产物。

机体在新陈代谢过程中产生多种废物，许多废物通过肾脏随尿液排出体外。

2. 维持体液平衡及酸碱平衡。

肾脏能排出体内多余的水分，调节酸碱平衡，维持体内环境的稳定。

3. 内分泌功能。

（1）分泌肾素、前列腺素、激肽，通过肾素－血管紧张素－醛固酮系统和激肽－缓激肽－前列腺素系统来调节血压。

（2）生成促红细胞生成素，刺激骨髓造血。

（3）生成活性维生素 D_3，调节钙磷代谢。

（4）为许多内分泌激素降解场所，如胰岛素、胃肠激素等。

（5）为肾外激素的靶器官：如甲状旁腺素、降钙素等，可影响及调节肾脏功能。

中医所说的肾

中医说的肾和西医说的肾不是相同的概念。西医说的肾主要是从其功能的角度来说的，肾与输尿管、膀胱以及尿道等构成身体的一个重要系统——泌尿系统。肾负责人体水液调节和排泄，以及体内毒素排出，与心脏、肝脏等一样，是重要的解剖学器官。而中医里所说的肾不但包括肾器官，还是一个肾系统，在五行中属水。其与膀胱、骨、髓、脑、发、耳、二阴（前阴与后阴）等一同构成肾系统。

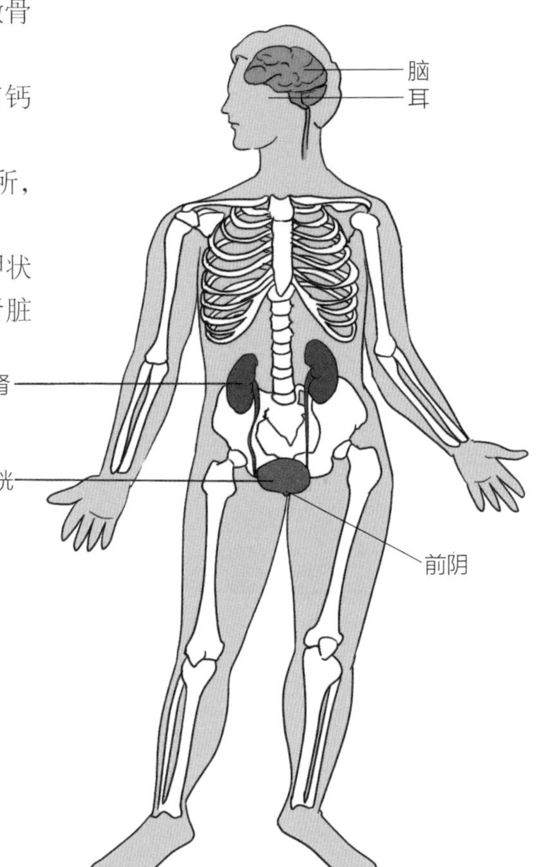

肾藏精，人的生长、发育、生殖都离不开肾

《黄帝内经》中说："肾者，主蛰，封藏之本，精之处也。"意思是说肾是精所存在的地方，精在这里并不单指精子，还包括精气。

精分为先天和后天之精。先天之精是从父母那里遗传来的，它有促进生长和繁殖后代的能力。后天之精来源于水谷精微，是靠脾胃化生营养物质所得，具有滋养脏腑的作用。先天之精和后天之精相互依存，相互为用。

肾中所藏精气是人体生命活动的原始动力，它分为肾阴、肾阳两个方面。肾阴与肾阳，又称元阴与元阳、真阴与真阳，是五脏阴阳的根本。肾阴、肾阳相互依存、相互制约，共同维系着肾及全身阴阳的协调平衡。

每个人的生长、发育、生殖，都是肾精在推动着，所以说人都应关爱和呵护肾。

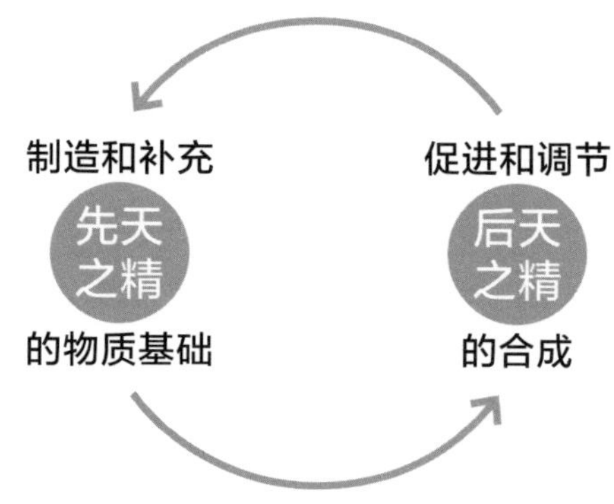

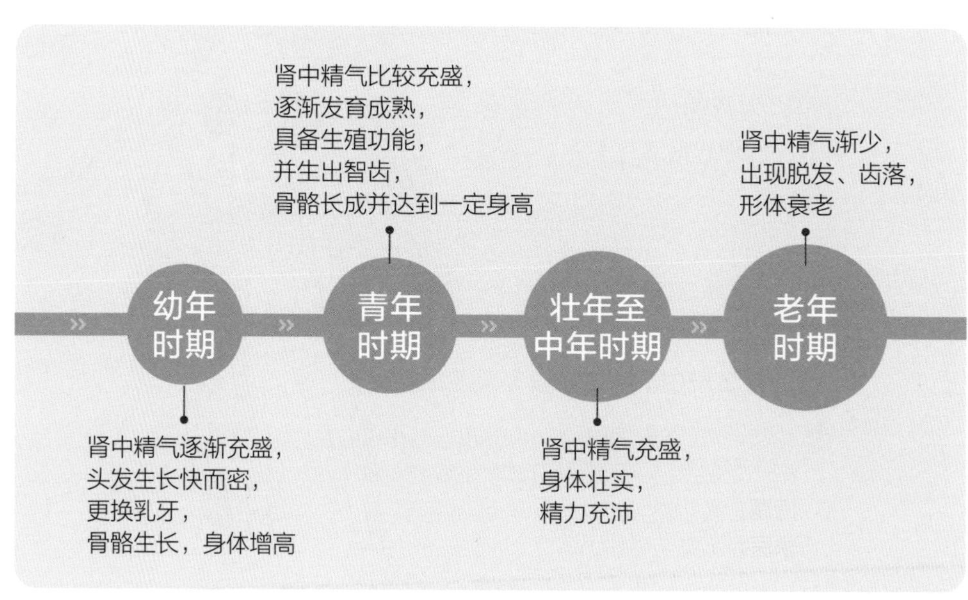

肾主水，负责人体水液代谢

肾主水，是指肾具有主持和调节人体水液代谢的功能。人体的水液代谢包括两方面：一是将具有濡养、滋润脏腑组织作用的津液输布全身；二是将各脏腑组织代谢后的浊液排出体外。而水液代谢过程的实现，主要依赖肾的“气化”功能。一旦肾的水液代谢功能下降或失常，人就会出现水肿、尿少、尿闭或夜尿频多等症状。

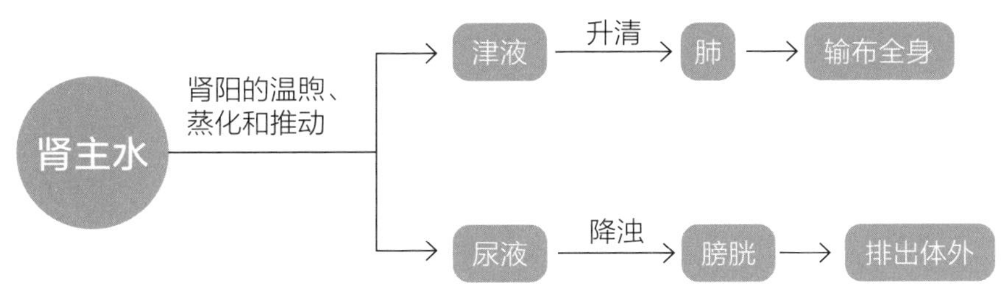

肾主纳气，肾好咳喘少

肾主纳气，是指肾具有摄纳肺吸入的清气，防止呼吸表浅，保证体内外气体正常交换的功能。肾气充沛，人就呼吸均匀。中医认为，许多老年人的顽固性哮喘，就是因为肾的纳气功能不佳，使得气失摄纳，调理也应该以培补肾气为主。

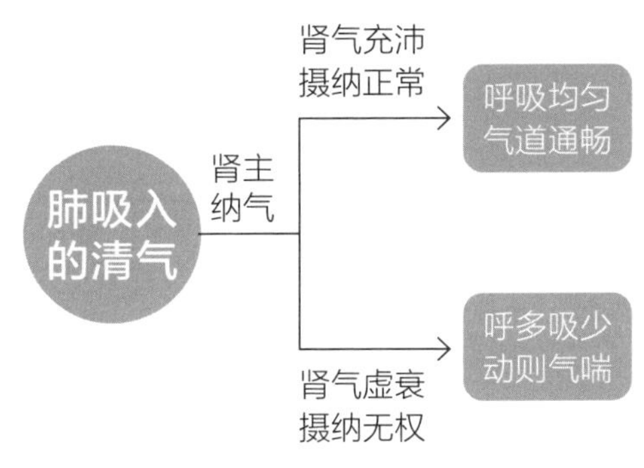

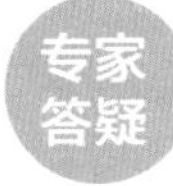

Q 为什么说中医所说的肾范围要大很多？

A 中医中肾的范围非常大，远远超出西医肾脏的功能范围。中医所说的肾亏不一定是肾脏出问题，有时可能是内分泌有问题，有时可能是生殖系统有问题，有时也可能是生命状态衰微。所以，一听到“肾虚”就跑到泌尿科求医并不完全科学。

了解中医说的“肾虚”

人之所以体弱、生病，常常是肾虚惹的祸

人如果长期肾虚或肾气不足，就会引起骨骼系统退化、造血功能不足、泌尿生殖系统疾病等。所以，补肾对于身体比较虚弱的中老年人非常重要。

肾虚 = 生命力下降

肾为先天之本，肾虚则元气不足，元气不足则免疫力降低，这样一来外邪就会乘虚而入，从而导致各种疾病的发生。

肾是一个“作强之官”。“强”，从弓，就是弓箭，要拉弓箭就得有力气。“强”就是特别有力，也就是肾气很充足的表现。

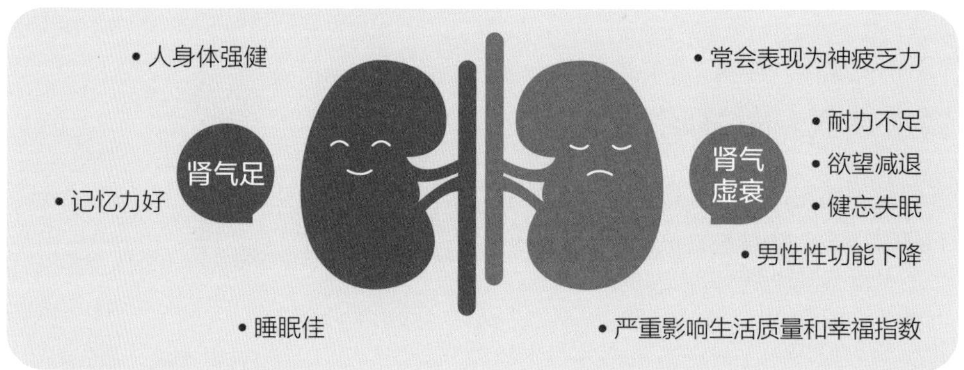

肾虚为虚证之根

在生理上，随着年龄增长，肾脏精气衰退，会出现精神疲乏、面色变暗、发枯脱落、齿摇稀疏、耳鸣耳聋、尿频尿多、性功能减退、不孕不育、骨软无力、骨质脆弱等衰老的现象。在病理上，当人体各脏腑发病时，都会出现肾虚的表现。据此，一般认为肾虚为虚证之根。

比如说，五更泻又叫“肾泻”，足见此病的发生与肾虚脱不了干系。一个人要把所吃的食物消化吸收，主要靠脾、胃、肾三者的密切配合。就好比熬一锅粥一样，熬粥要用锅、勺、火。胃好像锅，脾好比勺，肾就像下面的火，三者配合起来，才能把一锅粥熬熟。倘若一个人肾虚了，脾胃的消化动力必然大大减弱，这时就可能发生五更泻。

身体得不到足够的补养，就容易肾虚

肾为先天之本，脾为后天之本。后天的脾需要给先天的肾提供足够的营养，反之如果脾胃虚弱，肾脏得不到足够的营养，身体就会虚弱。

脾胃虚弱，就会导致肾虚

先天的肾和后天的脾是相互滋生、相互促进的。从父母那里继承来的生命物质和能量充足，肾就强壮，生命力就旺盛，脾胃从肾得到的营养和能量就充足；而消化吸收功能强，从饮食中得到的营养物质充足，又能够对肾做不断补充，肾就会越来越强壮。相反，如果脾胃虚弱，不能摄取足够的食物，或对摄取的食物不能充分消化吸收，肾得不到足够的补充，就会导致肾虚。

饮食上多注意，你就不会肾虚

如果我们不想肾虚，在饮食上就要注意：第一，保养好脾胃，让脾胃功能正常，这样吃进去的食物才能够得到正常吸收，肾才能得到正常补养；第二，均衡饮食，不偏食、不挑食，保证有正常的营养物质供应。

伤脾胃的四种饮食习惯

过饥

脾胃得不到充足的营养，自身的功能也会变弱，容易出现胃病。长期饥饿的人都会出现消化不良、胃炎、胃溃疡、胃痛、腹泻、呕吐等。

饮食没规律

不按时吃饭，也是损伤脾胃的重要原因。

过饱

吃得过多，超过脾胃的消化吸收能力，也会损伤脾胃功能，导致脾胃虚弱。

饮食过凉

现在贪凉的人较多，喜欢吃冰激凌、喝冰镇啤酒等。吃太多冰冷食物，会大量消耗胃中的阳气，胃没有了消化能力，胃病就会找上门。

辨清肾虚的类型

肾虚导致肾的精、气、阴、阳不足，造成身体各种不适的症状。

肾虚常见的几种类型及其表现

肾虚类型	肾虚表现
肾阳虚	畏寒肢冷，面色黑黄或苍白，精神萎靡，头晕目眩，腰膝酸软，小便清长，夜尿增多，排尿无力，尿后余沥，腹胀腹泻，性欲减退，男子阳痿早泄、遗精滑精，女子宫寒不孕、带下清稀量多
肾阴虚	口干舌燥，五心（两个手心、两个脚心、一个心口）烦热，两颧发红，口唇红赤，盗汗，大便干结，小便短赤，男子阳强易举、遗精早泄，女子经少、闭经
肾气不固	二便（大便、小便）、精液、白带、孕胎异常，小儿出现遗尿，成人昼尿频多，尿后余沥，夜尿清长，小便失禁，久泻不止，大便失禁
肾精不足	小儿发育迟缓、囟门迟闭、身材矮小、智力低下、动作迟缓、骨骼痿软、牙齿松动脱落等

养肾要对症

中医养生及治病讲究对症，日常养肾补肾也是一样，要分清肾虚的类型后再进行养肾，不可盲目乱补，否则不但不能起到应有的作用，反而会适得其反，给身体带来负面影响。

温馨小提示

呼吸浅也是肾虚的表现

呼吸浅是因为人体肾气虚，不能接纳肺气，运动量稍大，就会感到缺氧、气喘。呼吸虽然与肺紧密相连，但根源却是肾。肾气充足，才能接纳足够的空气，使人体自由呼吸。肾气不足，就会接纳无力，影响呼吸。因此，改善呼吸浅的症状，应从补肾开始。

哪些人容易肾虚

先天不足的人

先天不足是人生下来体质就不好。父母体弱多病时怀孕、酒后怀孕、年过半百时怀孕、年龄过小时怀孕等，都会使孩子出现先天不足。先天不足的人容易肾虚，因为肾是先天之本，藏有先天之精，肾精的主要生理作用是促进机体的生长、发育，并提升生殖能力。如果父母的精血不足，就很容易导致下一代肾虚。

精神压力大的人

现代人承受着前所未有的竞争压力。同事间排挤、上下级关系紧张以及感情问题等，都使现代人的精神压力越来越大。有的人脾气越来越暴躁，有的人变得多愁善感。长期处在这种精神压力下，我们身体的免疫力自然就会下降，肾脏可能因此而逐渐出现亏损。

经常熬夜的人

男人是一家之主，自然要担起家庭重担，工作中经常熬夜加班成了现代男人的通病。一旦阴精耗损过多，就会过劳伤肾，出现黑眼圈、精神不振等症状，尤其是过了40岁后更容易出现肾虚。熬夜对女性的伤害也很大，因为女性属阴，而夜晚也属阴，熬夜后女性的肾阴不足，容易出现肾阴虚。

经常吸烟、酗酒的人

我们知道经常吸烟会伤肺，而在中医五行中，肺属金，肾属水，金生水，肺金和肾水是母子关系。而在生理功能中，肺肾相生，也就是肺和肾互相配合、互相影响。因此肺气一旦虚损就很容易导致肾气衰弱。

长期酗酒容易伤肝，而肝肾同源，肝肾之间关系密切，肝藏血，肾藏精，精血同源，相互滋生和转化。一旦肝受到伤害，自然会波及肾。

久坐不动的人

现代人有一个很不好的工作模式，即在办公室里一坐就是一上午或一下午。久坐会导致全身的气血经络受阻、代谢物质排泄缓慢，容易出现腰酸、背痛、肢体麻木等症状。再加上整天坐着，长期固定一个姿势容易压迫与肾经相表里的膀胱经，使得膀胱经气血不畅，自然就会影响到肾，造成肾虚。

性生活频繁的人

肾是我们的生命之本，平时过度纵欲，就会伤了肾精，而精伤则神伤，生命之本受损，就会显得精疲力竭，还会出现腰酸、早衰、健忘等问题。此外，很多年轻人自恃体力好，性生活过于频繁，对体力消耗很大，无疑也会增加肾的负担，时间长了就会导致肾虚。

久病之人

人体的肾精一方面来源于先天之精，还有一部分来源于全身其他脏腑所化生的精气。如果身体患病，长时间未愈，就会失于调养，自然就容易损伤肾精。

老年人

《黄帝内经》指出，男子过了40岁，则“肾气衰，发堕齿槁”，到了56岁，则“天癸竭，精少，肾脏衰，形体皆极”，而到了64岁，“则齿发去”。也就是说，男人到了40岁，肾气开始衰退，这时头发变得稀疏了，牙齿也开始松动，而到了64岁则肾气大衰，牙齿和头发都开始脱落了。女人过了49岁，则“任脉虚，太冲脉衰少，天癸竭，地道不通，故形坏而无子也”。也就是说女人到了49岁以后，任脉虚弱，肾精不足化生不了元气，所以开始出现闭经，不能生育。

这些生活习惯很伤肾

饮水过少

现代人工作繁忙，生活节奏快，很多人经常到下班了也顾不上喝一杯水。而如果长时间不喝水，尿量就会减少，尿液中的废物和毒素的浓度就会增加，很容易患上肾结石、肾积水等肾病。要想肾好，适当多喝水很重要，每天应喝2000 ~ 3000毫升水。

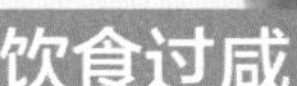

饮食过咸

中医认为，盐味咸，性寒，归胃、肾、大肠经、小肠经，具有涌吐、清火、凉血、解毒等多种功效。但吃太多的高盐食品会伤血、害肺、损肾，失去颜面和皮肤的光泽，容易导致高血压、动脉硬化、心肌梗死及肾病。按照世界卫生组织推荐的标准，每人每天吃盐量以5克为宜，不宜超过6克。

经常憋尿

很多人平时工作一忙起来就停不下来，上卫生间自然也就“一拖再拖”。冬天晚上被窝里温暖舒适，有尿了也不愿意去卫生间。其实，憋尿对身体有很多不利的影响。经常憋尿会使膀胱内的尿液越积越多，含有细菌和有毒物质的尿液不能及时排出体外，就容易引起膀胱炎、尿道炎等问题。严重时，尿路感染还能向上蔓延到肾脏，引起肾盂肾炎，甚至影响到肾功能。

滥用药物

我们平时吃的药物大多都是通过肾脏排泄的，如果用药种类太多、剂量太大，就会损伤肾脏，出现浑身没劲儿、口干舌燥、不爱吃东西、恶心、厌食、尿频、尿急、夜尿增多等症状。特别像吲哚美辛、对乙酰氨基酚、阿司匹林以及某些抗癌药物等，如果滥用，更容易对肾脏造成损害。有的会引起急性药物性间质性肾炎或肾小管坏死，偶尔可见肾病综合征，严重的还会导致肾衰竭而死亡。

暴饮暴食

暴饮暴食后的食物在消化时会在短时间内需要大量的消化液，明显加重消化腺负担。如果我们平时吃得太多，超过了身体的需求范围，最终就会产生过多的代谢废物。这些废物大多经过肾脏排出，自然而然就会增加肾脏的负担。

过度劳累

中医认为，平时工作太累，或长期从事同一固定姿势的工作（如使用电脑、开车等），就会损伤肾气，导致肾精不足。现代医学认为，人在疲劳状态下，加上工作、精神紧张，容易导致免疫力下降，易引发肾脏损害。出现腰酸腰痛，下肢、眼睑水肿，蛋白尿等现象。从临床接诊的急慢性肾炎患者的情况来看，不少肾炎病人发病与长期过度劳累有关。

酒后喝浓茶

人在生活中，难免会有一些聚会，如同学聚会、战友聚会、哥们儿聚会、交友聚会、答谢他人聚会等，这些聚会难免要喝酒，而且难免喝多。当喝多了的时候，可能有人会喝上一杯浓茶来醒酒，其实这是不对的。

现代医学证明，酒后喝茶，特别是浓茶，确实会对肾脏造成不良影响。酒精首先在肝脏进行代谢，在氧化酶的作用下，酒精中的乙醇先是转化为乙醛，进而转化为乙酸，乙酸被分解为二氧化碳和水，再分别经肾和肺排出。茶的主要成分茶碱有利尿作用，浓茶中的大量茶碱更能迅速发挥利尿作用，使尚未分解的乙醛过早地进入肾脏，而乙醛对泌尿系统有很大的损害。

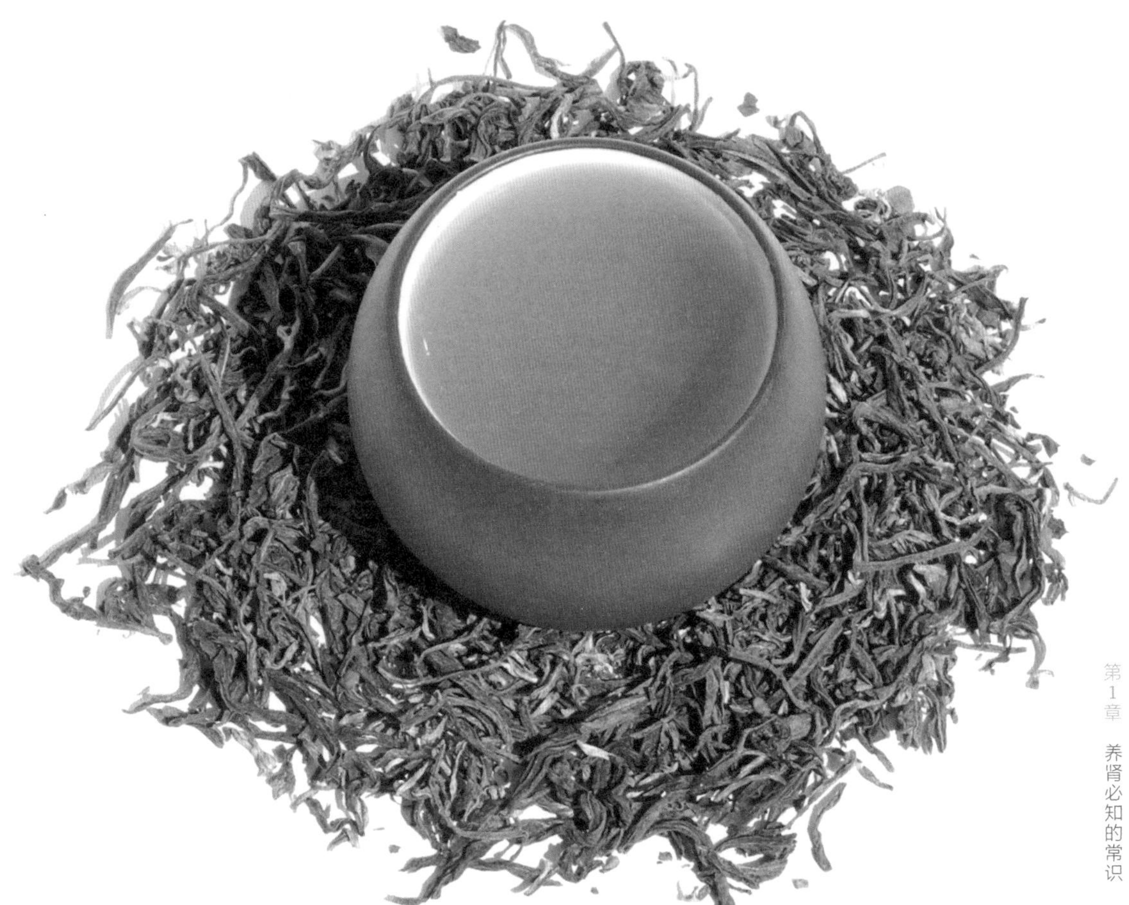

身体会说话，释放肾病小信号

听力减退，肾气虚惹的麻烦

中医认为，人的五官九窍与脏腑是相关联的，例如，肝开窍于目，肾开窍于耳。所以我们听力的好坏和肾有着密切的关系。

肾中精气盈亏，直接影响人的听觉

耳是听觉器官，人体听觉功能的正常与否与肾中精气的盈亏有着密切的关系。一个人肾的精气不足，耳失所养，则可出现耳鸣、听力减退，甚至耳聋等问题。

老年人为什么会听力下降甚至出现耳聋

肾开窍于耳，如果肾精不足，耳窍得不到充分滋养，听力就会下降。为什么老年人多会出现听力下降、耳鸣、耳聋的症状呢？就是因为肾气虚了，耳窍无法得到充养。所以，调治老年性听力下降、耳聋，也需要从补肾着手。

按摩耳朵可增强记忆力

按摩耳部穴位，能够疏通经络气血，调整脏腑功能。另外，按摩耳朵，还具有提神、醒脑、聪耳、增强记忆力的功效。

捏拉耳垂，使肾精充足

两手分别轻捏双耳的耳垂，再搓摩至发红、发热，然后揪住耳垂往下拉，再放松。每天捏拉耳垂 2 ~ 3 次，每次 20 下。该方法可以调治头痛、头晕、神经衰弱、耳鸣等疾病。

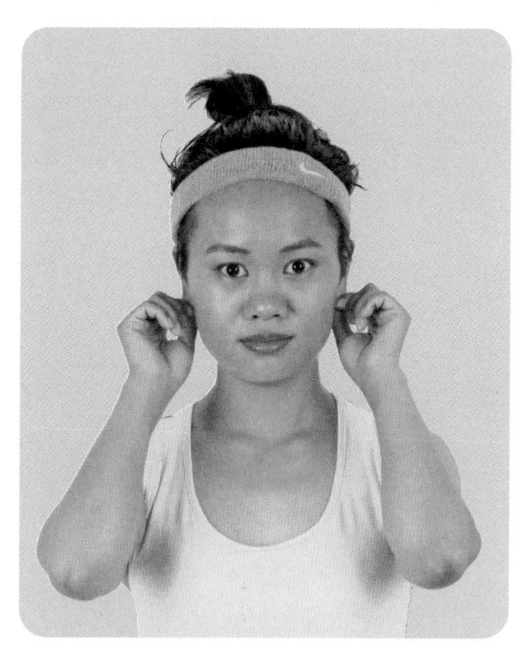

牙齿松动，可能肾气不足

牙齿松动和肾有什么关系呢？中医认为“肾主骨”，而“齿为骨之余”。意思是说，牙齿的功能与肾脏的功能有紧密联系。肾中精气充足，则牙齿坚固。

肾气不足，会导致牙齿有问题

随着年龄的增长，人的肾气会越来越衰弱，肾气不足会导致牙齿松动、脱落、牙周炎等，部分人到了中年时就开始牙齿松动，有可能就是肾虚引起的。肾和牙齿间关系密切，肾虚则骨失所养，牙齿就会不坚固，出现松动。

牙齿松动吃什么能调理

牙齿松动的人可经常食用黑芝麻、板栗、核桃等，也可用骨头煲汤（如腔骨汤等），还可以每日服用 15 克枸杞子，泡茶、煲汤、煮粥或直接嚼碎后用温水送服均可。

按摩牙龈，可调理牙齿松动

洗净手并在漱口后，将左手食指放在口内牙龈上，上下两边各按摩 30 次。

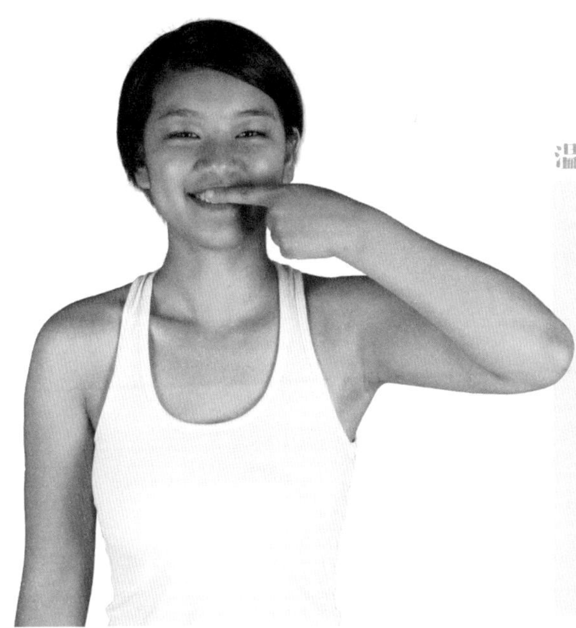

温馨小提示

养肾固齿的好“原料”：唾液

中医认为，唾为肾精所化，咽而不吐，有滋养肾中精气的作用；而多吐或久吐，则易耗伤肾中精气。古时有“赤龙搅华池”的说法，赤龙即舌头，华池即口腔。就是说，在非饮食情形下，经常用舌头在口腔内搅拌，使体内的水分上升至口腔，通过唾液腺变为唾液，再缓缓咽下，从而达到养肾固齿的功效。

经常感冒，肾在警告

感冒是一种常见疾病，很多中老年人一到秋冬季节就反复感冒，拖很久都好不了，吃药也不见效。稍微好转一点，天一凉病情又加重了，有的还诱发哮喘病。为什么会出现这种情况呢？

揭秘你所不知道的感冒真相

中医认为，感冒有两大原因：外因是人体不能适应天气变化，外邪入侵人体；而内因则是肾虚引起人体正气虚弱，邪气乘虚而入，使人体阴阳失调。

病菌主要侵袭的是呼吸系统，即人体的肺。但中医认为，“肺主气”而“肾主纳气”，强调肾和肺之间有着密切的联系。肾气衰弱，不仅元气不足，而且也会影响肺气，在免疫力变差的同时，咽喉要道防御病毒的能力也随之减弱，这样患感冒的概率就会大大增加。

所以，要防止秋冬反复感冒，必须在补肺的同时兼顾补养肾气以提高免疫力，才能解决根本问题。

反复感冒可引起肾炎

国际肾脏病学会曾对东南亚地区肾病情况做过统计，结果显示15% ~ 20%的肾炎是反复感冒引发的，那么感冒是如何引起肾炎的呢？肾炎是一种免疫性疾病，感冒本身并不会导致肾炎，而是机体对感冒的免疫反应导致了肾炎。感冒时，病菌侵入人体，人体内的防御体系（免疫系统）产生抗体，抗体与抗原结合后形成免疫复合物。这种情况下虽可以消灭外来抗原（细菌或病毒），但形成的免疫复合物也会随着血液循环运行到肾脏，沉积到肾组织，导致炎症细胞浸润，诱发炎症反应，从而引起肾炎。

乱吃感冒药不可取

感冒了，不要乱吃感冒药。感冒时，肾本来就在奋力和体内病毒作斗争，药物的毒副作用对肾的损害无疑是雪上加霜。

因此，感冒后应该根据自己的症状，咨询医生对症选药，对症治疗。需提醒的是，如果私自混合服用两种以上的感冒药，就非常可能超剂量服用，容易产生不良反应。所以，感冒后最好去咨询医生，不要自己乱吃药。

因感冒的自然病程一般在7天左右，通常感冒用药5 ~ 7天即可，抗生素类药一般用药5天左右。例如，某种药物的用药疗程规定是5天，服药5天后就没必要继续吃药。所以，在头痛、流鼻涕、咳嗽症状完全消除，体温恢复正常后，就应该停服感冒药了。只要加强护理，适当休息，多喝水，注意饮食，一般就能恢复健康了。

四肢冰冷，多因肾精亏虚

有些人一年四季都手脚冰凉，中医认为这是肾精亏虚导致阳气不足引起的。

怕冷是因为“阳虚生内寒”

人体是阴阳平衡的整体，如果平衡被打破，人就会有不良反应。怕冷其实是肾精亏虚导致阳虚生内寒的结果，表现在身体上就是御寒能力差，即使穿得比别人多仍然手脚冰凉。要消除寒冷的感觉，除了饮食调理、加强锻炼外，还要调理个人体质。

吃什么食物可调理四肢冰冷

中医认为，四肢冰冷，就要用温补肾阳的方法来调理。平时可以多吃一些温性、热性的食物，通过温热性质的食物补充人体的阳气。

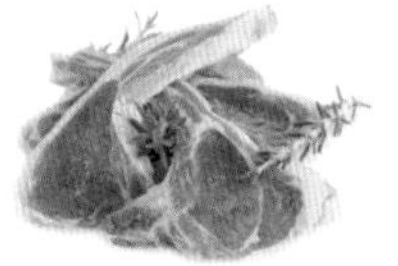

羊肉 暖中补虚

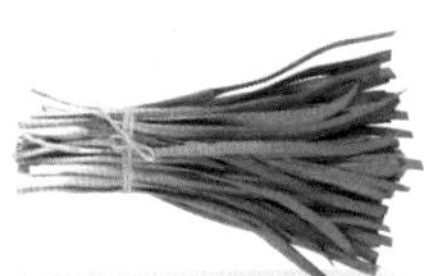

韭菜 固精助阳

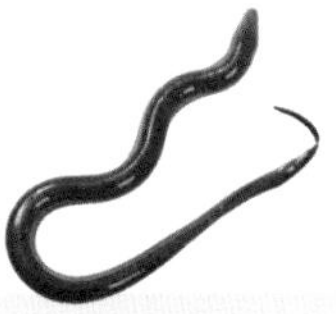

鳝鱼 温阳补肾

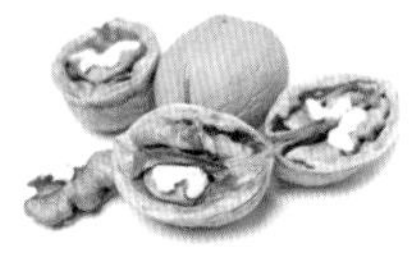

核桃 补肾益脑

按摩气海穴和命门穴可温精

经常按摩气海穴和命门穴可以温精，可以保精，不让肾精外泄。

每天早晨和晚上各按揉一次气海穴和命门穴，每次按揉 120 下，会有发热、温暖的感觉。

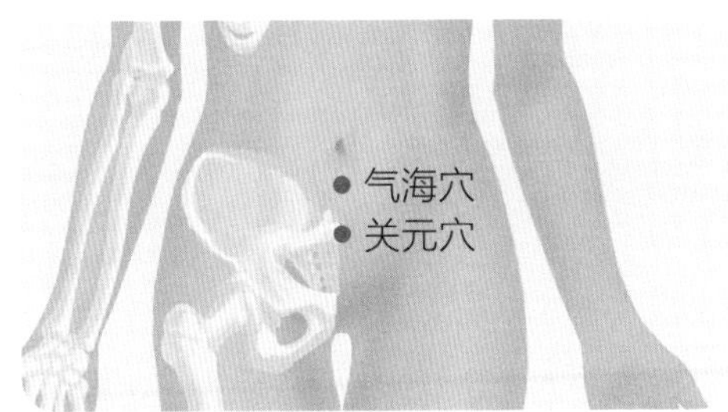

肚脐下面 3 寸有一个穴位叫关元穴，关元和肚脐连线的中点就是气海穴。

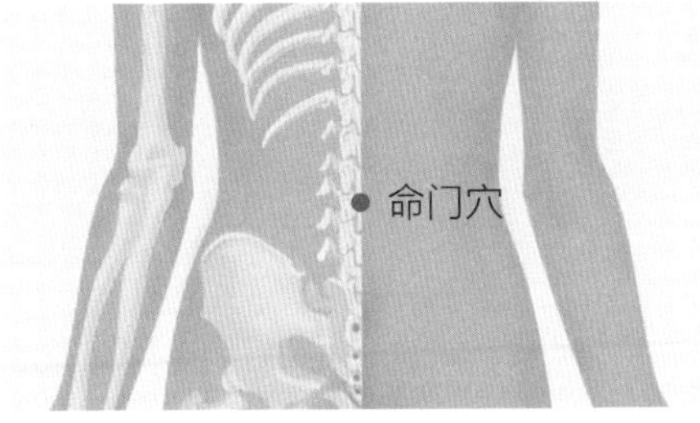

命门穴位于后腰部，当后正中线上，第 2 腰椎棘突下凹陷中。

注：手指同身寸定穴法，依据被按摩者本身手指的分寸以度量选取穴位的方法。将被按摩者拇指指间关节的宽度作为 1 寸。将被按摩者食指、中指、无名指、小指并拢，以中指中节近端横纹为准，其四指宽度作为 3 寸。

频繁起夜，肾亏了

成年人每晚的起夜次数正常不超过 2 次，尿量一般不超过 600 毫升。夜尿增多指夜间尿量超过白天或夜间尿量持续超过 750 毫升。夜尿增多常为肾功能减退的早期症状。

肾阳不足、肾气虚，容易引起尿频

中医认为，肾与膀胱相表里。肾阳不足、肾气亏虚，则膀胱气化不利、开合失常，就会多尿甚至尿失禁。夜间阴盛阳衰，气虚、阳虚的症状会加重，故而夜尿多常见于肾脏等脏腑功能减退的中老年人。

夜尿多可吃哪些食物

夜尿多的人平时可多吃些补益脾肾、养心宁神的食物，如核桃、韭菜、黑芝麻、淮山药及糯米等。

日常可用枸杞子、覆盆子、桑葚、金樱子各 8 克，泡水代茶饮。或用芡实 10 克，黑芝麻 10 克，炒薏苡仁 30 克，去皮桂圆或桂圆肉 10 个，煮粥食用。

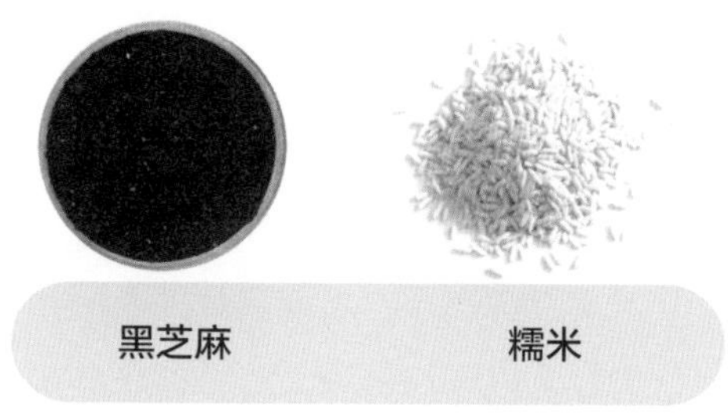

穴位按摩调理夜尿频多

每晚睡前用手掌摩擦足三里穴和涌泉穴，每穴摩擦 3 ～ 5 分钟。

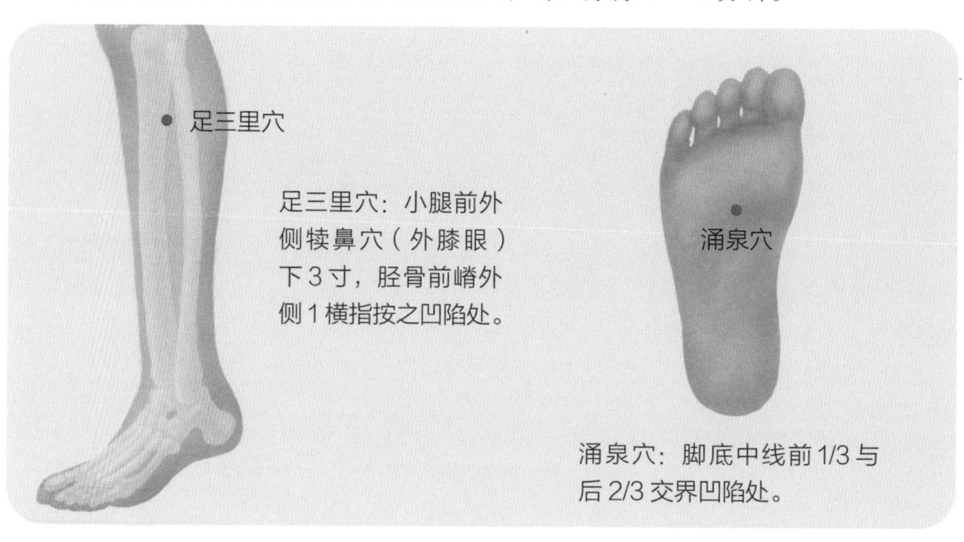

面黑无光泽，肾虚惹的祸

按照中医五色对应五脏的原理，黑色与肾对应。从人的面色来看，如果面色发黑并且晦暗无光，就要考虑是不是肾虚了。

肾虚造成的面黑和生理性面黑的区别

生理性面黑或阳光暴晒造成的面黑，都属于正常的面色黑。这两种面色往往乌黑有光泽，是肾气充足的表现。而肾虚造成的面色黑，往往晦暗、无光泽，就像烟熏一样，看上去有一种不干净的感觉。

玫瑰山药粥，改善肾虚面黑

山药100克，薏苡仁80克，玫瑰花3克，红枣7颗，冰糖适量。先将薏苡仁洗净，放入清水中浸泡3小时；山药洗净去皮，再切作小块，其他材料洗净备用。将薏苡仁倒入锅内烧开的水中，用小火慢慢熬，20分钟后放入山药、红枣、玫瑰花，继续小火慢慢熬煮。待食物煮烂后，再加入适量冰糖，即可食用。

该食疗方中，山药能补肾益精，薏苡仁可健脾祛湿，玫瑰花和红枣能补血、活血。每天早晨食用，有很好的改善面色发黑的作用。

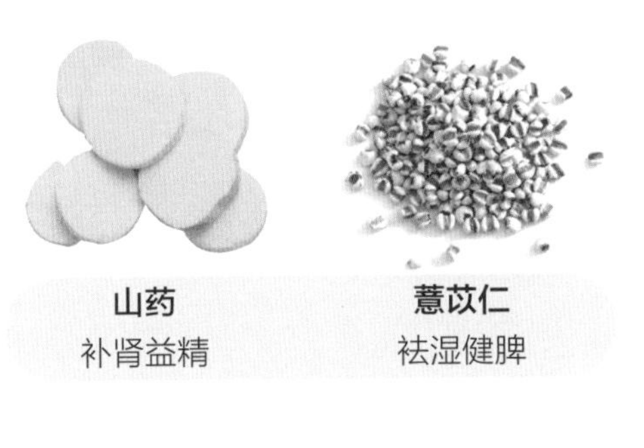

山药
补肾益精

薏苡仁
祛湿健脾

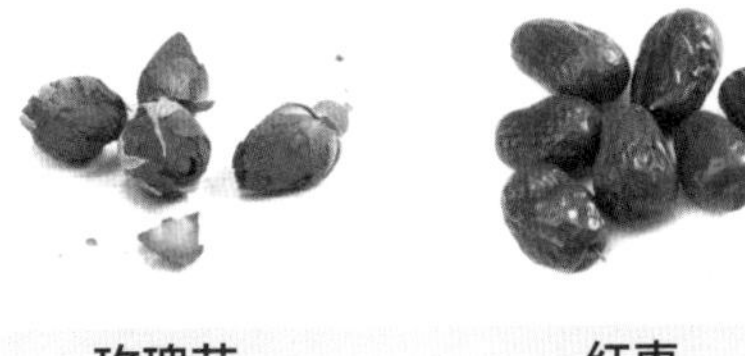

玫瑰花
活血化瘀

红枣
补养气血

时常担惊受怕：惊恐易伤肾

人有喜、怒、思、悲、恐五种情绪，中医把它们称为五志。按照阴阳五行对应人体五脏的理论，恐对应五脏中的肾。

温馨小提示

情绪与五脏的对应关系

中医认为，情绪对五脏健康影响很大。主要表现为：恐伤肾，悲伤肺，喜伤心，怒伤肝，思伤脾。

恐伤肾有两方面意思

一方面是说恐能伤肾，通常说的“吓得尿了裤子”，就是恐伤肾的表现。恐惧使肾受到伤害，肾控制水液代谢的功能出现异常，就控制不住小便造成失禁。另一方面是说恐惧是肾虚的表现，如果一个人经常无缘无故有恐惧的感觉，就说明有肾虚的问题。

恐伤肾的两种类型

善恐的肾虚包括两种情况：肾阴虚型、肾阳虚型。

肾阴虚型善恐，用六味地黄丸

肾阴虚的人，在恐惧的同时还伴有手足心热、心烦失眠、遗精盗汗等症状。这种情况可以选用中成药六味地黄丸，遵医嘱使用。

肾阳虚型善恐，用金匮肾气丸

肾阳虚的人，在恐惧的同时还伴有怕冷、四肢发凉、疲惫乏力等症状。可选用中成药金匮肾气丸，遵医嘱使用。

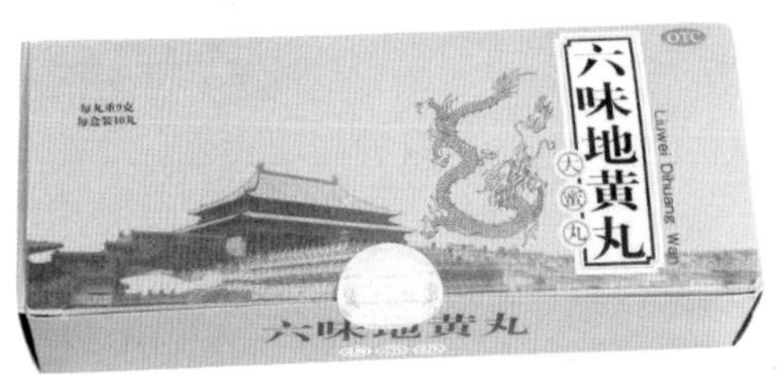

六味地黄丸
调理肾阴虚型善恐

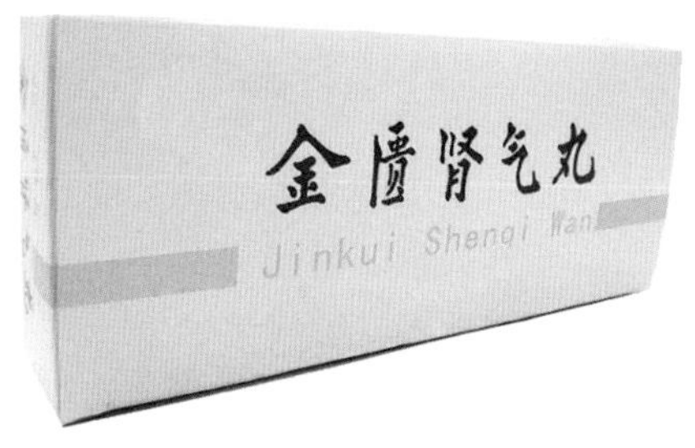

金匮肾气丸
调理肾阳虚型善恐

养肾的几个误区

误区之一：养肾是男人的事

一提到养肾，多数人都以为是男人的事，其实，这是一种误区，女性同样也需要养肾。肾是先天之本，且肾藏精，主生长、发育、生殖，女性朋友一生各阶段，可以说都与肾气盛衰有密切的关系，而且女性朋友一些特有的生理现象，如月经、白带、胎孕、分娩、哺乳等也与肾中精气密切相关。

肾和女人的美丽与健康息息相关。如果女人出现肾虚，会出现头发早脱、情绪抑郁、记忆力下降、月经紊乱、皮肤不好等症状。而且很多妇科疾病，如月经不调、痛经、白带清稀、胎动易滑、痛经闭经、性功能降低、乳腺增生、子宫肌瘤、更年期综合征等都与肾虚有关。因此，女人也需要养肾。

误区之二：养肾就是壮阳

补肾并不等于壮阳。因为肾功能男性和女性都有，肾虚不仅仅表现为性功能方面的改变，还包含着全身一系列的变化。在肾虚的症状中，生殖功能衰退只是其中一种症状。补肾不仅仅为了延缓生殖功能衰退，更是为了身体的其他症状能够得到改善和康复。

此外，肾虚有肾阴虚和肾阳虚之分，只有补肾阳才可以“壮阳”，如果是肾阴虚，原本阴虚已“火旺”，再来壮阳无异于“火上浇油”。因此，养肾一定要对症进补。

误区之三：肾虚就是性功能下降

很多人一听说自己肾虚了，就如临大敌，以为自己性能力不行了，其实这是一种误区。肾虚并不等于性功能下降。肾虚更多地包含全身的病理变化，而性功能包括人的性欲、性能力等诸多方面，受生理、心理、社会环境等影响。北京中医药大学一项对 700 多名性功能障碍患者的调查显示，其中只有 32.9% 的人是因肾虚引起的。

我们中医里讲的肾虚相当于一个症候群的概念。比如说，肾虚的人会有出汗多、经常如厕、腰膝酸软、性欲下降等症状，但并不是说只要出现这些症状就是肾虚。判断是否肾虚，需要经过望闻问切等多方面会诊，全面分析之后才能判断是否肾虚。

误区之四：年轻人才养肾

很多人以为年轻人性生活比较频繁，工作压力大，再加上很多不良习惯的影响，很容易肾虚，所以更要养肾。其实，相比年轻人来说，中老年人更应养肾。肾是生命之根，人到中老年更容易肾虚，《黄帝内经》指出人过四十“肾气衰”，过了六十“肾脏衰，形体皆极”。其中，中老年男性常出现肾阳虚，出现腰膝酸软、阳痿等症，中老年女性则容易出现肾阴虚，表现为口干舌燥、嘴唇干燥、脱皮、眼睛干涩等，所以中老年人更应该多补肾。

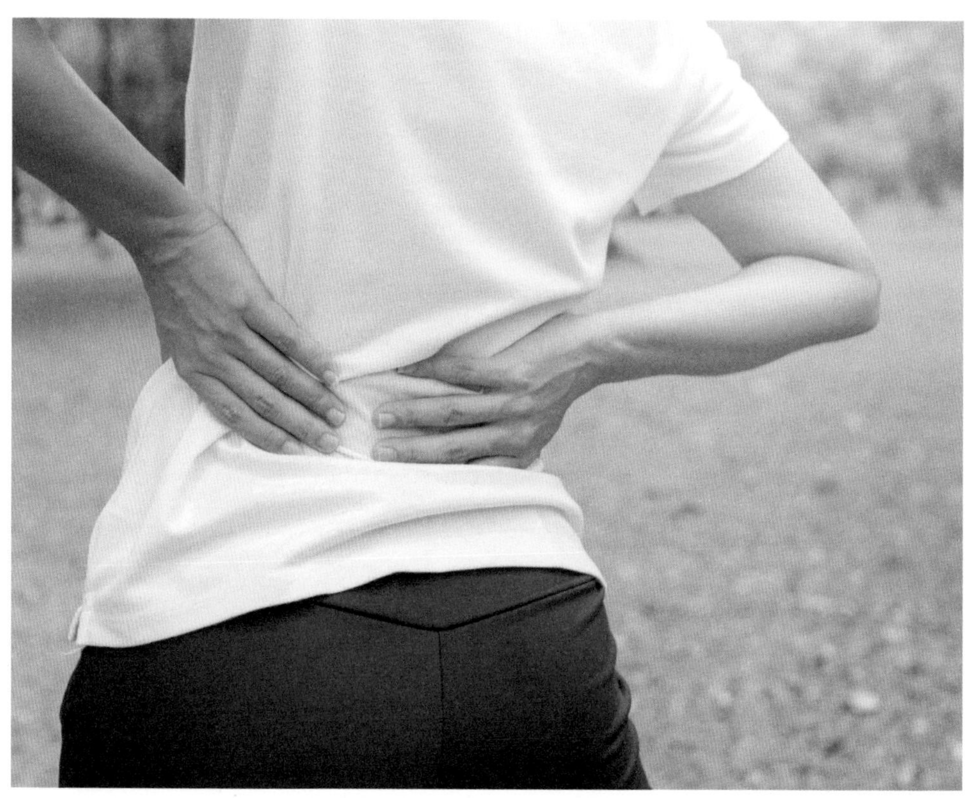

不同年龄段的补肾宝典

人体的生长与衰老，与肾气旺盛虚衰密切相关，而补肾之法正是延年益寿的关键，所以说“肾气盛则寿延，肾气衰则寿夭”。

年过四十补肾养阴

《黄帝内经·素问·阴阳应象大论》中说：“年四十，而阴气自半也，起居衰矣。”表明衰老是阴气减退的结果。阴气多指肝肾的精血，精血不足容易引起老年阴虚之症，所以益寿之法应重视补肾养阴。

滋阴补肾的食材：黑芝麻、山药、银耳、核桃仁、豇豆、枸杞子、鸭肉。

年过半百肝肾同补

中医认为肾在五行中属水，肝属木。《黄帝内经·素问·上古天真论》曰：“男子五八，肾气衰，发堕齿槁。”“七八，肝气衰，筋不能动，天癸竭，精少，肾脏衰，形体皆极。八八，则齿发去。”说明人体随年龄增长，肾气会慢慢衰竭，随之肝脏等脏器的功能也逐渐衰退。中医认为“肝肾同源”，益寿当补肾养肝。

补肾养肝的食材：黑豆、韭菜、荔枝、鲈鱼、牛肉、羊肉。

花甲之年补肾养心

中医认为肾在五行中属水，心属火。《黄帝内经·灵枢·天年》说：“六十岁，心气始衰。”心本于肾，肾衰则血枯而心脉败。心属火，主血脉，肾属水，主藏精。在正常情况下，精血互生，水火互济。肾水上济于心，心火下降于肾，心肾相交，水火既济则安康，否则病易生，体易老，故宜用补肾养心法。

补肾养心的食材：燕麦、荸荠、苦瓜、红枣、桂圆、鸡肉、牡蛎、人参。

人生七十补肾健脾

《黄帝内经·灵枢·天年》中说：“七十岁，脾气虚，皮肤枯。”肾为先天之本，脾为后天之本。两者在生理上互相滋生，病理上互相影响。人体衰老过程中，脾也起到重要作用。脾胃虚弱，后天不能滋养先天，则引起肾元虚弱，衰老加速。所以，70岁的人宜补肾健脾。

补肾健脾的食材：小米、扁豆、香蕉、牛肉、鳝鱼、栗子、核桃。

八十岁滋肾润肺

老年人动则气喘，病则咳嗽，多与肺肾两脏功能失调和衰退有关。肺属金，肾属水，金能生水。肺阴充足，将精气输送于肾，肾阴就会得到补充，保证肾功能旺盛。《黄帝内经·灵枢·天年》上说：“八十岁，肺气衰。”人老体衰，亦伴肺功能严重衰退，所以可通过滋肾润肺之法延缓衰老。

滋肾润肺的食材：薏苡仁、木耳。

简单几招，测自己是否肾虚

很多人都存在着肾虚问题，但是有相当一部分人不知道如何自测肾虚。大家可以根据专家给出的下列测试问题，测测自己是否肾虚。

1 你是否经常腰痛，尤其是工作累的时候或阴天下雨的时候更容易复发?

2 你是否在正常情况下每天晚上都有 3 次以上夜尿，且尿无力，淋漓不尽?

3 你是否经常感觉累，且不愿意与人说话，总想找个地方静静地待着，平时工作精力也不集中，且对工作也没有什么激情?

4 你是否经常便秘?

5 你是否经常白天犯困，晚上还总失眠，睡眠质量很不好，还总健忘?

6 天气稍稍变冷，你是否感觉四肢冰冷，即使晚上盖被很长时间也暖不起来?

7 你是否最近对另一半没有什么“性”趣?

8 你是否患有慢性肾炎、糖尿病、冠心病、高血压等慢性疾病?

9 你是否经常感冒、发热?

10 洗头时，你的头发是否大量脱落?

如果以上这些问题有 4 个选项你的回答是肯定的，你可能有些肾虚了。当然这只是一种很简单的测试，如果想要更准确地判断，你最好找专业的医生为你做专业的检查。

第2章

养肾是一项系统工程

五脏间的内在关系

心肾相交

心肾之间是相互依存、相互制约的关系。根据阴阳属性，心在我们身体上半部分，属阳，在五行中属火；肾在我们身体下半部分，属阴，在五行中属水。在正常生理状态下，心阳不断下降，肾阴不断上升，上下相交，阴阳相济。这种正常的相互帮助、相互制约的关系，被称为心肾相交或水火相济。

肝肾同源

肝与肾之间主要是精和血之间互生互化的关系。中医认为，肝藏血，肾藏精。在五行中，肝属木，肾属水，肾水可以生肝木。肝血的化生，有赖于肾中精气的气化；肾中精气的充盛，也有赖于血液的滋养，中医称之为肝肾同源或精血同源。

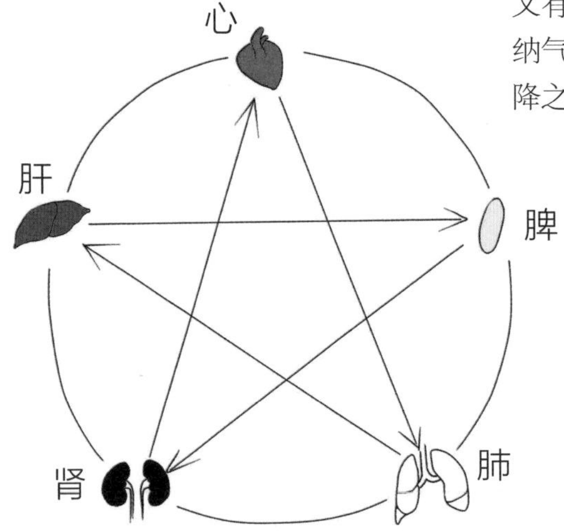

脾肾互助

肾是先天根本，脾是后天根本，先天、后天之间的关系是“先天生后天，后天养先天”。脾气的健运需要依靠肾阳的温煦，而肾精也需要脾所运化的水谷精微的补充。此外，脾主运化，负责运化水液，而肾是主管水液代谢的，两者在水液代谢过程中，相互帮助、相互配合。可见，脾和肾之间在生理上是相互滋助、相互促进的，中医称之为脾肾互助。

肺肾相生

肺属金，肾属水，肺金能生肾水，二者是母子关系。肾主水，可以升清降浊，负责水液的蒸腾气化，而肺为水之上源，可宣发肃降，通调水道。肺和肾在水液代谢功能方面，既有协同作用，又有依存关系。此外，肺主呼吸，肾主纳气，两脏有协同维持身体气机出入升降之功能，中医称之为肺肾相生。

心肾相交

——心脏是动力源

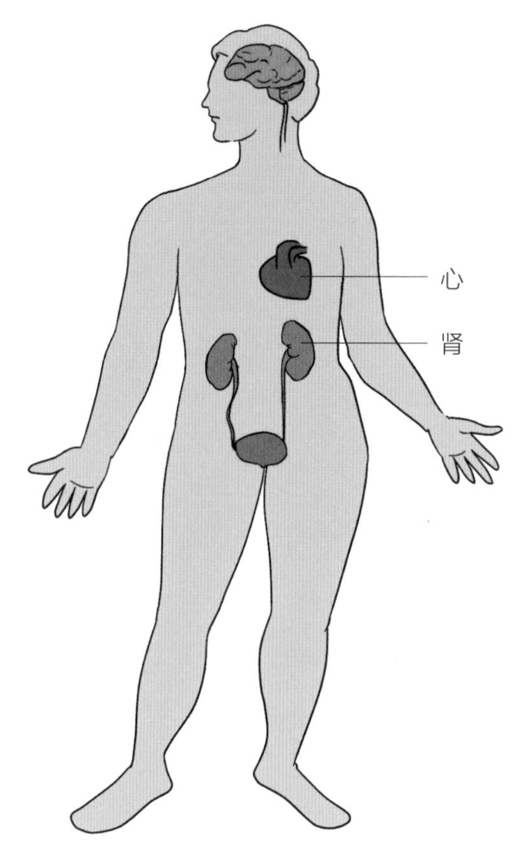

心是五脏之首，《黄帝内经》中称其为“君主之官”。心主血脉，它能够配合其他所有脏腑的功能活动，推动血液输送全身；心藏神，它统管全身的精神、意识、思维活动。肾是先天之本，肾主藏精，主生长、发育、生殖，是全身阴阳的根本。此外，肾主水液，主纳气。

心肾之间是相互依存、相互制约的关系，两者平衡，则阴阳和谐，水火相济；两者失衡，则阴阳失调，阳气太盛或阴气太盛，都会造成心肾不交，从而导致身体不适。

养心又补肾的食物

谷物杂粮	蔬菜及菌类	水果、坚果	肉类	水产	其他
燕麦	荸荠	红枣	鸡肉	虾	百合
小麦	苦瓜	葡萄	驴肉	牡蛎	莲子
黄豆	黑木耳	桂圆		海蜇	人参
	银耳	核桃			

补肾养心的方法

搓脚底

具体方法：每天睡前用温水泡脚，再将双手搓热后，用左手心按摩右脚心，用右手心按摩左脚心，直到搓热双脚为止。

保健功效：脚底中线前1/3与后2/3交界凹陷处是涌泉穴所在位置，而涌泉穴是足少阴肾经的起点穴位，经常按摩脚底有滋阴补肾的作用。

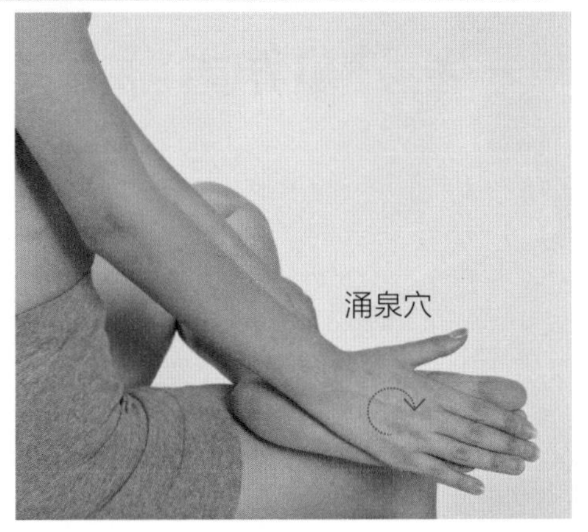

按摩太溪穴

具体方法：太溪穴在脚踝内侧的旁边，我们可在每晚睡觉前刺激此穴，在反复刺激之下，不觉间手脚就会变得暖暖的。

保健功效：太溪，“太”有“大”之意，表明它是肾经上最大的溪流。经常按摩此穴具有明显提高肾功能的作用。

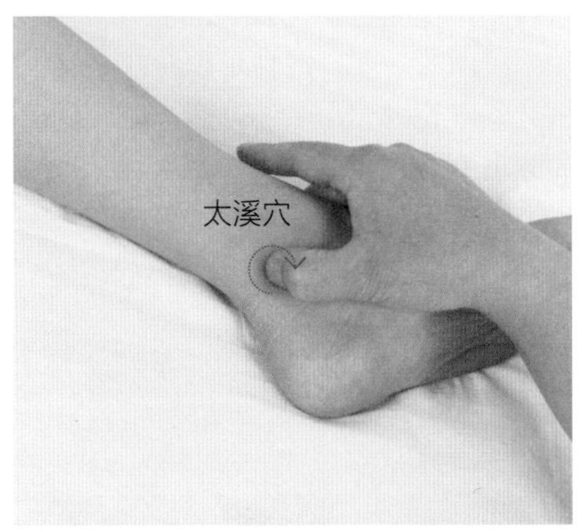

按摩劳宫穴

具体方法：劳宫穴位于第二、三掌骨之间，握拳，中指尖下。按摩时可采用按压、揉擦等方法，左右手交叉进行，每穴各按揉10分钟，每天2～3次，不受时间、地点限制。

保健功效：按摩劳宫穴可以起到静心宁神、镇定醒脑的作用，清心火，安心神。

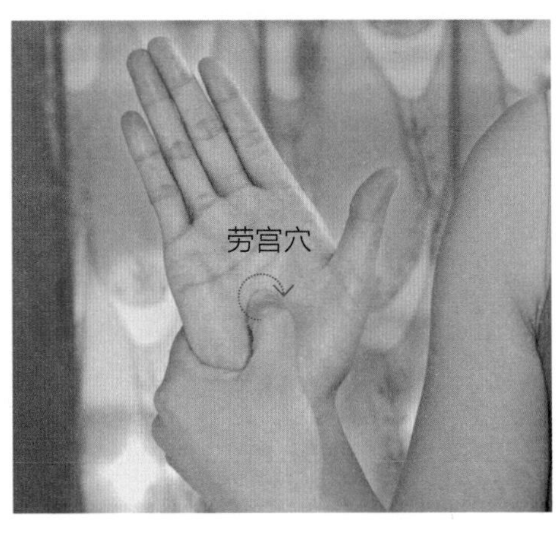

肝肾同源
——养肝即养肾

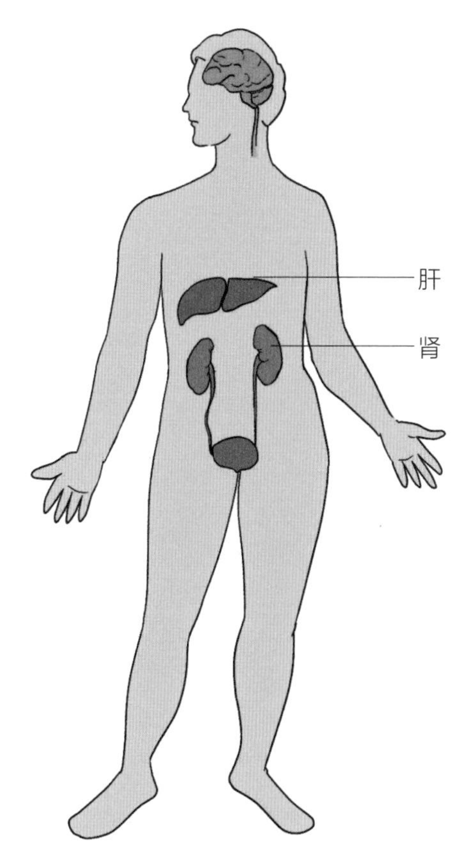

《黄帝内经》称“肝者，将军之官，谋虑出焉”。肝主疏泄，有疏通、舒畅、条达、升发的特性，能调畅全身的气机。肝主藏血，有贮藏血液和调节血流量的作用。

肝肾之间的关系极为密切，有“肝肾同源”“精血同源”之说。肝藏血，肾藏精，精能生血，血能化精。肝血有赖于肾精的滋助，肾精足则肝血旺，肾精亦赖肝血的滋养，肝血旺则肾精充。如果肝血不足会引起肾精亏损，同样，如果肾精亏损也会导致肝血不足，出现头昏、目眩、耳鸣、腰酸等症状。

补肝又养肾的食物

谷物杂粮	蔬菜及菌类	水果、坚果	肉类	水产	其他
黑米	韭菜	桑葚	牛肉	虾	枸杞子
黑芝麻	菠菜	荔枝	羊肉	鲈鱼	制何首乌
黑豆	银耳	葡萄	鸡肉	蛤蜊	
黄豆		栗子	鸽肉		

补肝养肾的方法

鸣天鼓

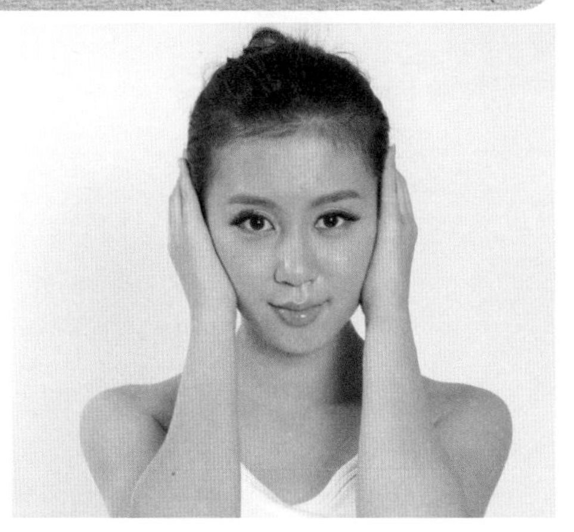

具体方法：将双手手掌用力相搓，使掌心产生热量，然后用两手掌分别按于两耳，掌心对准耳道，手指并拢贴于两鬓，两掌轻轻用力，对两耳做缓慢的重按，再缓缓地放开，反复操作数次。

保健功效：鸣天鼓活跃肾脏，具有护肝、明目、强肾的功效，特别适合肝肾阴虚的老人使用。

搓弹双耳

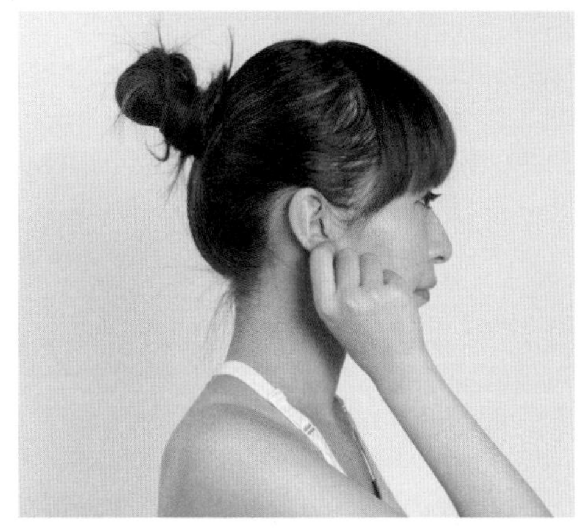

具体方法：用两手分别轻捏双耳的耳垂，再搓摩直到发红发热，然后揪住耳垂往下拉，再放手让耳垂弹回。每天2～3次，每次20下。

保健功效：中医认为，肾主藏精，开窍于耳，医治肾脏疾病的穴位有很多在耳部。因此，经常搓弹双耳可起到健肾壮腰、养身延年的作用。

按摩曲泉穴

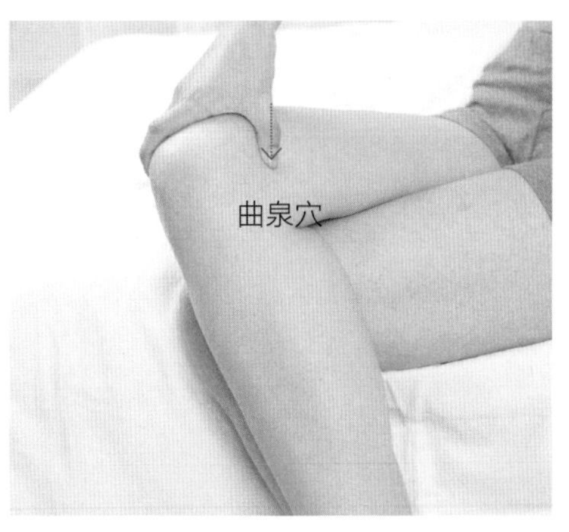

具体方法：弯右膝，拇指放在膝内侧起皱处上部，在膝连接处下面即可找到曲泉穴。按摩时，用一手拇指指端或中指螺纹面着力，附着在曲泉穴上，持续用力按压1分钟左右。

保健功效：曲泉穴是肝经要穴，它也是沟通肝肾的重要穴位，最适合肝肾阴虚者。

脾肾互助
——先后天同养，百病不生

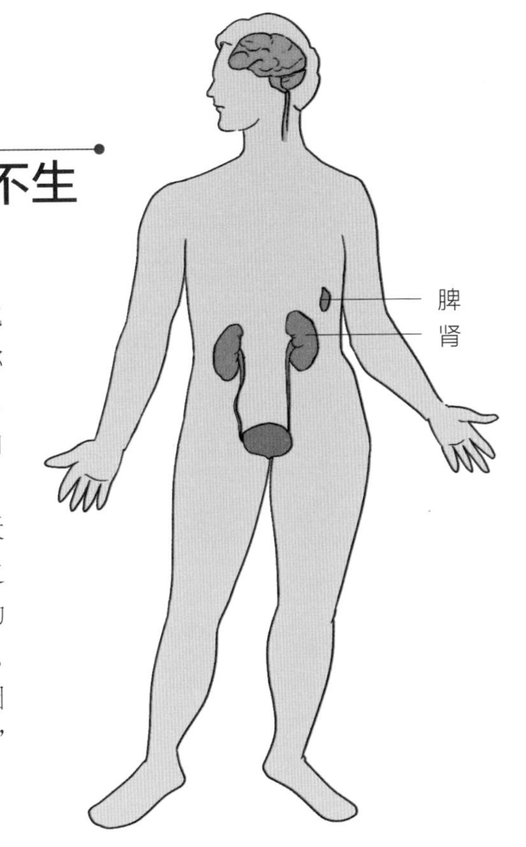

脾主运化水谷精微，是人体气血生化的源头，是负责后勤的。《黄帝内经》中称其为“仓廪之官”“后天之本”。脾主运化，可对食物进行消化和吸收，可运化人体内的水液；脾气主升，还统摄血液。

肾与脾的关系主要表现在先天、后天相互促进。“脾为后天之本”，气血生化之源；“肾为先天之本”，是各脏腑功能活动的原动力。脾的运化离不开肾气的鼓动，肾气又需要脾化生的气血来提供营养。因此，中医有“先天生后天，后天养先天”的理论，在补肾的同时也要注意健脾。

健脾又补肾的食物

谷物杂粮	蔬菜及菌类	水果、坚果	肉类	水产	其他
玉米	豇豆	柠檬	牛肉	虾	芡实
小米	扁豆	香蕉	羊肉	鳝鱼	
大麦	山药	橙子	驴肉		
黄豆	莲藕	栗子			

健脾养肾的方法

艾灸关元穴

具体方法：关元穴在脐下3寸，每天用艾条灸10～15分钟。

保健功效：艾灸能补气助阳、温益脾肾。关元穴为全身三大强壮要穴（另外两个是足三里穴和气海穴）之一，有增强机体免疫力的作用。长期施灸关元穴可使人元气充足，有调理气血、补肾固精等功效。

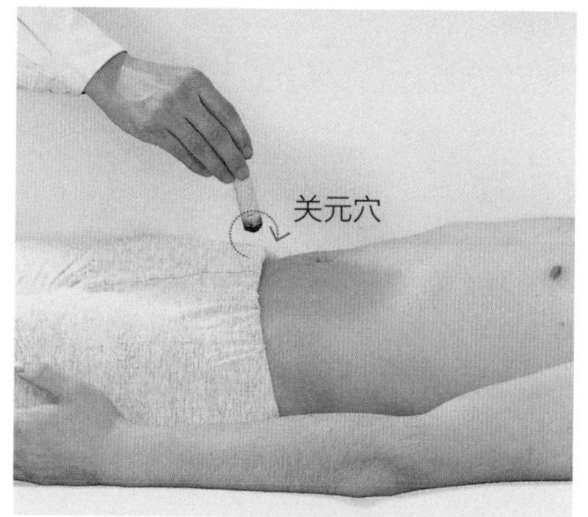

艾灸足三里穴

具体方法：足三里穴位于小腿前外侧外膝眼下3寸，胫骨前嵴外侧一横指按之凹陷处，用力按压会有明显的酸胀感。每周可艾灸足三里穴1～2次，每次灸20分钟左右。艾灸时应让艾条的温度稍高一点，使局部皮肤发红。

保健功效：艾灸足三里穴有调节机体免疫力、增强抗病能力、调理脾胃、扶正培元的功效。

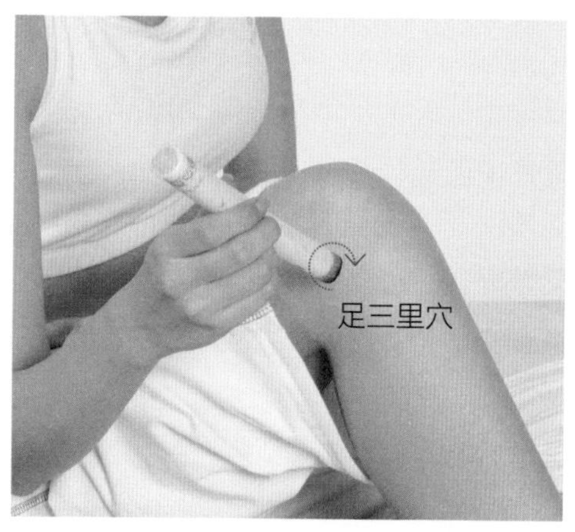

按摩大腿内侧三经

具体方法：把手展成一个“八”字形，从膝关节处沿大腿内侧向上按摩。男性朋友按到阴茎和睾丸的底部，以保护好精室；女性朋友可以按到腹股沟处，以保护好卵巢。

保健功效：我们大腿的内侧有脾经、肝经、肾经通过，这三经与泌尿和生殖系统都有密切的关系，反复按摩可以保护好这三经。

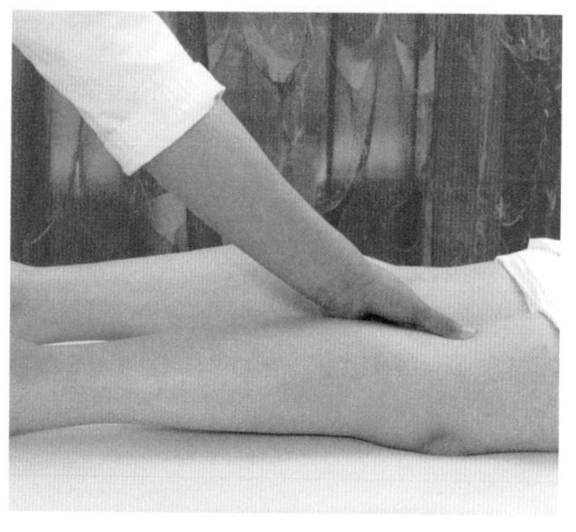

肺肾相生
——标本皆治身体才安康

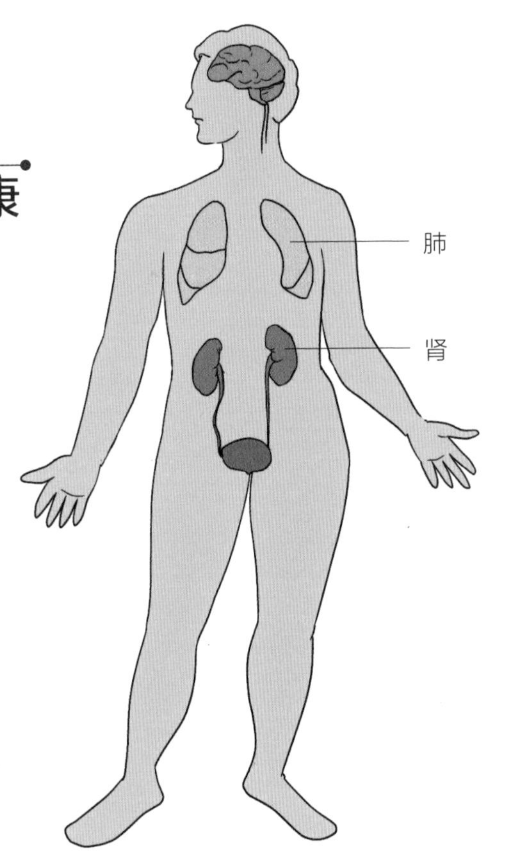

中医认为，肺主一身之气，司呼吸，主宣发、肃降。《黄帝内经》中称其为“相傅之官”。如果说心是一国之君，那肺就是辅佐君主的宰相。

肺属金，肾属水，根据五行理论，肺金和肾水是母子关系。肾与肺的关系主要表现在水液代谢和呼吸运动两方面。水液代谢方面，肾为主水之脏，肺为“水之上源”，肺肾协作，共同维持水液代谢正常。呼吸运动方面，肺主呼气，肾主纳气，意思是说“肺”主管人的呼吸，而从肺吸入的气，要下沉到肾脏，被肾所吸纳，肺、肾二脏协调维持人体气机的升降正常。

润肺又补肾的食物

谷物杂粮	蔬菜及菌类	水果、坚果	肉类	水产	其他
薏苡仁	西葫芦	木瓜	鸭肉	墨鱼	莲子
糯米	黑木耳	香蕉	鸽肉	牡蛎	冬虫夏草
粳米		葡萄		甲鱼	
黑芝麻		核桃			

养肾润肺的方法

按摩太溪穴

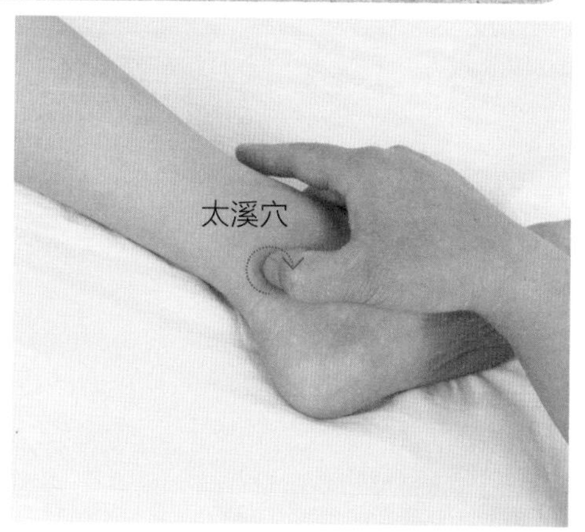

具体方法：太溪穴在脚踝内侧的旁边。从足踝内侧中央起，在足踝内侧和跟腱之间，有一个大凹陷处。这凹陷处中间，可感到动脉跳动之处，就是太溪穴。可在每天晚上睡觉前按摩此穴。

保健功效：按摩太溪穴有补肾益阴、清退虚热、壮补元阳、调理胞宫的作用。

按摩复溜穴

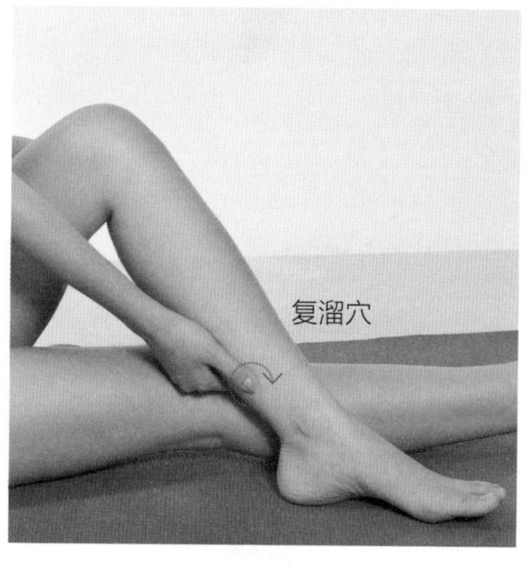

具体方法：复溜穴在小腿内侧，内踝尖上2寸，跟腱的前缘。按摩时，可以将手拇指指腹按在复溜穴处，食指放于适当部位，对拿左右侧复溜穴各36次为一遍，交替进行，直到局部有温热感为宜。

保健功效：此穴有滋阴敛汗，清热生津，调肾利水的功效，经常按摩可以缓解夜间烦热失眠、咳喘盗汗、口干、尿频等症。

第3章

养肾须知的补益食物

超市里能买到的补肾食物

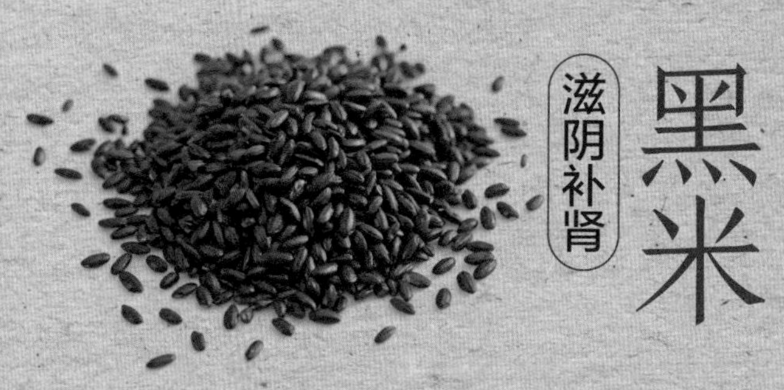

黑米

滋阴补肾

黑米是一种药食两用的谷物，是中国古老而名贵的水稻品种。黑米外表墨黑，营养丰富，有“黑珍珠”和“世界米中之王”的美誉。用黑米熬制的米粥清香油亮，软糯适口，营养丰富，具有很好的滋补作用，因此被称为“补血米”“长寿米”等。

性平，味甘；归肾、脾、胃经。
建议食用量：每天 50 克。

养肾功效

黑色对应的是肾，黑米主要是补肾气。此外，黑米还可开胃益中、健脾活血。

选购方法

一看，要选用有光泽的，大小均匀的，很少有碎米、米粒上无裂纹的黑米。

二闻，向黑米上呵一口气，然后马上闻气味，优质黑米有正常的清香而无异味，有各种异味的为劣质黑米。

食用人群

宜食人群	少年白发、妇女产后虚弱、病后体虚以及贫血、肾虚等人适宜食用
不宜人群	脾胃虚弱的小儿及老年人不宜食用

这样吃更健康

黑米外部有坚韧的种皮包裹，不易煮烂，若不煮烂，其营养成分未溶出，影响吸收。黑米多食后易引起急性肠胃炎，因此不要多食。

营养巧搭配

黑米 + 莲子　补肾健脾

黑米和莲子都是养肾的佳品，两者熬粥食用，能滋阴养心、补肾健脾。

黑米 + 栗子　补肾强腰

栗子含有大量淀粉、蛋白质、B 族维生素等多种营养素，对肾虚患者有很好的疗效，经常食用能强身愈病。

最佳烹调方法

煮或熬。

益肾食谱

黑米桂圆粥

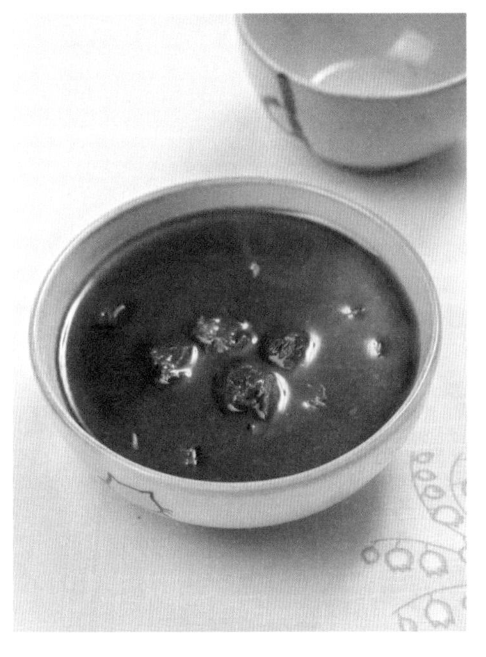

材料 黑米50克，桂圆肉12克。

调料 红糖适量。

做法

1. 将黑米洗净，放入锅中，加适量清水，大火煮沸后，转小火煮至八成熟。
2. 加入桂圆肉，继续煮成稠粥，调入红糖。

功效 养心安神，补肾益精。

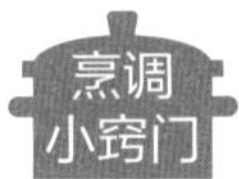

由于黑米不容易煮烂，所以在煮粥前，一定要先浸泡一个晚上，这样就容易煮烂了。

黑米红枣粥

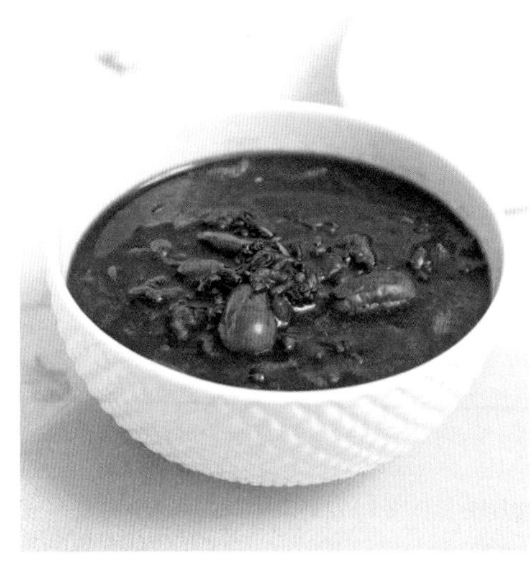

材料 黑米80克，大米20克，红枣40克，枸杞子5克。

调料 白糖5克。

做法

1. 将黑米淘洗干净，浸泡5小时。将大米洗净，浸泡30分钟。将红枣洗净，去核。将枸杞子洗净。
2. 将锅置火上，放入黑米、大米、红枣和适量清水，大火煮沸后转用小火熬煮成粥，再加入枸杞子煮5分钟，用白糖调味即可。

功效 此粥能健脾益胃，改善消化不良。

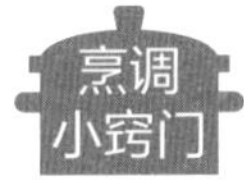

浸泡黑米的泡米水不要倒掉，因为里面有很多黑米浸出的营养物质，可以倒在锅中一起熬煮。

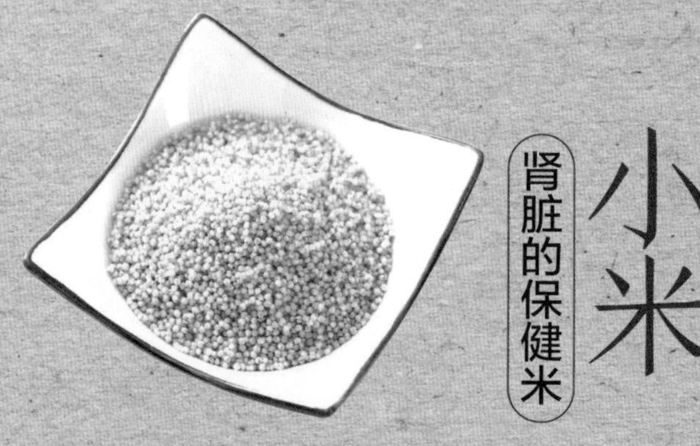

小米 肾脏的保健米

性凉，味甘、咸；归肾、脾、胃经。
建议食用量：每天 50 克

小米，又称粟米，是我国古代的“五谷”之一，由于其粒小，直径 1 毫米左右，因此得名。小米的营养价值与大米相比，高 2 ~ 7 倍，维生素 B_1 含量高 1 ~ 4 倍，维生素 B_2 含量高约 1 倍，铁的含量也高 1 倍，所以小米被营养专家誉为“保健米”。小米熬粥更是营养丰富，为上好的滋补佳品，有“代参汤”的美称。

养肾功效

中医认为，小米有滋养肾气、清虚热、利小便、治烦渴等功效。

选购方法

一看，好的小米颜色均匀，呈鲜艳的自然黄色，形状圆润，用手轻轻捏时，手上不会染上黄色。

二闻，抓一把小米闻一下，以有清香味、无其他异味的小米为宜。

三尝，好的小米品尝后味佳，微甜。

食用人群

宜食人群	老人、病人、产妇适宜食用
不宜人群	气滞者不宜食用，素体虚寒、小便清长者少食

这样吃更健康

小米蛋白质的氨基酸组成并不理想，赖氨酸过低而亮氨酸又过高，所以不能完全以小米为主食，应注意搭配，以免缺乏其他营养。

营养巧搭配

小米 + 黄豆　补充赖氨酸

由于小米的氨基酸中赖氨酸含量低，而黄豆的氨基酸中富含赖氨酸，可以补充小米的不足。

小米 + 红糖　补虚补血

小米有健脾胃、补虚损的功效，红糖中铁含量较高，有排除瘀血、补充失血的作用。二者同食可补虚、补血，特别适合产妇食用。

最佳烹调方法

煮、蒸、打浆。

益肾食谱

小米绿豆粥

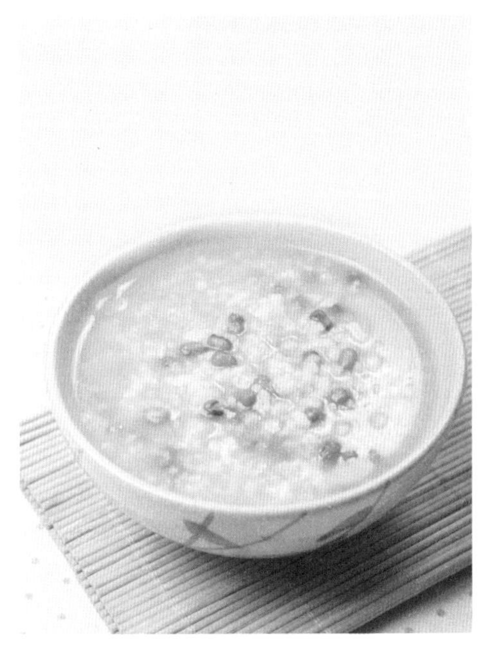

材料 小米、绿豆、大米各 30 克。

做法

1. 将大米、小米淘洗干净，浸泡 30 分钟。将绿豆洗净，提前一晚浸泡，放入蒸锅中蒸熟。
2. 将锅置火上，把大米、小米放入锅中，倒入水，用大火煮沸，改用小火煮 30 分钟，加入蒸好的绿豆，稍煮片刻即可。

功效 健脾补肾，消暑开胃。

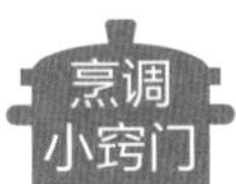

绿豆不易熟，要泡后再与其他材料同煮；可提前一天将绿豆泡好。

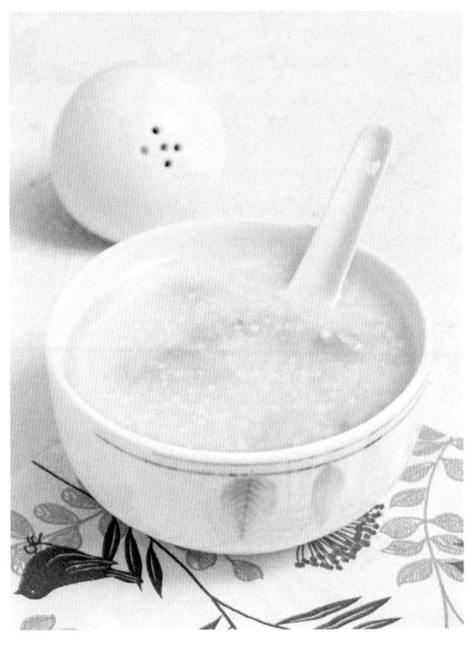

花生米小米粥

材料 小米 100 克，花生米 30 克。

做法

1. 将花生米洗净，用水浸泡 4 小时。将小米淘洗干净。
2. 将锅置火上，加适量清水烧沸，把小米、花生米一同放入锅中，大火煮沸，转小火继续熬煮至黏稠即可。

功效 滋阴润肺，养肾补血。

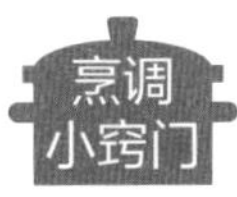

如果觉得粥太过清淡，可以加入一些冰糖或者桂花糖，粥会更加香甜可口。

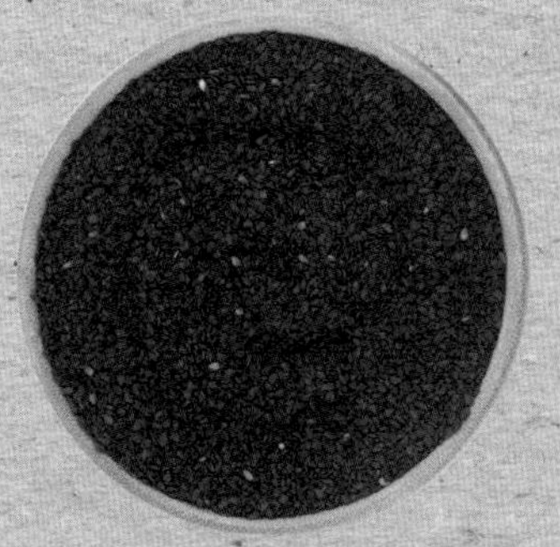

芝麻 芳香的补肾药

性平，味甘；归肝、肾、大肠经。
建议食用量：每天 10 ~ 20 克。

芝麻又叫胡麻、脂麻、油麻、乌麻等，既可以食用，又可以作为油料，是我国四大食用油料作物的佼佼者。芝麻分为黑芝麻和白芝麻两种，补益药用多以黑芝麻为主。古代养生学家陶弘景对它的评价是“八谷之中，唯此为良”。在日常生活中，我们吃的多为芝麻制品，如香油、芝麻酱等。

养肾功效

中医认为，黑芝麻有滋补肝肾、养血明目等功效，最适宜腰酸腿软、头昏耳鸣、发枯发落及早年白发、大便燥结的肾虚之人食用。

选购方法

挑选时，以色泽均匀、粒大、饱满、干燥、香味正、无杂质的芝麻为佳，表面潮湿油腻并有腐油味者不宜购买。

食用人群

宜食人群	肝肾不足所致的眩晕、眼花、视物不清、腰酸腿软、耳鸣耳聋、发枯发落、头发早白之人适宜食用；贫血、高脂血症、高血压、糖尿病、老年哮喘、肺结核、痔疮、习惯性便秘者适宜食用
不宜人群	阳痿、精滑、白带异常、慢性肠炎、便溏腹泻者不宜食用

这样吃更健康

体虚怕冷者宜适量进补芝麻，食用过多可能会引起腹泻、厌食等不适。

营养巧搭配

芝麻 + 蜂蜜　补肾益精，润脏腑

蜂蜜是一种天然食品，味道甜蜜，所含的单糖可直接被人体吸收，与芝麻搭配食用，有补肾益精、润脏腑、乌须发的功效。

芝麻 + 杏仁　补益肝肾，润肺美容

杏仁可润肺止喘、利便、明目，生津止渴，与芝麻搭配食用，有补益肝肾、润肺美容的功效。

最佳烹调方法

榨油、制酱、做糕点，但一定要打碎。

益肾食谱

芝麻枸杞子煲牛肉

材料 牛肉600克，黑芝麻100克，枸杞子50克。

调料 花生油8克，盐5克，料酒20克，酱油10克，水淀粉适量。

做法

1. 将牛肉洗净，切片，放入碗中，加入料酒、酱油、花生油、水淀粉腌制入味。
2. 将黑芝麻用水洗净，放入热锅中，用小火迅速炒匀，待炒出香味，即盛出备用。
3. 将枸杞子洗净，与牛肉片、芝麻一起放入砂煲中，加清水适量，大火烧开后，转小火继续煲4小时，调入盐即成。

功效 滋养肝肾，适用于肾肝亏虚所致的早泄等症。

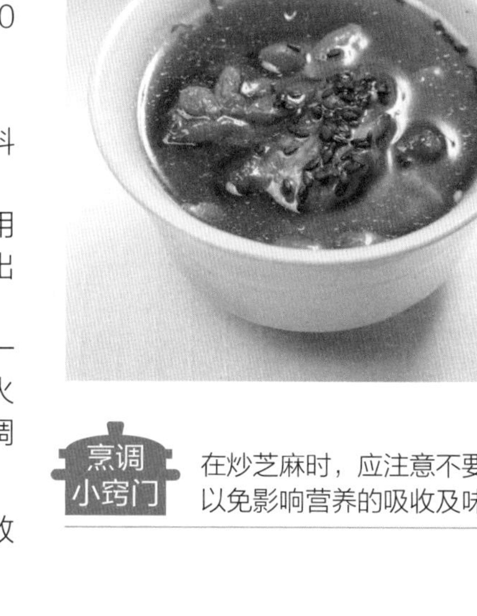

烹调小窍门 在炒芝麻时，应注意不要炒煳，以免影响营养的吸收及味道。

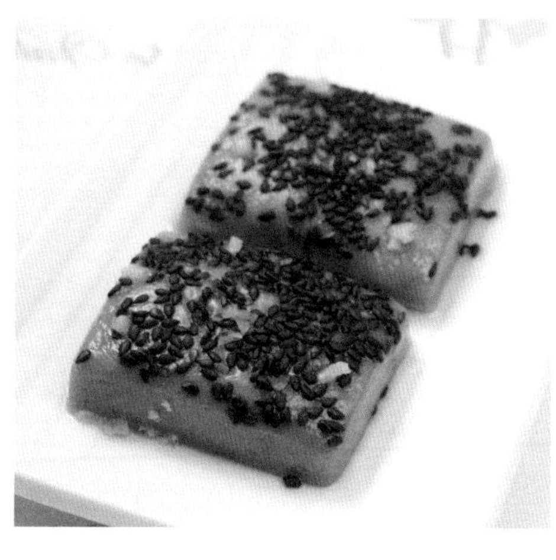

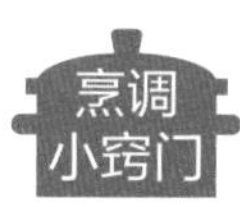

烹调小窍门 由于芝麻仁外面有一层稍硬的膜，把它碾碎后才能使人吸收到营养，因此整粒的芝麻最好加工后再吃。

芝麻花生糕

材料 白芝麻10克，黑芝麻60克，花生米100克，桑葚30克，大米粉300克，糯米粉700克。

调料 白糖适量。

做法

1. 将桑葚洗净，与白芝麻一起放入锅内，加适量水，煎20分钟后取汁，将汁倒入盛有大米粉、糯米粉、白糖的大碗中。
2. 将花生米研碎，也放入碗中，将粉揉成面团，做成糕坯，在糕上撒上黑芝麻，上蒸笼蒸20分钟即可。

功效 补肝肾，健脾胃，适于肠燥便秘者食用。

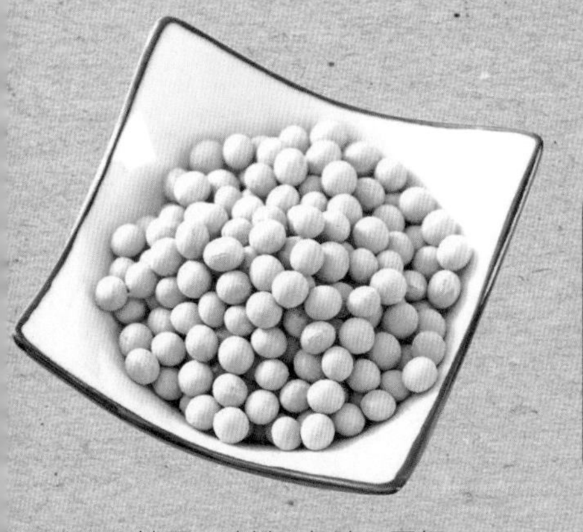

黄豆

美味的肾谷豆

性平、味甘；归脾、胃经。
建议食用量：每天40克。

黄豆与黑豆、青豆等统称为大豆，它们既可供食用，又可以榨油。由于黄豆的营养价值很高，其所含蛋白质比鸡蛋多两倍，比牛奶多1倍，故被称为“豆中之王”“绿色的牛乳”“田中之肉”等，是数百种天然食物中最受营养学家推崇的食物。

养肾功效

黄豆的外形与我们人体的肾脏很相似。《黄帝内经》中认为黄豆为“肾谷豆”，意思就是指黄豆具有很好的补肾作用，肾虚之人应该多吃豆类食物。

选购方法

选购黄豆时，以颗粒饱满、大小颜色一致、无杂色、无霉烂、无虫蛀、无破皮的黄豆为佳。小的、瘪的、蔫的、有虫眼的、有黄斑的、有卷皮裂口子的都不是好黄豆。

食用人群

宜食人群	更年期女性、糖尿病和心血管疾病患者适宜食用；脑力劳动者和减肥的人也很适宜食用
不宜人群	严重肝病、肾病、痛风、消化性溃疡、动脉硬化、低碘者不宜食用

这样吃更健康

黄豆在消化吸收过程中会产生过多的气体，造成胀肚，因此有消化不良、慢性消化道疾病的人应尽量少吃，以免造成腹胀。

营养巧搭配

黄豆＋谷类食物　补充谷类赖氨酸不足

谷类食物中赖氨酸含量较少，而黄豆中却富含赖氨酸，正好补充了谷类食物中赖氨酸不足的缺陷，所以谷豆混食，可使蛋白质互补，提高营养价值。

最佳烹调方法

煮、发酵后食用。

益肾食谱

黄豆排骨汤

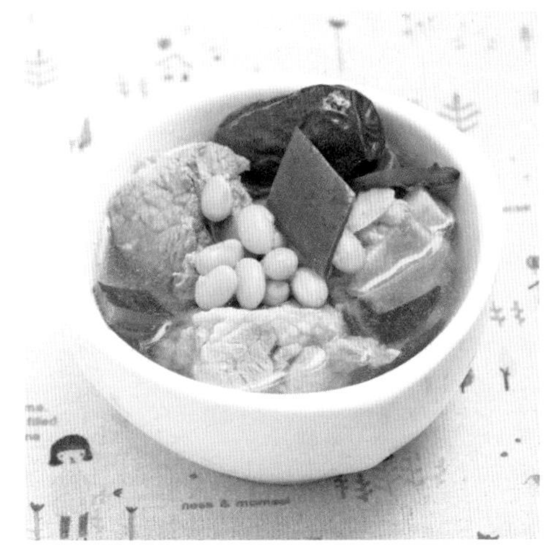

材料 黄豆 250 克，猪排骨 500 克，海带 10 克，大枣 1~2 颗。

调料 盐、黄酒、葱白、豆油各适量。

做法

1. 将黄豆洗净，用水浸泡 1 小时，控干备用；将猪排骨洗净，切成小块；海带泡发，切成小块；大枣洗净。
2. 将锅置火上，放入适量油，烧热后，放入葱白，倒入排骨、海带，翻炒 5 分钟；加入黄酒和盐，焖烧 8 分钟，至出香味时盛入大砂锅。
3. 大砂锅中加入黄豆、大枣、清水，水以浸没食材为度，大火烧开后，再调入黄酒，然后用小火慢煨 3 小时，至黄豆、排骨均已酥烂即成。

功效 补骨益肾，利水消肿。

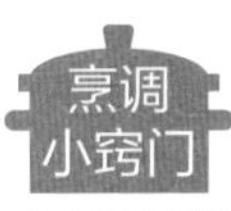

生黄豆中含有抗胰蛋白酶和凝血酶，这些酶对身体有害，故黄豆不宜生食，夹生黄豆也不宜吃。在烹制黄豆时，一定要煮烂。

黄豆猪蹄汤

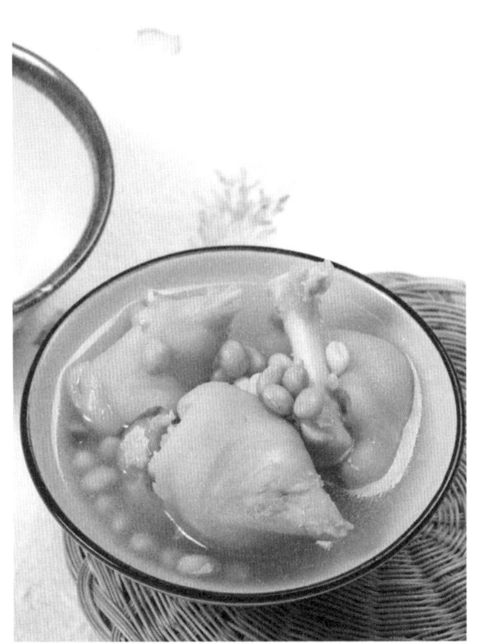

材料 黄豆 150 克，猪蹄 700 克。

调料 绍酒、葱、姜、盐各适量。

做法

1. 将猪蹄放入沸水中，煮出血水，洗净，刮去老皮，放入锅中，加清水煮沸。
2. 将黄豆洗净，用水浸泡 1 小时，加入锅中，再放入适量绍酒、葱、姜，用中火煮 40 分钟。
3. 调入盐，大火再煮 15 分钟即可。

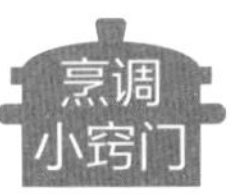

黄豆有一定的豆腥味，在烹制前，将黄豆放入锅内小火炒香，这样可以除去豆腥味。

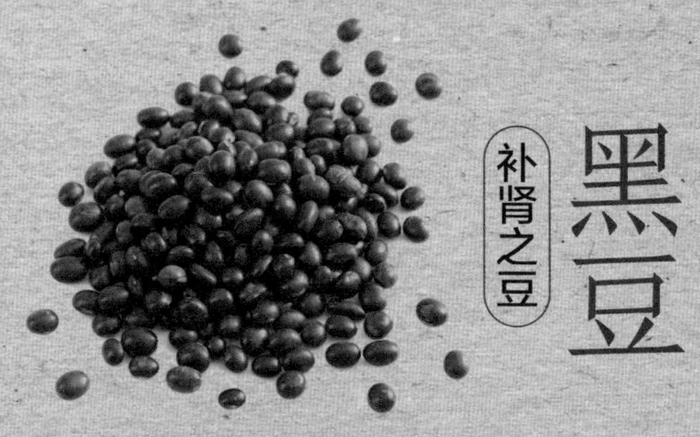

黑豆

补肾之豆

性平，味甘；归脾、肾经。
建议食用量：每天 60 克。

黑豆又名橹豆、料豆、零乌豆，民间多称黑小豆和马科豆，与黄豆同属大豆类。黑豆营养丰富，其中蛋白质含量高达 36% ~ 40%，相当于肉类的 2 倍、鸡蛋的 3 倍、牛奶的 12 倍；黑豆基本不含胆固醇，只含植物固醇。黑豆防老抗衰，药食俱佳。

养肾功效

中医认为，黑色属水，水走肾，所以肾虚的人食用黑豆可以祛风除热、调中下气、解毒利尿，可以有效地缓解尿频、腰酸、女性白带异常及下腹部阴冷等症状。

选购方法

选购时，以乌黑、饱满、质坚实的黑豆为佳。

食用人群

宜食人群	脾虚水肿、脚水肿、体虚多汗、肾虚耳聋、夜尿频多、白发早生、腰膝酸软、四肢麻痹、白带频多、产后中风者适宜食用
不宜人群	脾虚腹胀、老年体虚、消化不良者以及小儿不宜多食

这样吃更健康

将黑豆炒熟后，热性大，多食则易上火，故不宜多食。

营养巧搭配

黑豆＋羊肉　温阳暖肾

羊肉有温补肾阳等功用，与黑豆搭配食用，有很好的温阳暖肾的作用。

黑豆＋红枣　补血暖肾

红枣有补血养颜、益气补中的功效，与黑豆一起食用，可温阳暖肾、美容养颜。

最佳烹调方法

煲汤、煮。

益肾食谱

黑豆茼蒿汤

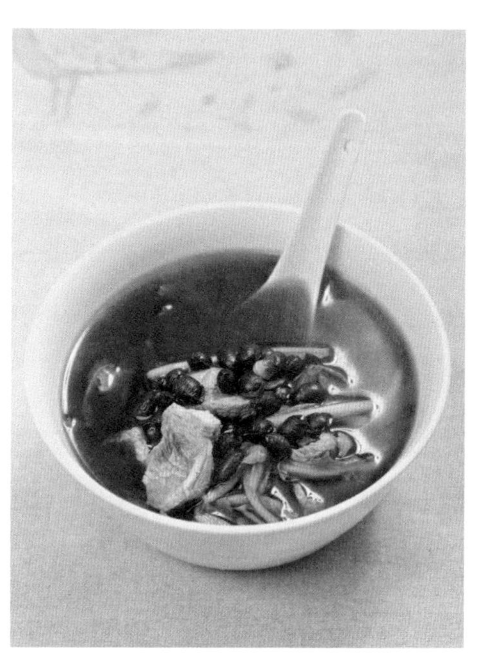

材料 黑豆30克，茼蒿300克，猪瘦肉50克。

调料 油、盐等调料各适量。

做法

1. 将猪瘦肉洗净，切为薄片。将茼蒿洗净。
2. 将黑豆炒熟，加入适量水，煮沸后，放入猪瘦肉、茼蒿、油、盐等，即可。

功效 适用于肾虚夜多小便。

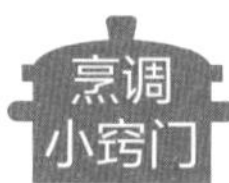

黑豆不宜生吃，尤其是肠胃不好的人，会出现胀气现象，因此，在烹制黑豆时一定要烹熟。

黑豆杜仲羊肾汤

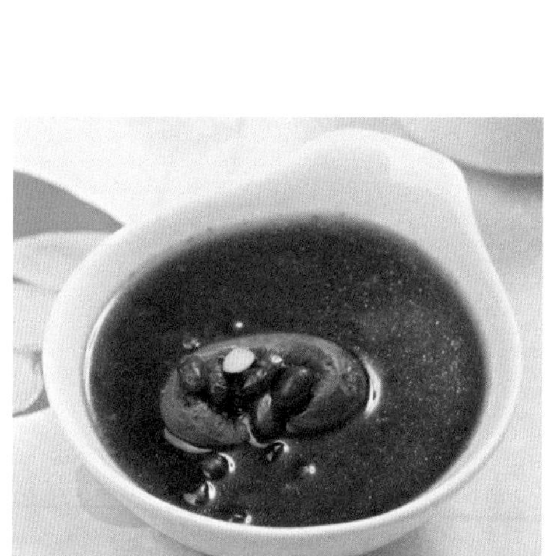

材料 羊肾200克，黑豆60克，杜仲10克。

调料 姜片9克，小茴香3克。

做法

1. 将羊肾对半剖开，清理干净。黑豆洗净。
2. 将杜仲、姜片、小茴香一起装入纱布袋中，扎好袋口，放入锅中，加适量水，煎煮20分钟。
3. 加入黑豆及羊肾片，煮至黑豆、羊肾熟后，拿掉料包即可。

功效 补肾壮腰，适用于腰膝疼痛、酸软乏力及畏寒肢冷、小便频多、腹冷便溏等症。

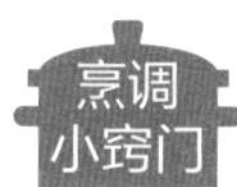

在煮黑豆类膳食时，黑豆最好提前浸泡1小时。如果工作忙没时间浸泡，可以把豆和水放入锅里，煮开后每隔2～3分钟加1次冷水，重复3～5次，豆子就容易煮熟了。

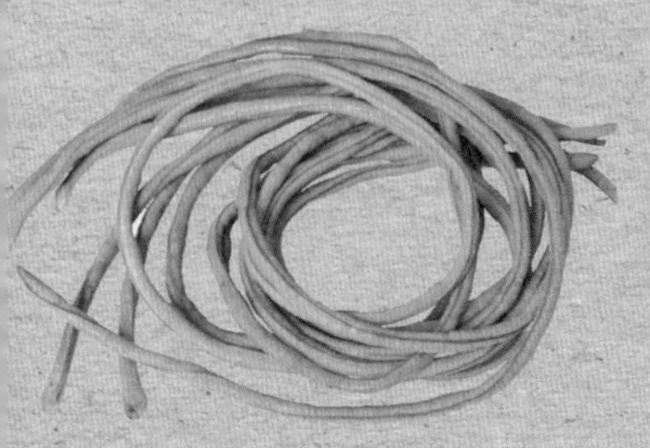

豇豆

补肾健胃的豆中上品

性平，味甘；归脾、肾经。
建议食用量：每天 10 ~ 20 克。

豇豆，又名带豆、姜豆等。在各种豆类之中，长得最长的就是豇豆了，普通的能有三四十厘米，长的有七八十厘米。豇豆营养丰富，味道鲜美，可炒食、凉拌、泡食或腌渍、晒干，种子可代粮和做馅料，是解决 8 ~ 9 月夏秋蔬菜淡季的主要蔬菜之一。李时珍称“此豆可菜、可果、可谷，备用最好，乃豆中之上品”。

养肾功效

中医认为，豇豆有健脾补肾之功效，适用于脾胃虚弱、尿频、遗精、白带异常以及泻痢等症。《本草纲目》中说豇豆能理中益气，补肾健胃，和五脏，调营卫，生精髓，止消渴，止逆，泻痢。

选购方法

选购豇豆时，应以色正鲜嫩、充实饱满、无锈斑、无霉变、无虫蛀且不湿水者为佳。

食用人群

宜食人群	肾虚、梦遗滑精、小便频繁、糖尿病、白带异常、白浊等患者适宜食用
不宜人群	气滞腹胀便结者不宜多食

这样吃更健康

食用豇豆时，一次不宜吃太多，以免产气胀肚。

营养巧搭配

豇豆 + 鸡肉　补肾固涩

鸡肉对人体健康非常有益，有温中益气、补精添髓的功效，与豇豆一起来搭配食用，可补肾固涩，适用于肾虚不固所致的白带异常、白浊、遗精、小便频数等症。

豇豆 + 大米　治遗精

大米性平，味甘，有补中益气、平和五脏、止泻等功效，与豇豆搭配煮粥食用，可补肾健胃，适用于遗精等症。

最佳烹调方法

炒、凉拌、煮。

干豇豆拌肚丝

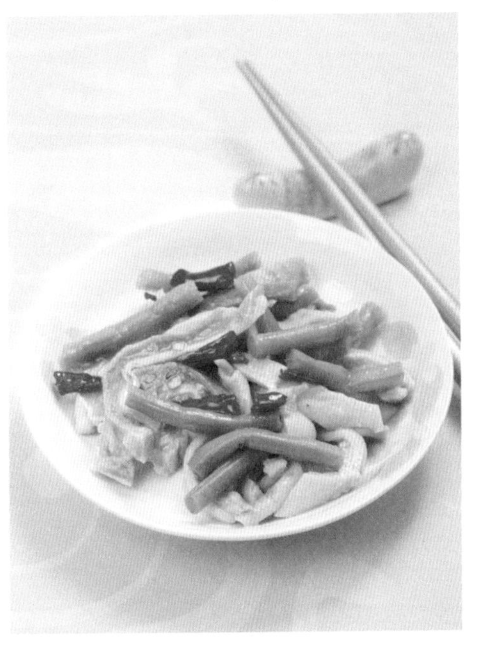

材料 猪肚 500 克，干豇豆 50 克，干红辣椒 25 克。

调料 醋、姜、葱、料酒、盐各适量。

做法

1. 将猪肚加醋、姜、葱、料酒、盐，揉洗干净，放入锅内出水，除尽异味。
2. 将猪肚放入锅中，加适量水煮熟，切丝。
3. 将干豇豆下入卤水锅中，卤制成熟，切段。
4. 将猪肚丝与红辣椒、干豇豆段一起拌匀即可。

功效 滋阴补肾。

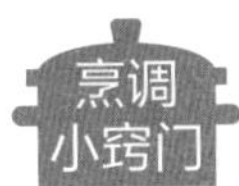

干豇豆不能卤得太软。

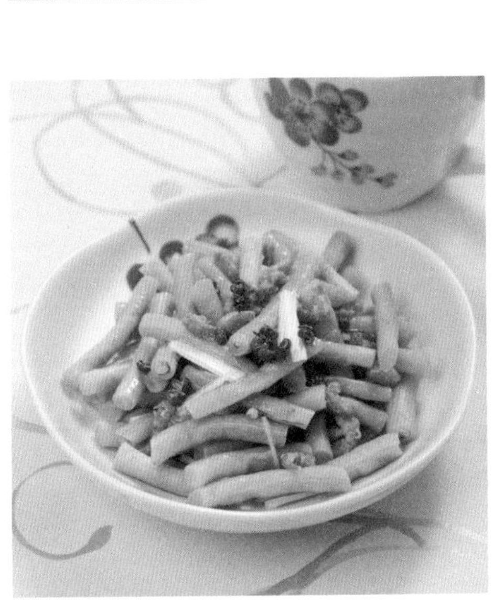

炝豇豆海米

材料 嫩豇豆 60 克，泡发好的海米 30 克。

调料 盐、花椒油、葱丝、姜丝各适量。

做法

1. 将豇豆洗净，切成段，放入沸水锅中，焯烫片刻，取出，用凉水冲洗。
2. 将豇豆、海米、葱丝、姜丝放入盘中，浇上炸好的花椒油。
3. 稍等片刻，再加入盐，拌匀即可。

功效 健脾胃，消积滞，补肾固精，适用于梦遗滑精、小便失禁、妇女白带异常等病症。

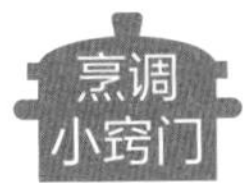

豇豆在沸水中焯烫的时间不宜过长，否则会破坏营养成分。

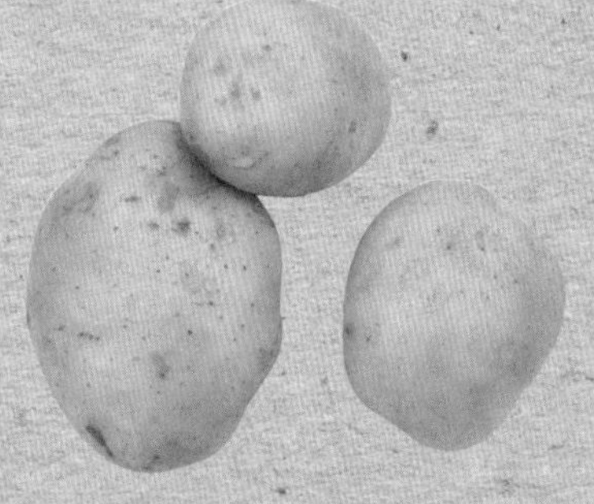

土豆 十全十美的食物

性平，味甘；归胃、大肠经。
建议食用量：每天 50 ~ 130 克。

土豆，又名马铃薯、山药蛋、洋芋、土卵、土芋等，是一种粮菜兼用型的食物，在法国被称作“地下苹果”，在欧美享有“第二面包”的美誉。从营养角度来看，土豆比大米、面粉具有更多的优点，能供给人体大量的热能，被称为“十全十美的食物”。

养肾功效

中医认为，土豆有和胃调中、益气健脾、强身益肾、消炎、活血消肿等功效，能辅助治疗消化不良、习惯性便秘、神疲乏力、胃肠溃疡等病症。

选购方法

选购土豆时，以表皮光洁、薯形圆整、皮色正（色不正的常为环腐病，切开时有环状褐色斑）、芽眼浅、没毒烂、没出芽、表皮没变绿的为佳。

食用人群

宜食人群	胃病、心脏病、肾病、糖尿病患者以及减肥者适宜食用
不宜人群	关节炎患者、孕妇要慎食；脾胃虚寒易腹泻者应少食

这样吃更健康

土豆发芽、变绿及未成熟者，不能食用，因为这样的土豆均含过量龙葵碱，易引起中毒。

营养巧搭配

土豆 + 牛肉　保护胃黏膜

牛肉有健脾胃的作用，但牛肉纤维粗，有时会影响胃黏膜，而土豆中含有丰富的叶酸，能保护胃黏膜。

土豆 + 全脂牛奶　提供全面营养素

土豆富含碳水化合物和维生素，全脂牛奶富含蛋白质和钙，二者同食可提供人体所需基本营养素。

最佳烹调方法

炖、炒、蒸。

牛尾炖土豆

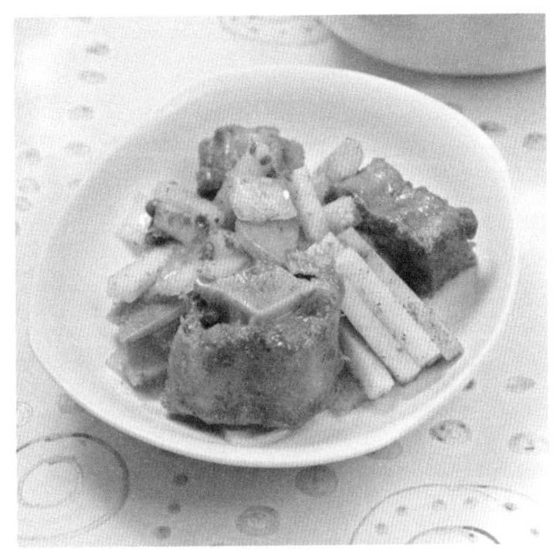

材料 牛尾中段400克，土豆条100克，芹菜梗、洋葱各40克，胡萝卜25克。

调料 香叶4克，植物油、盐、咖喱粉、白糖、花椒水各适量。

做法

1. 将牛尾剁成段，用开水焯透。将芹菜梗洗净，切段。将洋葱洗净，切成方丁状。胡萝卜洗净，切成片。
2. 将锅置火上，放油烧热后，放洋葱、咖喱粉炒香，添水适量，放入牛尾，炖至八成熟后，再放入适量调料。
3. 放土豆、胡萝卜，待土豆、胡萝卜炖至酥烂，再加芹菜梗，炖4～6分钟即可。

功效 补肾益气，养血滋阴。

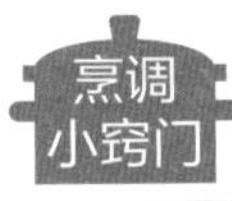

将土豆洗净切好后，可放入水中，去掉过多的淀粉以便烹调。但注意不能泡得太久，以免其中的营养成分流失。

洋葱炒土豆片

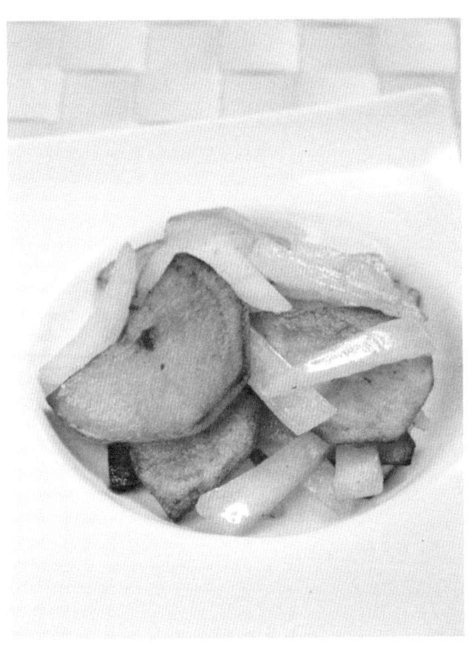

材料 土豆400克，洋葱200克。

调料 盐、植物油各适量。

做法

1. 将洋葱剥皮，洗净，切成条。
2. 将土豆洗净，上火煮至嫩熟，捞出凉凉，去皮，切薄片待用。
3. 炒锅上火，倒油烧热，下入土豆片炒至两面金黄，加入洋葱，再调入盐，盛出即可。

功效 益气温中，补肾壮阳，促进血液循环。

土豆一定要去皮，可把土豆放入热水中浸泡一下，再放入冷水中，使去皮变得容易。

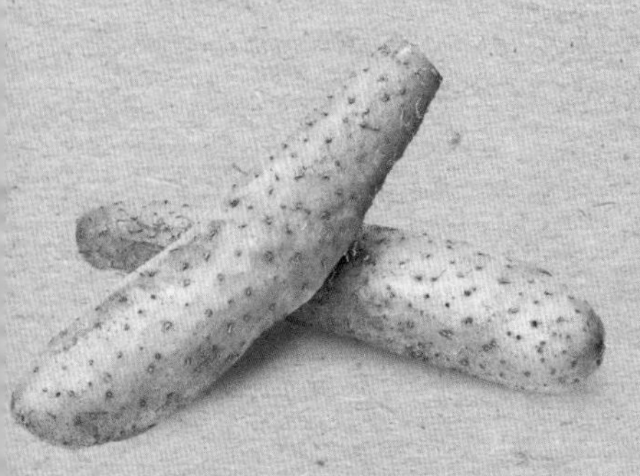

山药

菜食两用的佳肴

性平，味甘；归脾、肺、肾经。
建议食用量：每餐85克。

山药又名淮山药、薯蓣，肉质洁白细嫩、质地柔滑鲜脆，既可做主粮，又可做蔬菜，还可以蘸糖做成小吃。山药营养丰富，不仅是食用的佳菜，也是滋补的佳品。据古籍记载，多食山药有“聪耳明目”“不饥延年”的功能，对人体健康非常有益。

养肾功效

中医认为，山药有补脾养胃、生津益肺、补肾涩精的功效，虽然可以滋补很多脏器，但还是以补肾为主，经常食用可以增强肾脏的排毒功能。李时珍曾指出山药“益肾气，健脾胃”。

选购方法

选购山药时，要挑选表皮光洁、无异常斑点、薯块完整肥厚、颜色均匀有光泽、不干枯、无根须者。如果是切好的山药，则要选择切开处呈白色的。

冬季选购山药时，可用手握住山药几分钟，如山药“出汗”，就是受冻了，如发热就是未受冻的。

食用人群

宜食人群	中气下陷、气短体虚、筋骨酸软、面黄目眩者适宜食用
不宜人群	感冒、大便干燥及肠胃积滞者不宜食用

这样吃更健康

1. 食用山药时，切碎比切成片更容易消化吸收其中的营养物质。

2. 食用山药时，应先去皮，以免产生麻、刺等异常口感。

营养巧搭配

山药＋鸭肉　降低胆固醇

鸭肉营养丰富，但是脂肪含量很高，同山药一起食用，可以降低血液中胆固醇的含量，还可以起到很好的滋补作用。

山药＋红枣　健脾益肾

山药能健脾胃、补肾气，红枣可补血，一起食用可辅治脾胃虚弱、肾气亏损等症状。

最佳烹调方法

炒、蒸、煲汤、煮粥。

益肾食谱

山药糯米粥

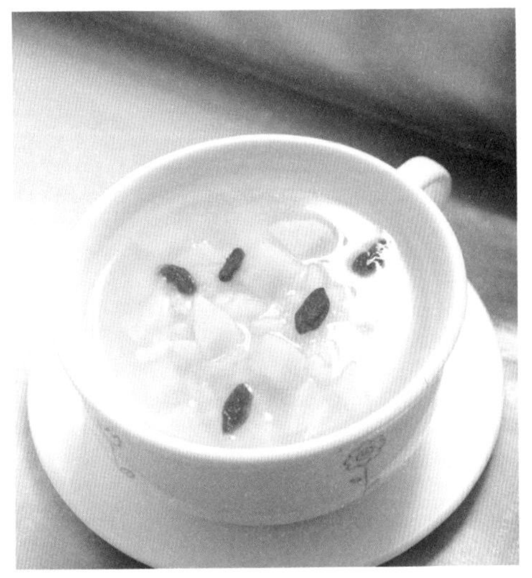

材料 糯米 100 克，山药 50 克，枸杞子 5 克。

调料 白糖 10 克。

做法

1. 将糯米淘洗干净，用水浸泡 4 小时。将山药洗净，去皮，切小丁；枸杞子洗净。
2. 将锅置火上，加入适量水烧沸，放入糯米，煮沸后转小火慢煮至八成熟，加入山药丁、枸杞子熬煮至熟，加白糖调味即可。

功效 山药可健脾益胃、益肺止咳，糯米可补脾胃、益肺气。二者搭配食用，健脾益肺的功效更佳，很适合痰湿体质者食用。

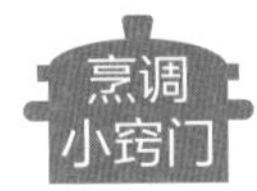

山药切丁后应立即浸泡在盐水中，以防止氧化发黑。

山药羊肉汤

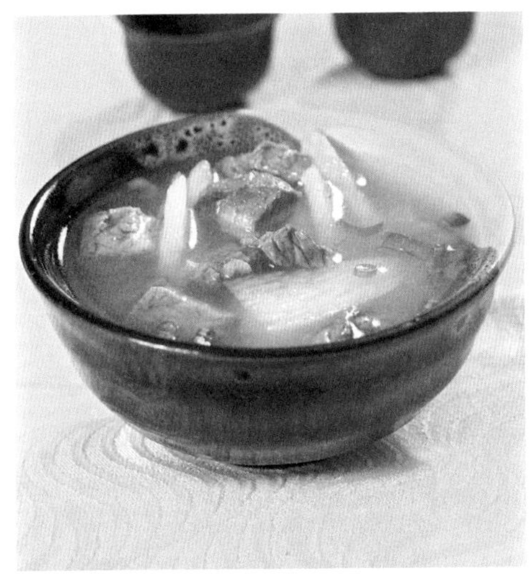

烹调小窍门 如用鲜山药，削山药皮的时候，注意避免山药的黏液沾到手上，引起过敏。

材料 山药 200 克，羊肉 150 克。

调料 葱末、姜末、蒜末、干辣椒、水淀粉、盐、植物油、清汤各适量。

做法

1. 将山药洗净，去皮，切片。将羊肉洗净，切块，用植物油煸炒至变色，捞出。将干辣椒洗净，切段，待用。
2. 将锅置火上，倒植物油烧至八成热，放入葱末、姜末、蒜末、干辣椒段爆出香味，放入山药片翻炒，倒入适量清汤，加入羊肉块，加入盐调味，用水淀粉勾芡即可。

功效 具有补血、养颜、强身、通便之功效。

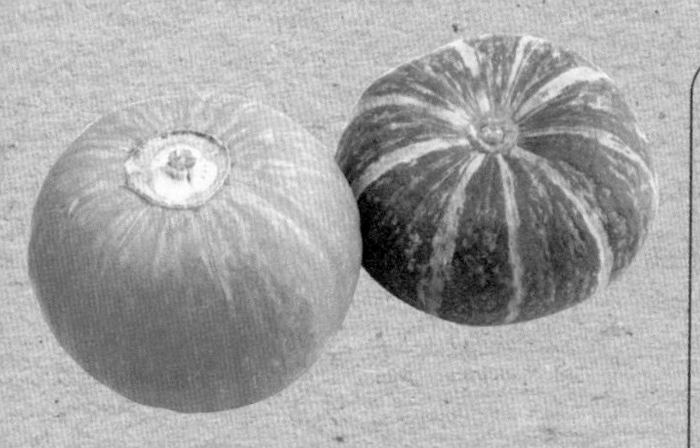

南瓜

健肾补血的妙品

性温，味甘；归脾、胃经。
建议食用量：每天 100 克。

南瓜又名麦瓜、倭瓜、金冬瓜等，味甜肉厚，可以代替粮食，而且皮肉都可以食用，因此它还有“饭瓜”的称号。南瓜的营养成分较全，营养价值也较高，在国际上已被视为特效保健蔬菜。清代名医陈修园说：“南瓜为补血之妙品。”清代名臣张之洞曾建议慈禧太后多食南瓜。

养肾功效

中医认为，南瓜有补中益气、消炎止痛、解毒杀虫、降糖止渴的功效。现代医学研究证明，南瓜中的果胶能帮助肝、肾功能减弱的人增强肝、肾细胞的再生能力。

选购方法

选购南瓜时，最好挑选外形完整、带瓜蒂、梗部坚硬、拿在手上有沉重感的。如果表面出现黑点，代表内部品质欠佳。

食用人群

宜食人群	因气血肝肾不足所致的眩晕、眼花、视物不清、腰酸腿软、耳鸣耳聋、发枯发落、头发早白的人适宜食用，糖尿病患者、肥胖者和中老年人尤其适合
不宜人群	慢性肠炎、阳痿、遗精、脚气、黄疸者不宜食用

这样吃更健康

南瓜不能吃太多，因为南瓜中含有丰富的 β－胡萝卜素，人体如果摄入过多的 β－胡萝卜素，容易患上胡萝卜素黄皮症。

营养巧搭配

南瓜＋板栗　补脾健胃、补肾强筋

板栗有补脾健胃、补肾强筋、活血补血的功效，与南瓜一起做成南瓜栗子粥，不仅可以养胃健脾，还有养肾的作用。

南瓜＋粳米　强健脾胃

南瓜与粳米一起煮粥食用，对老人及儿童脾气虚弱、营养不良有很好的调理效果。

最佳烹调方法

炒、蒸、煮、煲汤。

益肾食谱

南瓜蔬菜浓汤

材料 南瓜350克，圆白菜300克，豌豆100克。

调料 盐、胡椒粉各适量。

做法

1. 将南瓜去子，削皮，洗净，切片；将圆白菜择洗干净，切片备用。
2. 在锅中倒入适量清水，放入南瓜片和圆白菜片，大火煮沸，再转小火煮30分钟。
3. 煮至汤汁浓稠，再加入豌豆煮15分钟，最后加入盐、胡椒粉调味即可。

功效 健脾止渴、滋阴补肾。

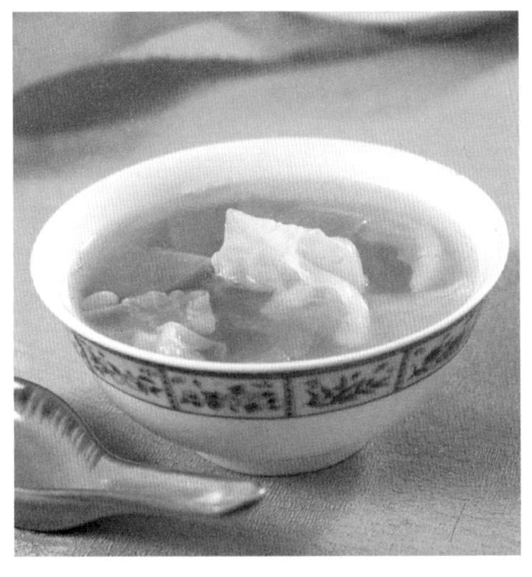

南瓜所含的类胡萝卜素耐高温，加油脂烹炒，更有助于人体摄取吸收。

百合南瓜粥

材料 南瓜250克，糯米100克，鲜百合5克。

调料 冰糖10克。

做法

1. 将鲜百合洗净，剥成小瓣。将南瓜洗净，去皮和子，切块。将糯米淘洗干净，用搅拌机打成粉。
2. 将锅置火上，将糯米粉、南瓜块与适量清水同放锅中，大火煮沸，再转小火熬煮至黏稠，加入鲜百合和冰糖，煮至冰糖全部化开即可。

功效 具有润肺止咳、滋阴清热、补肾的功效。

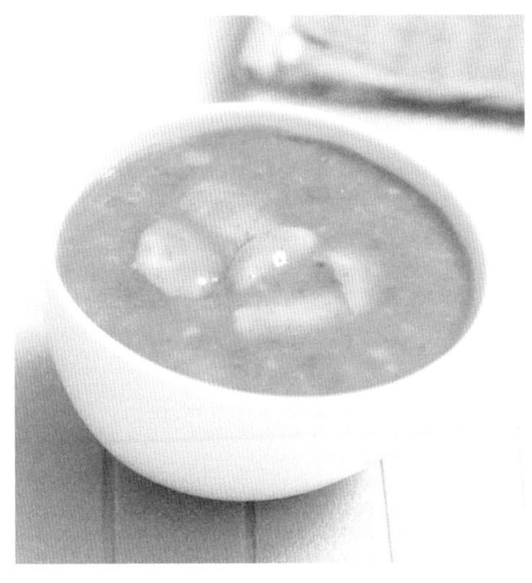

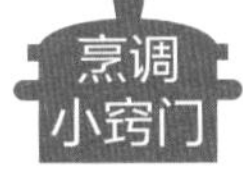

烹饪南瓜时，不要将南瓜瓤丢掉，因为南瓜瓤比南瓜果肉所含的β-胡萝卜素多出5倍以上。

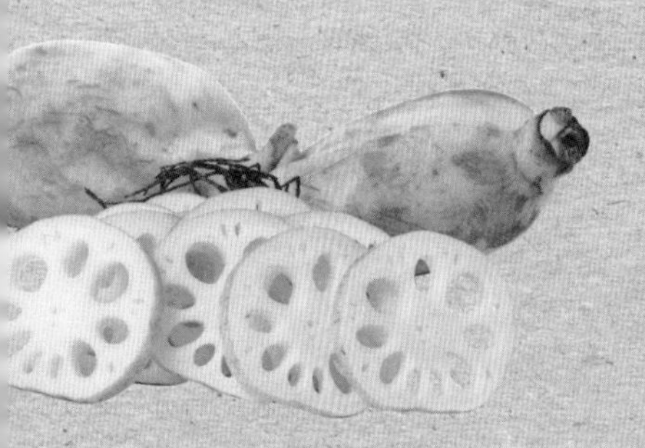

生藕性寒，熟藕性温；
味甘，归心、脾、肾经。
建议食用量：每次 200 克。

藕

补心益肾的灵根

藕，又名莲根，肉质肥嫩，白净滚圆，口感甜脆，十分爽口，既可当水果吃，也可制成多种美味菜肴。若用糖腌成蜜饯或制成藕粉，更是别有风味。藕自古以来就是为人们所钟爱的食品，在清咸丰年间，藕就被钦定为御膳贡品了。李时珍在《本草纲目》中称藕为“灵根”。

养肾功效

中医认为，生藕有清热除烦、凉血止血、散瘀止呕、补脾开胃的功效；熟藕其性由凉变温，失去了消瘀清热的性能，而变为对脾胃有益，有养胃滋阴、补心益肾、益气养血、健脾止泻的功效。

选购方法

选购藕时，以外皮呈黄褐色、藕身肥大、肉质脆嫩、水分多而甜、带有清香的为佳。藕的两头不要通气，这样的藕里面比较干净。

食用人群

宜食人群	体质虚弱、心慌、失眠、多梦、遗精者；脾气虚、慢性腹泻者；癌症患者以及其放疗、化疗后；女性脾肾亏虚者适宜食用
不宜人群	脾胃消化功能低下，大便溏泄者不宜生吃；肥胖者应少食

这样吃更健康

由于藕性偏凉，所以产妇不宜过早食用，一般在产后 1 ～ 2 周后再吃藕可以逐瘀。

营养巧搭配

藕 + 黑木耳　滋补肾阴

黑木耳有凉血止血、益气润肺、补气养血、利五脏等功效，与藕搭配食用，可以滋补肾阴。

藕 + 猪肚　补虚健脾，益肾固精

猪肚有补虚损、健脾胃的功效，藕可补脾止泻、益肾固精，二者合用，适用于气血虚弱的身体瘦弱者。

最佳烹调方法

炒、煮、凉拌、炖汤。

益肾食谱

莲藕排骨汤

材料 猪排骨400克，莲藕200克。

调料 葱段、姜片、料酒、醋、胡椒粉、盐各适量。

做法

1. 将猪排骨洗净，剁成块；将莲藕去皮，洗净，切块。
2. 在锅内加适量清水煮沸，放入少许姜片、葱段、料酒、猪排骨，焯去血水除腥，捞出用凉水冲洗，沥水备用。
3. 将煲锅置火上，倒入足量水，放入剩余的姜片、猪排骨、藕块，淋入醋煮沸，转小火煲约2小时，加盐、胡椒粉调味即可。

功效 补肾养血，滋阴润燥。

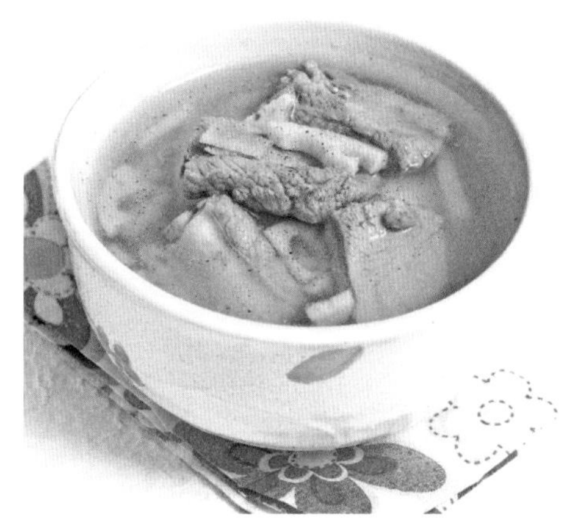

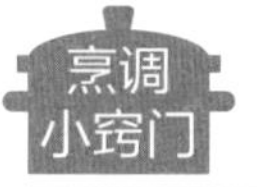

烹调藕时，最好不要用生铁锅，以防藕变色。

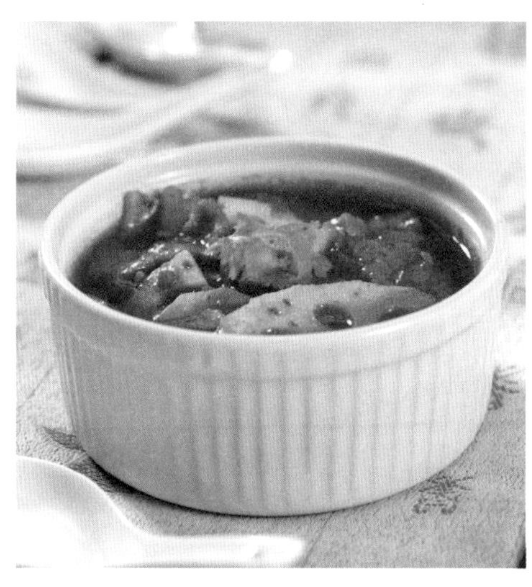

烹调小窍门 将藕切片后放入沸水中焯1分钟，捞出后用清水冲洗，可使藕不变色，还能保持爽脆的口感。

莲藕煮牛肉

材料 莲藕250克，牛里脊肉100克。

调料 香菜碎、葱花、姜片、胡椒粉、辣豆瓣酱、高汤、盐、植物油各适量。

做法

1. 将莲藕去皮，洗净，切片。将牛里脊肉洗净，切片。
2. 将汤锅置火上，倒入适量植物油，待油温烧至七成热，放入葱花、姜片、胡椒粉和辣豆瓣酱炒香。
3. 倒入牛肉片滑熟，加莲藕片翻炒均匀，放入适量高汤煮至莲藕片熟烂，用盐调味，撒上香菜碎即可。

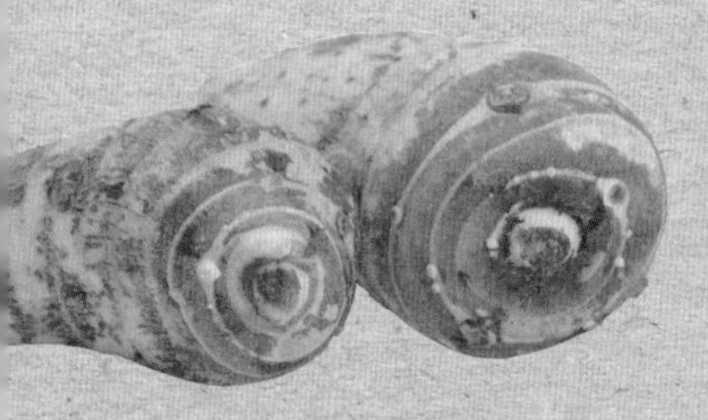

芋头

补气益肾的良药

芋头，又名为芋艿、芋魁、土芝、芋奶、毛芋等，原产于印度。芋头营养丰富，既可做主食，又可做蔬菜。芋头的淀粉颗粒小，仅为土豆淀粉的1/10，其消化率可达98.8%。

性平，味甘、辛；归肠、胃经。
建议食用量：每天50～100克。

养肾功效

中医认为，芋头有补气益肾、填精益髓、开胃生津、消炎镇痛等功效，适用于胃痛、痢疾、慢性肾炎等症。

选购方法

1. 选购芋头时，应挑选较结实的芋头，且没有斑点为宜。芋头必须体形匀称，拿起来重量轻，切开来肉质细白，这就是上品。

2. 选购芋头时，还可以观察芋头的切口：切口汁液如果呈现粉质，肉质则香脆可口；如果呈现液态状，肉质则口感较差一些。

食用人群

宜食人群	身体虚弱者适宜食用
不宜人群	食滞胃痛、肠胃湿热者不宜食用；有过敏性体质者、小儿食滞、胃纳欠佳以及糖尿病患者应少食

这样吃更健康

1. 芋头不宜多食。因为芋头含有较多的淀粉，一次吃得过多会导致腹胀。

2. 食用时必须熟透。

营养巧搭配

芋头＋五花肉　滋阴补肾

五花肉有补肾养血、滋阴润燥的功效，与芋头搭配食用，有滋阴补肾、开胃生津的功效。

芋头＋鸡肉　补虚强肾

芋头可以补中益气，增强人体免疫力，而鸡肉有滋阴润燥的效果，两者一起食用，可补虚强肾。

最佳烹调方法

煲、蒸、炒。

益肾食谱

芋头红薯粥

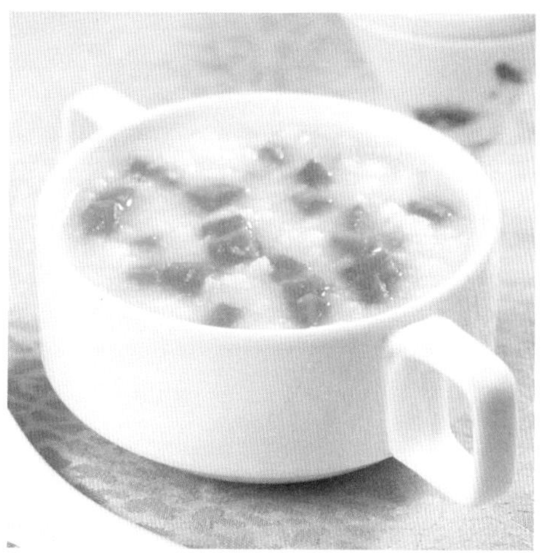

材料 芋头、红薯、大米各 50 克。

调料 白糖适量。

做法

1. 将大米淘洗干净。芋头、红薯均去皮，洗净，切丁。
2. 将锅置火上，放入适量清水烧沸。加入大米煮沸，转小火熬煮 20 分钟，加入芋头丁、红薯丁用大火煮沸，再转用小火熬煮成米粒、芋头、红薯熟透的稠粥，加入白糖调味即可。

功效 补益肝肾，益气填精。

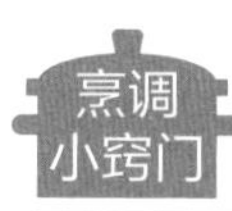

芋头的黏液对皮肤黏膜有刺激，因此在剥洗芋头时，手部皮肤会发痒，所以剥洗芋头时最好戴上手套。

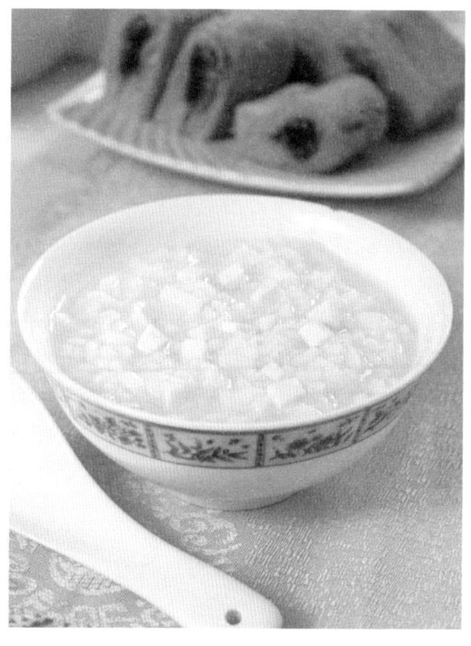

芋头粥

材料 芋头 100 克，大米 50 克。

调料 白砂糖适量。

做法

1. 将芋头洗净，去皮，切成小块，与大米一同放入锅中，加适量水煮。
2. 煮熟后将芋头块捣成泥状，调入白砂糖，做早餐食之。

功效 益气宽肠，健脾强肾，适用于脾肾两亏、身体羸弱者。

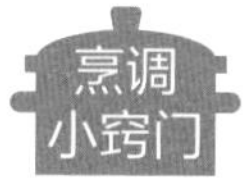

芋头烹调时一定要烹熟，否则其中的黏液会刺激咽喉。

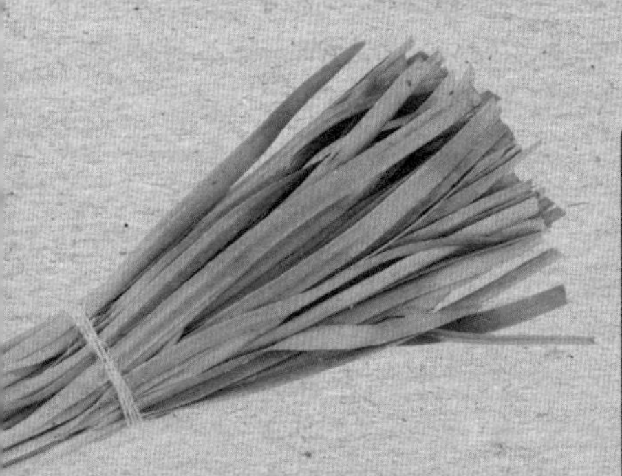

韭菜

补肾壮阳的起阳草

性温，味辛；归肝、胃、肾经。
建议食用量：每次 50 克。

韭菜，又叫壮阳草，是一种质嫩味鲜、营养丰富的蔬菜，自古以来备受人们喜爱。韭菜因营养丰富，又有温补肝肾、助阳固精作用，故在药典上有“起阳草”之称。韭菜虽一年四季都有，但以初春时节为佳，《本草纲目》中也有“正月葱，二月韭”之说。因此，我们在二月里，尽可能多吃韭菜。

养肾功效

韭菜性温热，并且含有生物碱、皂苷等成分，常食可治肾阳虚所致的腰膝冷痛、阳痿遗泄、妇女白带异常等症。

选购方法

选购韭菜时，以叶直、鲜嫩翠绿者为佳，这样的韭菜营养素含量较高。阔叶韭菜看上去较嫩，香味清淡。窄叶韭菜外形不太好，但香味浓郁。

食用人群

宜食人群	寒性体质、男性性功能减退，阳痿早泄、遗尿、尿频者，跌打损伤、吐血、尿血、反胃者，大便干结、习惯性便秘、痔疮者，女性阳气不足、行经腹痛、产后乳汁不通者，癌症患者，尤其食管癌、贲门癌、胃癌等患者宜食
不宜人群	消化不良、下部有火、胃肠溃疡患者不宜食用

这样吃更健康

1. 因为韭菜的粗纤维较多，且较坚韧，不易被胃肠消化吸收，所以一次不宜多食。

2. 隔夜的韭菜不宜再食用。

营养巧搭配

韭菜 + 鸡蛋　补肾行气

韭菜和鸡蛋混炒，可以起到补肾、行气、止痛的作用，对治疗阳痿、尿频、肾虚、痔疮亦有一定效果。

韭菜 + 海虾　养肝护肾

韭菜可养肝护肝、补肾壮阳、保暖健胃。海虾可补阳气、强筋骨。二者搭配食用，能养肝护肾、温补阳气。

最佳烹调方法

炒、包饺子。

韭菜炒鸭肝

材料 鸭肝400克，韭菜200克，胡萝卜75克。

调料 酱油、料酒、胡椒粉、植物油、盐各适量。

做法

1. 将胡萝卜洗净，切长条。将韭菜洗净，切段。将鸭肝洗净，切片，用沸水焯烫，沥干，用酱油、料酒腌渍。
2. 将炒锅置火上，倒油烧热，放入鸭肝煸熟，盛出待用。
3. 锅留底油烧热，倒入胡萝卜条和鸭肝翻炒，加入韭菜段翻炒片刻，放入胡椒粉、盐略炒即可。

功效 补益肝肾，益精养血。

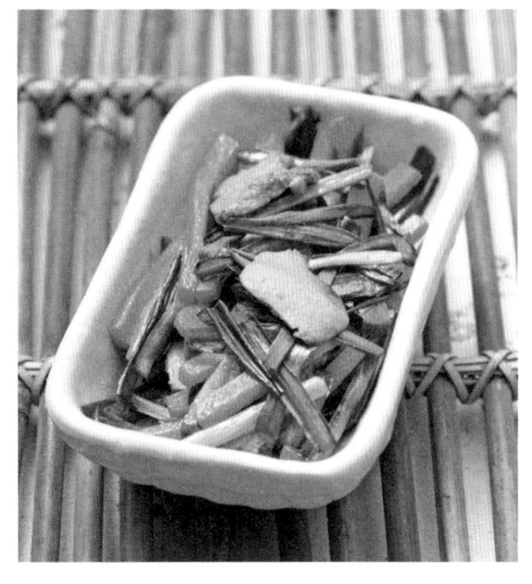

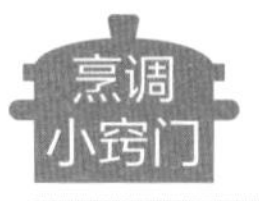

韭菜不宜久煎、久炒。

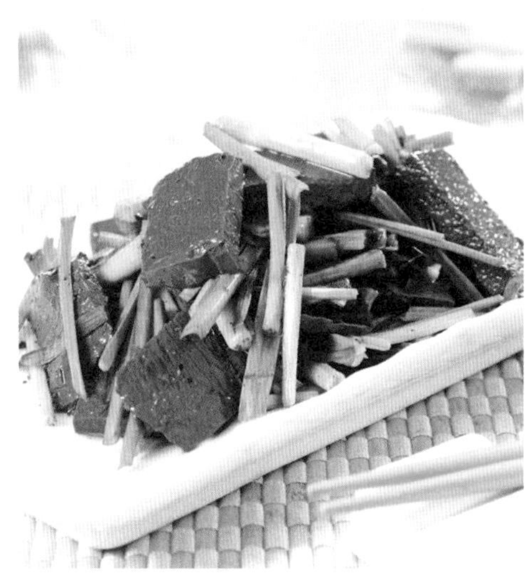

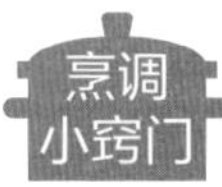

由于韭菜切开遇空气后，味道会加重，所以烹调前再切较好。

韭菜烧猪血

材料 猪血100克，韭菜50克。

调料 葱花、花椒粉、盐、植物油各适量。

做法

1. 将猪血洗净，切块。韭菜择洗干净，切寸段。
2. 往锅内倒油烧至七成热，撒入葱花、花椒粉炒出香味。
3. 倒入猪血块翻炒均匀，加适量清水大火烧沸，转小火烧8分钟，放入韭菜段炒熟，用盐调味即可。

功效 补肾益气，清洁肠胃。

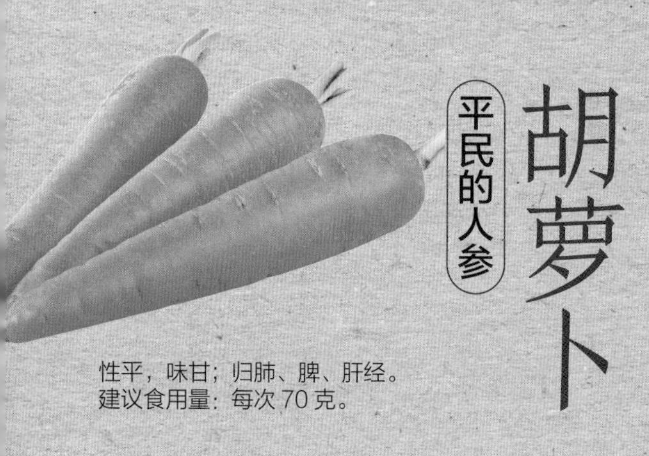

胡萝卜

平民的人参

性平，味甘；归肺、脾、肝经。
建议食用量：每次 70 克。

胡萝卜，又叫黄萝卜、红萝卜、丁香萝卜等，原产于亚洲东南部及欧洲，元朝时从西域引进来，所以得名胡萝卜。栽培历史在 2000 年以上。胡萝卜营养价值丰富，包含多种胡萝卜素、维生素及微量元素等，因此被称作“平民人参”。胡萝卜在西方有很高的声誉，被视为菜中上品，荷兰人把它列为“国菜”之一。

养肾功效

中医认为，胡萝卜有健脾和胃、补肝明目、清热解毒、壮阳补肾等功效，可用于肠胃不适、便秘、夜盲症、性功能低下等症。

选购方法

选购时，以表皮光滑、形状整齐、心部直径小、肉还未变粗、无裂口和病虫伤害的胡萝卜为佳。

食用人群

宜食人群	脾胃气虚、贫血、营养不良、食欲缺乏、癌症、高血压、夜盲症、干眼症、皮肤粗糙者适宜食用
不宜人群	想要生孩子的女性不宜多食

这样吃更健康

1. 胡萝卜中所含的胡萝卜素是脂溶性物质，最好是油炒肉炖，以利于人体吸收。

2. 不要过量食用胡萝卜。大量摄入胡萝卜素，会使人体的皮肤变成橙黄色。

3. 如发现胡萝卜稍微发青，吃前应把它削掉，因为可能会略有苦味。

营养巧搭配

胡萝卜 + 紫菜　养心补肾

紫菜可化痰软坚、利咽止咳、养心除烦、利水除湿，缓解肾虚引起的耳鸣，与胡萝卜搭配食用，可起到养心补肾的作用。

最佳烹调方法

炒。

益肾食谱

炒三丁

材料 胡萝卜100克，猪肉、黄瓜各60克。

调料 葱、姜、花椒面、盐、植物油各适量。

做法

1. 将胡萝卜洗净，切成小丁。将猪肉洗净，切成小丁。将黄瓜洗净，切成小丁。
2. 将锅置火上，放入适量油。待油烧热后，下入胡萝卜丁、葱、姜、花椒面翻炒。待胡萝卜微黄时，放入猪肉丁继续翻炒。
3. 待肉熟后，加入黄瓜丁及盐，略炒片刻即可。

功效 补中益气，补虚生精，强身健体。

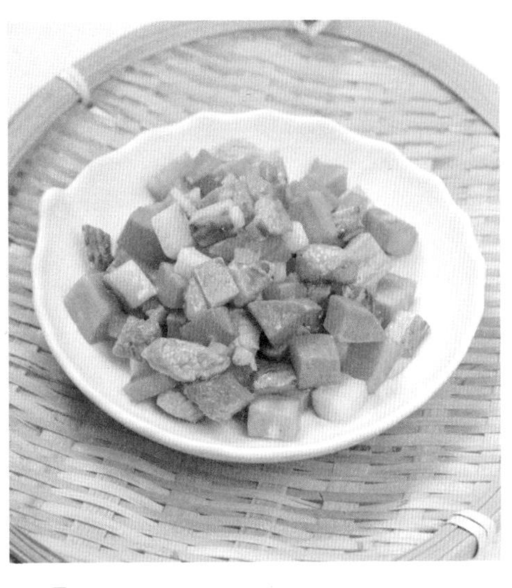

炒胡萝卜的时间不宜过长，以免破坏胡萝卜素。

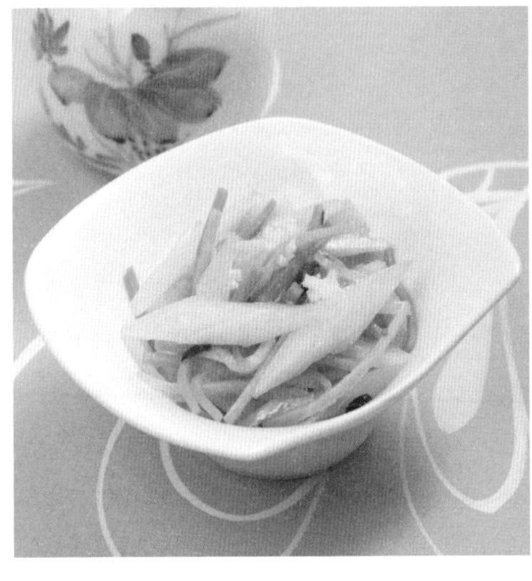

烹调小窍门 在制作胡萝卜的过程中，不要放醋，因为醋会破坏β-胡萝卜素，从而降低胡萝卜的营养价值。

胡萝卜拌芹菜

材料 芹菜200克，胡萝卜100克，冬笋50克，香菇20克。

调料 姜末、盐、香油各适量。

做法

1. 将芹菜洗净，放沸水中焯一下，捞出，在凉水中冲凉，捞出，切斜段，撒少许盐，拌匀。
2. 将胡萝卜洗净，切丝。将冬笋洗净，切丝。将香菇泡发，去柄，洗净，切丝。将胡萝卜丝、冬笋丝、香菇丝分别放沸水中焯透，捞出沥干。
3. 将芹菜段、胡萝卜丝、冬笋丝、香菇丝放入盘中，撒上姜末、盐、香油，拌匀即可。

功效 养肾护肾。

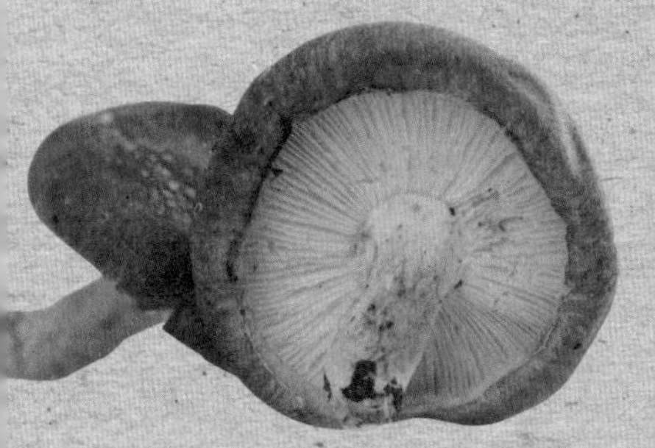

香菇

补肾健脾的山珍

性平，味甘；归肝、脾、胃经。
建议食用量：每次 50 克。

香菇，又名香蕈、香菌、冬菇等，味道独特鲜美，香气沁人，营养丰富，为食用菌中的佼佼者，享有“菌中皇后”的美称，为“山珍”之一。经科学测定，香菇的营养价值超过所有的蔬菜，是四季可食的美味佳肴，也是中外医疗保健界公认的“健康食品”之一，在美国被誉为“上帝食品”。

养肾功效

中医认为，香菇有补肝肾、健脾胃、益气血、益智安神、美容养颜的功效，经常食用能帮助肾脏保证新陈代谢正常，减少肾脏内多余水分的积存。

选购方法

1. 菇头如伞，菇伞顶上有似菊花一样的白色裂纹，色泽黄褐或黑褐，朵小，柄短而粗壮，质嫩肉厚，有芳香气味，即为质好的香菇。

2. 不要挑选特别大的鲜香菇，因为它们多是用激素催肥的。

食用人群

宜食人群	体质虚弱、贫血、高脂血症、高血压、动脉硬化、糖尿病、癌症、肾炎等患者适宜食用
不宜人群	脾胃寒湿气滞、皮肤瘙痒病、肾衰竭等患者不宜食用

这样吃更健康

鸡腿有良好的滋补功效，与香菇炖食，热量低，还能有效地补充优质蛋白质，对于肾虚引起的疲劳乏力、腰膝酸软、失眠等症，有很好的辅助调理效果。

营养巧搭配

香菇 + 黑豆　滋肝益肾，补血明目

黑豆有补血明目、清热解毒、滋养健血、补虚乌发的功能，与香菇搭配食用，不仅能起到很好的滋肝益肾、补血明目的功效，还能提高身体的免疫力。

最佳烹调方法

煲汤、炒。

益肾食谱

香菇豆腐汤

材料 干香菇 25 克、豆腐 400 克、油菜 100 克。

调料 盐、香油、葱花、植物油各适量。

做法

1. 将油菜洗净，掰成小朵。将豆腐洗净，切块。将干香菇泡发，洗净，切块待用。
2. 将炒锅置火上，倒植物油烧热，放入香菇块略炒，加入豆腐块、油菜和适量水同煮 5 分钟，再加盐调味，撒上葱花，淋入香油即可。

功效 温中补肾，清热解毒，强筋健骨。

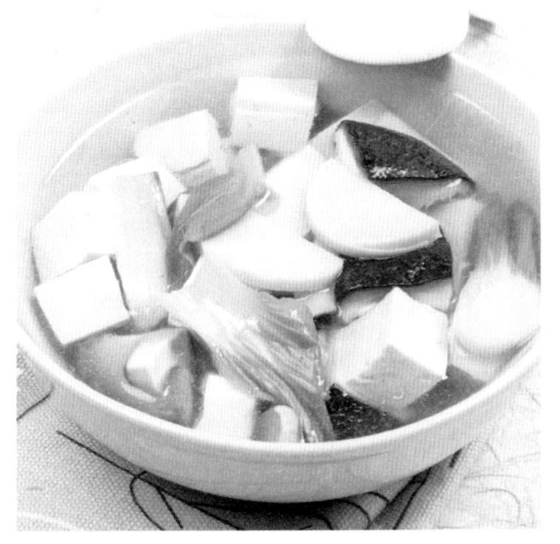

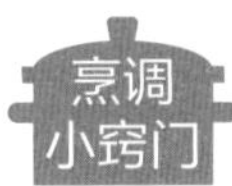

浸泡香菇不宜用冷水，而且不论是鲜品还是干品都不能长期浸泡，以免营养成分流失。

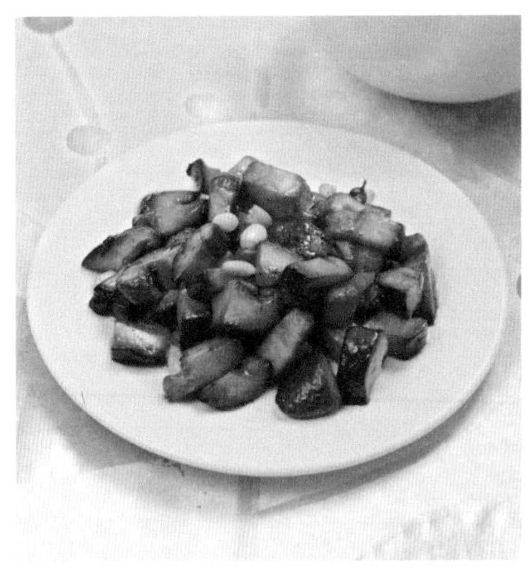

烹调小窍门 在泡发香菇时可以先用水把香菇洗净，最后把泡香菇的水倒入菜中，味道会更醇厚鲜美。

松仁香菇

材料 香菇 300 克，松仁 20 克。

调料 甜面酱 10 克，白糖 5 克，盐 2 克，香油 5 克。

做法

1. 将香菇浸泡，洗净，挤去水分，去蒂，待用。
2. 将炒锅置火上，倒油烧至五成热，放入香菇过油，捞出沥油。锅留底油，放入松仁用小火煎黄，捞出沥油。
3. 锅留底油，倒入甜面酱煸炒片刻，调入白糖、盐及香菇翻炒均匀，加适量清水改中火烧沸，放入松仁炒匀，收干汤汁，淋入香油即可。

功效 健脾开胃，补肾养血。

海带

利尿消肿的长寿菜

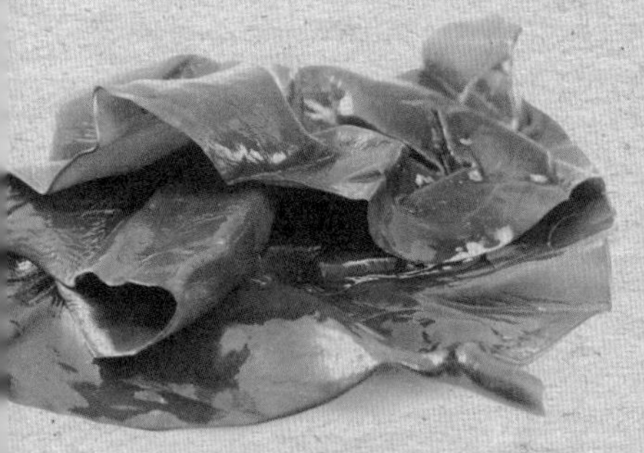

性寒，味咸；归肝、胃、肾经。
建议食用量：每天 60 ~ 80 克。

海带又名海草、昆布、江白菜等，形状像带子，最长可达7米，生长在浅海里。从其营养价值来看，海带是一种含碘量很高的保健长寿食物，素有“长寿菜”“海上之蔬”“含碘冠军”的美誉。海带与菠菜、油菜相比，除含维生素C外，其蛋白质、糖、钙、铁的含量均高出几倍至几十倍。

养肾功效

中医认为，海带有消痰软坚、泄热利水、止咳平喘、祛脂降压、散结抗癌等功效。海带中含有大量的甘露醇，甘露醇有利尿消肿的作用，可防治肾衰竭、老年性水肿等。

选购方法

1. 选择干海带时，以叶片较大，叶柄厚实、干燥、色浓黑褐或深绿、无杂物为佳。

2. 选择水发海带时，应选择整齐干净、无杂质和无异味的。

食用人群

宜食人群	甲状腺肿大、缺碘、癌症、冠心病、高血压、高脂血症、糖尿病、动脉硬化、骨质疏松者适宜食用
不宜人群	胃寒胃痛、甲亢者不宜食用

这样吃更健康

孕妇不可过量食用海带，一是海带有催生的作用，二是海带含碘量非常高，过多食用会影响到胎儿甲状腺的发育。

营养巧搭配

海带 + 银耳　润肺疏肝，健脾补肾

银耳性平，味甘淡，有滋阴清热、润肺止咳、养胃生津、益气和血、补肾强心、润燥清肠等功效，与海带搭配食用，能润肺疏肝、健脾补肾。

海带 + 绿豆　降压调脂

海带和绿豆都有降压、调脂的作用，两者一起食用，对心脑血管有益。

最佳烹调方法

炖、煲汤、凉拌。

益肾食谱

姜拌海带

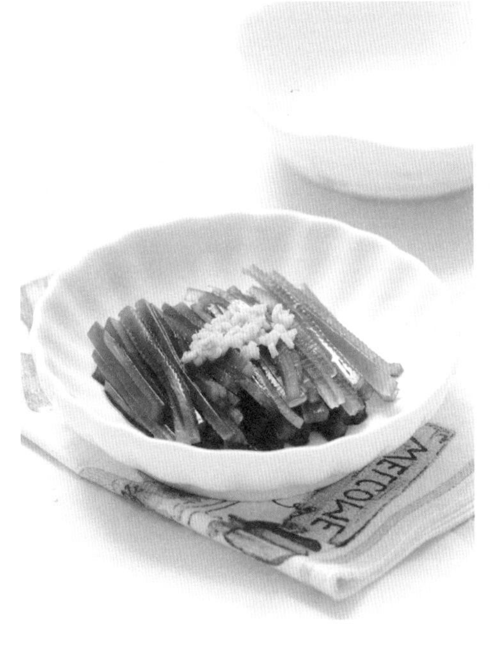

材料 泡发海带150克。

调料 蒜末、酱油、醋、姜末、香油各适量。

做法

1. 泡发海带用温水洗净，切成细丝。将蒜末、姜末、酱油、醋、香油制成调味汁。
2. 将海带放入沸水中焯透，捞出沥干水分，浇上调味汁拌匀即可。

功效 滋补肝肾，清火息风。

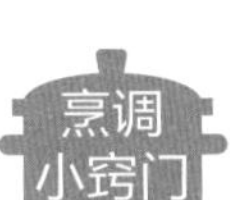

因为海带中含有毒物质——砷，所以烹制海带前应先用清水浸泡两三个小时，中间换一两次水。但浸泡不要超过6小时，以免水溶性的营养物质损失过多。

海带牡蛎汤

材料 水发海带300克、牡蛎50克。

调料 姜丝、葱段、醋、高汤、盐各适量。

做法

1. 将水发海带洗净，切成宽1厘米、长2厘米的片。将牡蛎洗净泥沙。
2. 在砂锅中放入海带、姜丝、葱段，加入高汤、少许醋烧沸，改小火将海带煲至熟烂，下入盐、牡蛎煮沸即可。

功效 滋阴养血，补肾益脑。

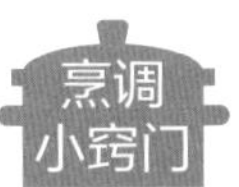

牡蛎不宜与海带一起下锅煮制，不然牡蛎会被煮老，吃起来口感不够鲜嫩。

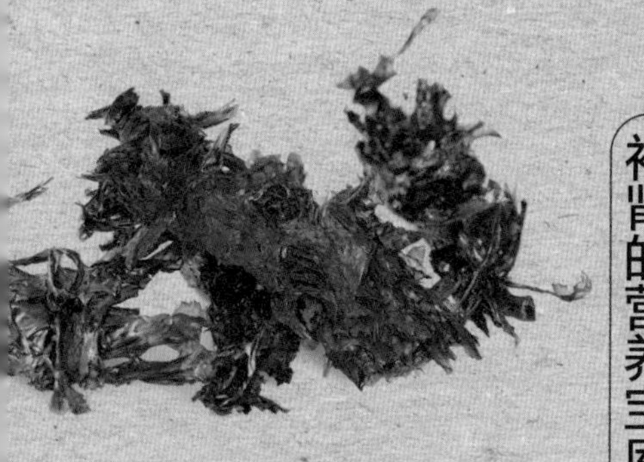

紫菜

补肾的营养宝库

性凉，味甘、咸；归肺、肝、胃、肾经。
建议食用量：每次15克。

紫菜是生长在浅海中的一种红藻类植物，这种紫色的海生植物虽属藻类，却可做菜吃，所以取名紫菜，被称为“海洋蔬菜”。我国食用紫菜已有1000年以上的历史，它历来被养生专家推崇。紫菜营养价值高，其蛋白质、铁、磷、钙、维生素B_2、胡萝卜素等含量居各种蔬菜之冠，故紫菜还有“营养宝库”的美称。

养肾功效

中医认为，紫菜具有化痰软坚、清热利水、除烦除湿、补肾养心的功效，适用于甲状腺肿、水肿、慢性支气管炎、咳嗽、淋病、脚气、高血压、肾虚引起的耳鸣等。

选购方法

选购时，以色泽紫红、无泥沙杂质、干燥的紫菜为佳，褪色、发红、受潮霉变的紫菜千万不能购买。

食用人群

宜食人群	水肿、脚气、咳嗽、肺病初期、甲状腺肿、慢性支气管炎、高血压、心血管病和各类肿块、增生的患者适宜食用
不宜人群	脾胃虚寒、腹胀、腹痛者不宜食用

这样吃更健康

1. 紫菜性寒，因此胃肠消化功能不好者应少食，否则易导致腹泻。

2. 身体虚弱者食用时，最好加些肉类来降低寒性。

营养巧搭配

紫菜＋青瓜　清热解暑，养肾养心

青瓜有除热、利水、解毒的功效，配以清热利水、补肾养心的紫菜，有清热解暑、养肾养心的作用。

紫菜＋白萝卜　清肺化痰

白萝卜有化痰止咳、顺气消食的效果，紫菜能清热化痰，两者一起食用，可以清肺热，并能辅助治疗咳嗽。

最佳烹调方法

煲汤。

益肾食谱

紫菜虾皮蛋花汤

材料 紫菜、虾皮各10克、鸡蛋1个。

调料 葱花、香油、盐、植物油各适量。

做法

1. 将紫菜洗净，撕碎，与虾皮放入碗中。鸡蛋磕入碗中打散搅匀。
2. 锅中加油烧热，加入葱花炝香，放适量水烧开，淋入鸡蛋液。
3. 待蛋花浮起时，加香油、盐调味起锅，倒入放紫菜和虾皮的碗中即可。

功效 滋阴养肾，润发生肌，降压抗癌。

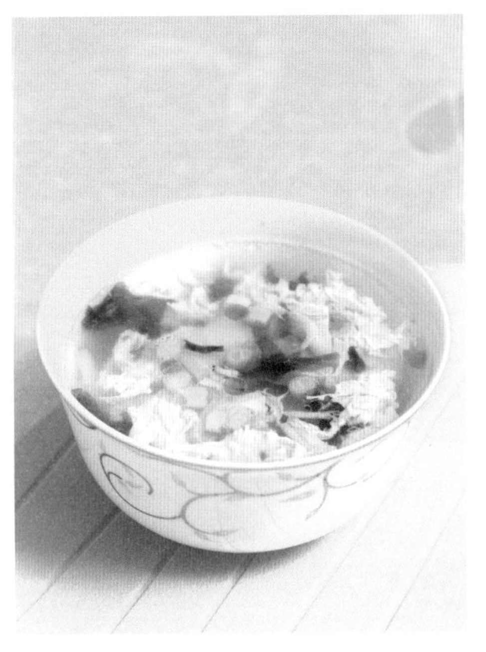

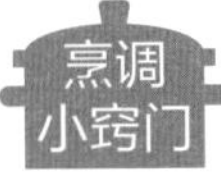

紫菜食用前最好用清水泡发，并换一两次水，以清除污染物。

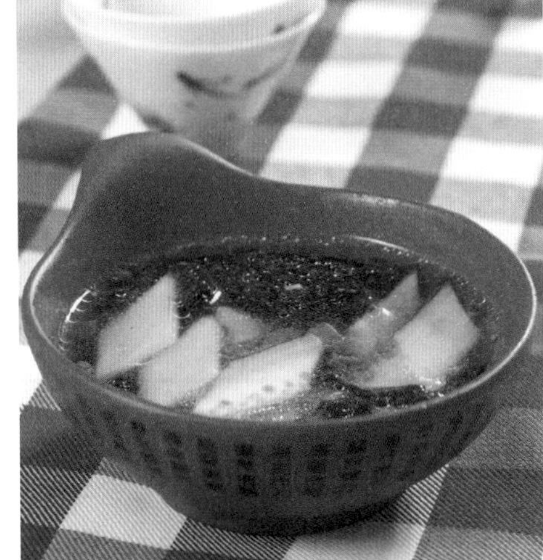

紫菜瓜片汤

材料 黄瓜350克，紫菜15克。

调料 生姜3片，盐、麻油各适量。

做法

1. 将黄瓜洗净，切为薄片。将紫菜用水泡软。
2. 将锅置火上，加入适量清水，放入姜片，大火煮沸后，下入黄瓜片和紫菜，略煮片刻，调入盐和麻油即可。

功效 清热解暑、养肾养心。

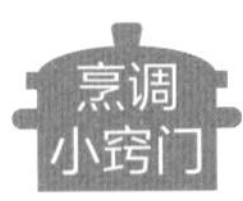

紫菜煮久口感过于软烂，因此煲半小时已足够。

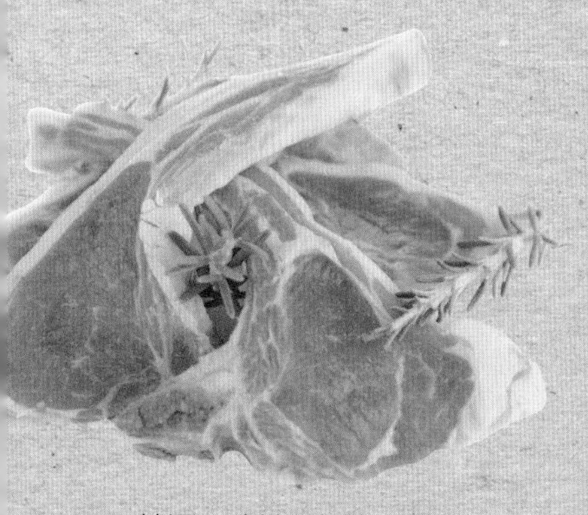

羊肉

补阳的佳品

人们常说："要想长寿，常吃羊肉。"羊肉是人们食用的主要肉类之一，有山羊肉、绵羊肉、野羊肉之分。古时称羊肉为羖肉、羝肉、羯肉。羊肉肉质与牛肉相似，但肉味较浓；羊肉比猪肉的肉质要细嫩，比猪肉和牛肉的脂肪、胆固醇含量少。羊肉最适宜于冬季食用，故被称为冬令补品。

性温，味甘；归脾、肾经。
建议食用量：每天 150 克。

养肾功效

中医认为，羊肉有补肾助阳、暖中祛寒、温补气血、开胃健脾的功效。

选购方法

选购时，以挑选肉质鲜红而且均匀有光泽，肉细而紧密，有弹性，外表略干，不粘手，脂肪呈白色或微黄色，气味新鲜的羊肉为佳。

食用人群

宜食人群	体质虚弱、肾阳不足、腰膝酸软、腹中冷痛、虚劳不足者适量食用
不宜人群	有发热、牙痛、口舌生疮、咳吐黄痰等上火症状者不宜食用

这样吃更健康

秋冬进补时可多吃羊肉。寒冬常吃羊肉可益气补虚，促进血液循环，增强御寒能力。

营养巧搭配

羊肉 + 生姜　温阳祛寒

羊肉可补气血和温肾阳，生姜有止痛、祛风湿等作用。二者同食，生姜既能去腥膻等滋味，又能有助羊肉温阳祛寒。

羊肉 + 白菜、油菜、白萝卜

有助于羊肉更好地发挥其补益的功效，而且还能消除羊肉的燥热之性。

最佳烹调方法

涮、炖、红烧。

益肾食谱

白萝卜羊肉蒸饺

材料 面粉 500 克，白萝卜 200 克，羊肉 250 克。

调料 葱末 10 克，花椒水 50 克，盐、生抽各 6 克，胡椒粉、香油各适量。

做法

1. 将白萝卜洗净，擦丝，用开水烫过，过冷水后，挤去水分，加生抽拌匀。
2. 将羊肉洗净剁泥，加生抽、花椒水、盐、胡椒粉，搅拌成糊，加白萝卜丝、葱末、香油拌匀，制成馅料。
3. 面粉加适量热水搅匀，揉成烫面面团。
4. 取烫面面团搓条，切成小面团，将小面团擀成饺子皮。
5. 取饺子皮，包入馅料，捏成饺子生坯。
6. 饺子生坯放沸水蒸笼中蒸熟即可。

功效 补肾壮阳，对畏寒肢冷有帮助。

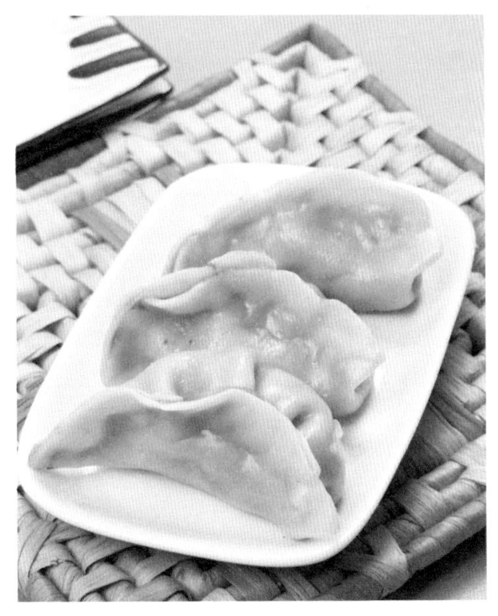

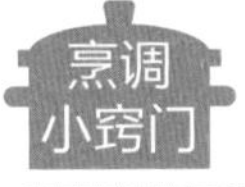

羊肉会有膻味，在其中加点花椒水、胡椒粉有去膻味作用。

葱爆羊肉

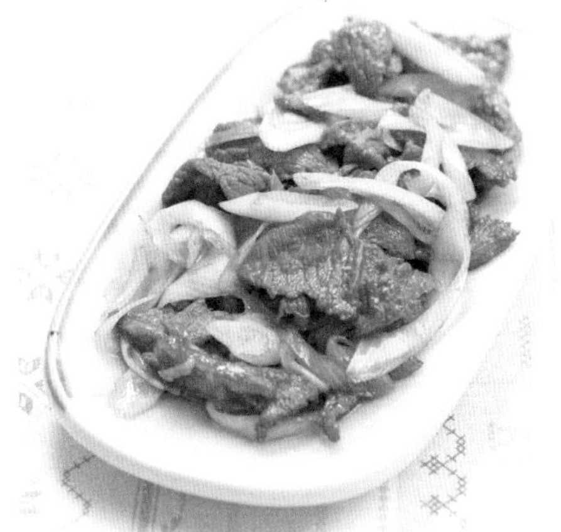

烹调小窍门 大葱必须要炒透，否则葱的香味不能完全散发出来。

材料 羊腿肉 300 克，大葱 100 克。

调料 姜丝、蒜片各 5 克，酱油、料酒各 10 克，盐 3 克，花椒粉、香油各少许，植物油适量。

做法

1. 将羊腿肉洗净，切片，加酱油、料酒、盐、花椒粉拌匀。大葱洗净，切段待用。
2. 将炒锅置火上，倒植物油烧热，放入姜丝、蒜片煸炒，放入羊肉片，大火爆炒，待羊肉变色，放入葱段炒至肉熟，淋香油即可。

功效 有益气补虚、温中暖下、补肾壮阳、生肌健力、抵御风寒之功效。

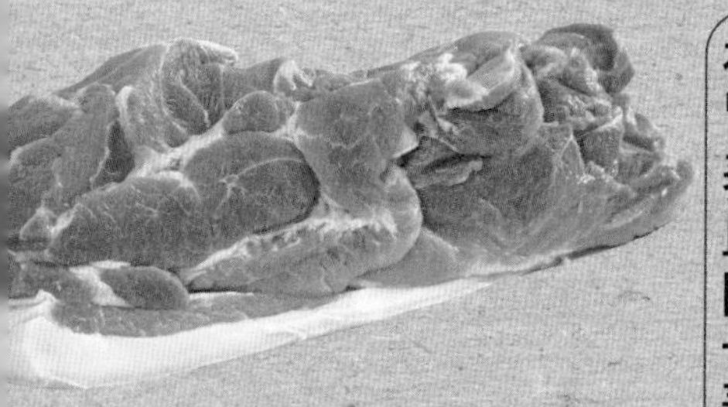

猪肉 补肾养血的长寿药

性平，味甘、咸；归脾、胃、肾经。
建议食用量：每天 80 ~ 100 克。

猪肉可以说是目前人们餐桌上重要的动物性食品之一。猪肉纤维较为细软，结缔组织较少，肌肉组织中含有较多的肌间脂肪，经过烹调后，肉味特别鲜美。猪肉经长时间炖煮后，脂肪会减少 30% ~ 50%，不饱和脂肪酸增加，而胆固醇含量会大大降低。因此，有人说猪肉如果调煮得宜，便可成为“长寿之药”。

养肾功效

中医认为，猪肉有滋阴润燥、补肾养血、益气消肿等功效，适用于热病伤津、肺燥咳嗽、干咳少痰、咽喉干痛、大便秘结、羸瘦体弱等症。

选购方法

1. 新鲜猪肉肌肉有光泽，红色均匀，脂肪洁白；肉的表面微干或湿润，不粘手；弹性好，指压后的痕迹立即消失；嗅之有鲜猪肉的正常气味。

2. 买猪肉时，可先拔一根或数根猪毛，如果毛根发红，则为病猪肉。

食用人群

宜食人群	慢性营养不良、软骨病、肝病、产后乳少者适宜食用
不宜人群	风寒、脾虚滑泻以及疾病初愈者不宜食用

这样吃更健康

猪肉含脂肪较高，特别是胆固醇含量较高，因此，动脉硬化、冠心病、高血压和肝、胃病患者及老年人应少食。国外科学家也认为多食猪肉有害容颜，催人变老。

营养巧搭配

猪肉 + 黑豆　补肾健脾

黑豆可祛风除热、调中下气、解毒利尿，与猪肉搭配煮汤，有补肾、利尿、健脾等作用。

猪肉 + 豌豆苗　利尿消肿，助消化

可以起到利尿消肿、止泻止痛、帮助胃肠消化等作用。

最佳烹调方法

煮、红烧、炒。

益肾食谱

里脊肉炒芦笋

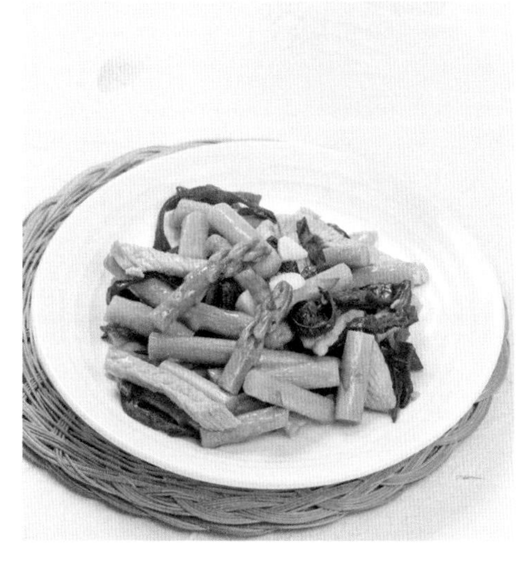

材料 猪里脊肉150克，芦笋3根，水发黑木耳50克。

调料 盐3克，水淀粉10克，蒜片5克，胡椒粉少许，植物油适量。

做法

1. 将水发黑木耳洗干净，捞起后沥干，切丝。将猪里脊肉切成细条状。将芦笋洗净，切成约3厘米长的小段。
2. 将锅预热，加入植物油，先把蒜片爆香，再放入里脊肉、芦笋和黑木耳翻炒均匀，加入盐和胡椒粉调味，用水淀粉勾芡即可。

功效 补虚强身，滋阴润燥。

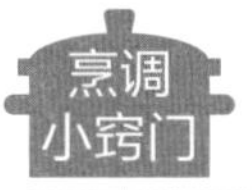

如果买来的芦笋比较老，可以将外面的老皮剥掉，食用里面的嫩肉。

土豆烧肉

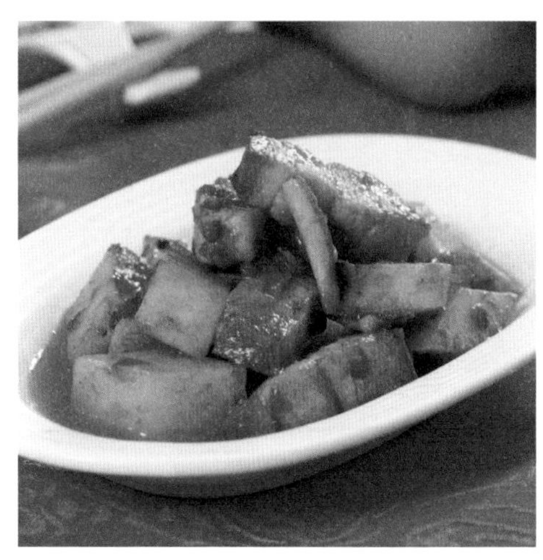

材料 土豆300克，猪五花肉200克。

调料 豆瓣酱15克，葱段、姜丝各5克，盐3克，料酒10克，白糖5克，香油4克，大料少许，植物油适量。

做法

1. 将五花肉洗净，切块。将土豆洗净，去皮，切块待用。
2. 炒锅上火，倒油烧至四成热，放入葱段、姜丝、大料、猪肉块煸炒至肉变色，加入料酒、豆瓣酱炒出香味。
3. 加入盐、白糖以及适量清水，转中火烧30分钟，最后加入土豆块，小火烧至土豆变软，调入香油即可。

功效 益肾滋阴，补血润燥。

烹调小窍门

猪肉上常常会沾一些脏物，如果只单纯地用清水洗，很难洗净。但若能用淘米水浸泡数分钟再洗，脏物很快就可以洗净。

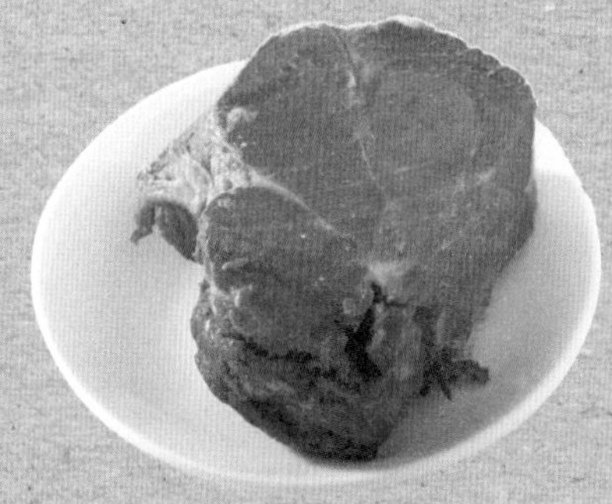

性平，味甘、酸；归心、肝经。
建议食用量：每天 80 ~ 100 克。

驴肉

地上绝妙的补肾肉

俗话说："天上龙肉，地上驴肉。"驴肉味道鲜美，口感细腻，是一种高蛋白、低脂肪、低胆固醇的肉，有名的补血药品"阿胶"就是驴皮熬制而成的。从营养学的角度看，驴肉比牛肉、猪肉口感好、营养高。驴肉中氨基酸构成十分全面，而且不饱和脂肪酸的含量，尤其是亚油酸、亚麻酸的含量远远高于猪肉、牛肉。

养肾功效

中医认为，驴肉有补益气血、滋补肝肾、安神去烦的功效，可以改善由肝肾不足引起的腰膝酸软、阳痿不举等症状。

选购方法

因为驴肉容易含有致病微生物，国家规定市场禁止出售鲜驴肉，故市面上多是用袋包装的驴肉，新鲜驴肉很少。所以我们在选购驴肉时，最好选购带包装而且是近期生产的产品。此外，应选购弹性好的产品，这样的产品通常会肉多，口味好。

食用人群

宜食人群	身体瘦弱、气血亏虚、短气乏力、食欲缺乏、阴血不足、失眠多梦、功能失调性子宫出血和出血性紫癜者适宜食用
不宜人群	脾胃虚寒，有慢性肠炎、腹泻、宿疾者不宜食用

这样吃更健康

凡皮肤过敏、内热太甚的人不宜多吃驴肉。

营养巧搭配

驴肉 + 甲鱼　滋肝补肾

驴肉和甲鱼都是滋补肝肾的佳品，二者搭配制汤食用，滋补肝肾，滋阴凉血。

驴肉 + 香菇　益气和血，滋补肾虚

驴肉可补益气血、滋补肝肾；香菇可补肝肾、健脾胃。两者一起食用，可补气血、益肾虚。

最佳烹调方法

煮、炒、酱。

益肾食谱

阿胶驴肉粥

材料 驴肉60克，大米50克，阿胶10克。

调料 淀粉、酱油、料酒、花椒粉、盐各适量。

做法

1. 将驴肉洗净，切丝，拌入淀粉、酱油、料酒、花椒粉，备用。
2. 将大米淘洗干净，放入锅中，加适量水煮粥。
3. 待水沸后放入驴肉、阿胶，煮至粥熟，调入盐，再煮一两分钟即成。

功效 补虚益损、补精益血，适用于遗精、手足心热等症。

制作驴肉时，可用少量苏打水调和，这样能去除驴肉的腥味。

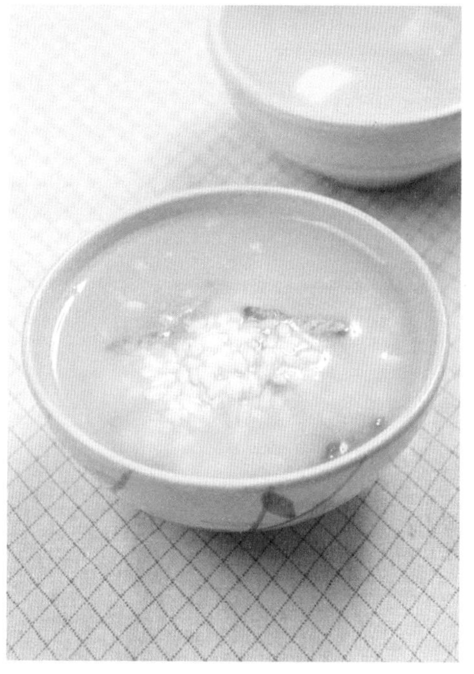

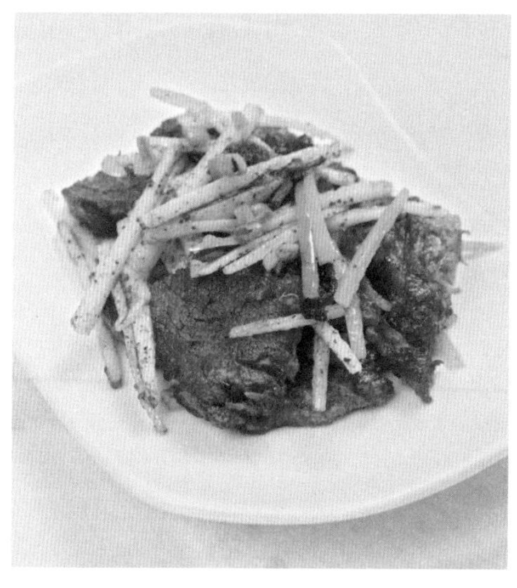

香菇山药炒驴肉

材料 驴肉150克，香菇、山药各50克，青椒丝少许。

调料 胡椒粉、葱、姜、淀粉、酱油、料酒、麻油、盐、植物油各适量。

做法

1. 将驴肉切片，用淀粉、酱油、料酒拌匀。将香菇洗净，切丝。将山药去皮，洗净，切丝。
2. 将锅置火上，倒入适量植物油，烧至七八成热时，放入葱、姜，爆香后放入驴肉，待驴肉炒至变色，下山药、香菇丝以及适量胡椒粉、青椒丝炒至熟后，淋上麻油，调入盐即可。

功效 益气和血、降脂祛腻。

制作驴肉时，可配些蒜汁、姜末，既能杀菌，又可除腥味。

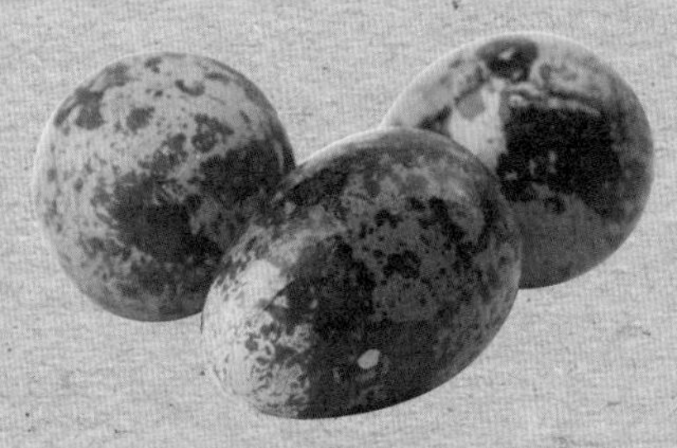

性平，味甘；归脾、肝、肾经。
建议食用量：每天吃 6 个左右

鹌鹑蛋

禽蛋中的人参

鹌鹑蛋又名鹑鸟蛋、鹌鹑卵。鹌鹑蛋，味道鲜美，营养丰富。鹌鹑蛋是一种很好的滋补品，在营养上有独特之处，故有“卵中佳品”“动物中的人参”之称。鹌鹑蛋近圆形，个体很小，一般只有 5 克左右。鹌鹑蛋的营养价值不亚于鸡蛋，有较好的护肤、美肤作用。

养肾功效

鹌鹑蛋具有益气补肾的功效，适用于气虚乏力、肾虚腰酸、遗精、头晕眼花、心悸失眠等症。

选购方法

鹌鹑蛋的外壳为灰白色，还有红褐色的和紫褐色的斑纹，优质的鹌鹑蛋色泽鲜艳、壳硬，蛋黄呈深黄色，蛋白黏稠。

食用人群

宜食人群	适合体质虚弱、营养不良、气血不足者和少年儿童生长发育期食用，肺气虚弱所致的支气管哮喘、肺结核、神经衰弱者也宜食，胃气不足的胃病患者宜食
不宜人群	脑血管病、三高人群不宜多吃

这样吃更健康

鹌鹑蛋中的卵磷脂含量高于鸡蛋，所以孕妈妈及正在成长发育的孩子可以适量多吃。

营养巧搭配

银耳 + 鹌鹑蛋　补益脾胃

银耳与鹌鹑蛋同食，能使强精补肾、益气养血、健脑强身之效更显著，对贫血、妇婴营养不良、神经衰弱、气管炎、血管硬化、心脏病 、代谢障碍等病人，均有补益作用。

西蓝花 + 鹌鹑蛋　改善体虚

鹌鹑蛋可补肾虚，西蓝花补虚健脑。两者搭配炒食，对体虚、记忆力不好有不错的调理效果。

最佳烹调方法

蒸、煮。

益肾食谱

银杏雪耳炖鹌鹑蛋

材料 银耳20克，银杏3克，金橘10克，枸杞子3克，熟鹌鹑蛋100克。

调料 盐、南瓜汁、柠檬汁各适量。

做法

1. 将银耳用清水泡发，择洗干净，撕成小朵，放入碗中，加适量水，送入烧沸的蒸锅蒸至软烂。将银杏洗净，入沸水中焯透，捞出。将金橘、枸杞子洗净。将熟鹌鹑蛋去壳。
2. 将锅置火上，倒入适量清水烧沸，放入南瓜汁、银耳、银杏、金橘和枸杞子，用盐和柠檬汁调味，小火煮10～15分钟，加鹌鹑蛋煮沸即可。

功效 三者同食，能强精补肾、益气养血，健脑强身。

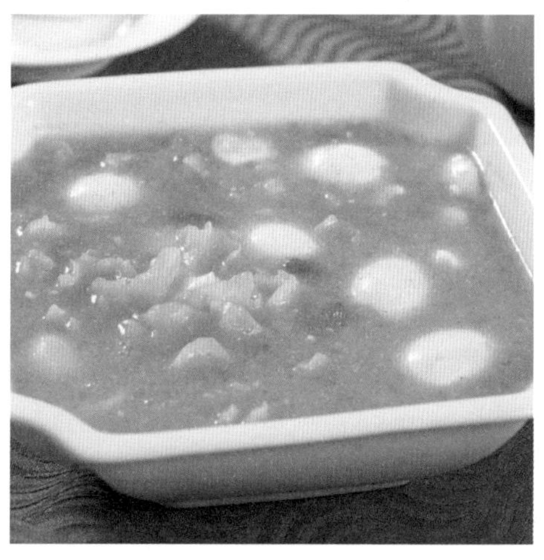

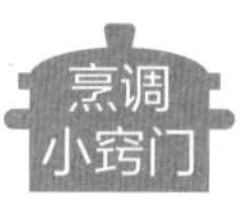

煮鹌鹑蛋时在起锅后要马上把蛋捞到冷水里再泡一会儿，这样可以防止余热把蛋变老，同时非常容易去壳。

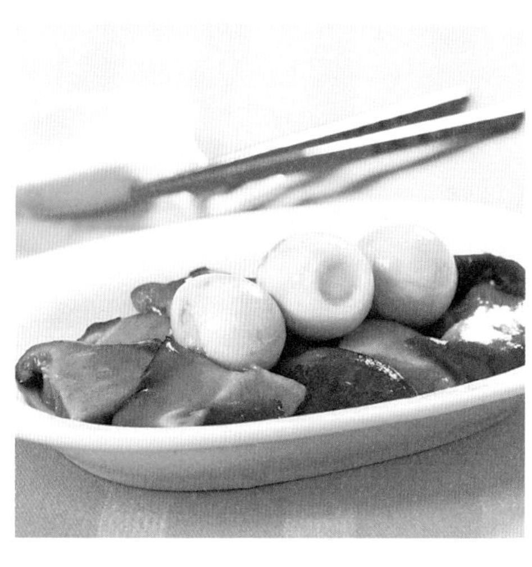

烹调小窍门

浸泡香菇的水最好不要倒掉，因为里面溶解了很多香菇的营养物质，可以将其倒入锅中烧煮，味道会更鲜美。

香菇烧鹌鹑蛋

材料 水发香菇250克、鹌鹑蛋10个。

调料 酱油、水淀粉、料酒、鲜汤、姜粉、香油、植物油各适量。

做法

1. 将香菇洗净，切四半，在开水中焯熟。将鹌鹑蛋煮熟，取出过凉开水，剥去壳，加适量酱油腌好，放入油锅中炸至橘红色，捞出控油。
2. 锅置火上，倒入鲜汤、鹌鹑蛋、酱油、料酒、姜粉、香菇片烧开，改小火烧入味，用中火收汁，水淀粉勾芡，淋上香油炒匀即可。

功效 香菇中含有一种一般蔬菜缺乏的麦甾醇，它可转化为维生素D，促进人体内钙的吸收。

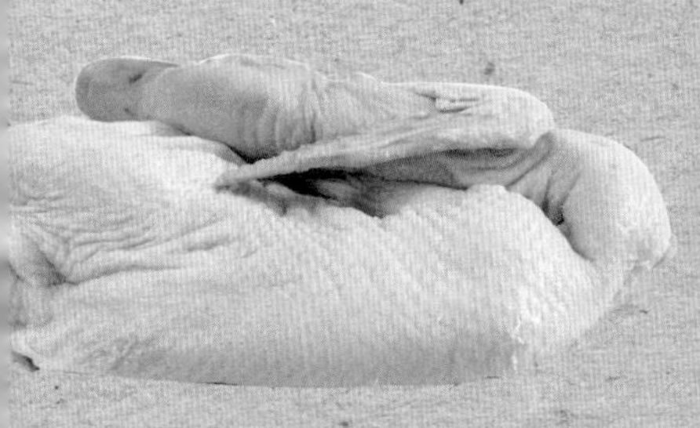

鸭肉

补虚劳的圣药

鸭，又名家凫，别称“扁嘴娘”。鸭肉味道鲜美，富含营养，与鸡肉并称为餐桌上的上乘佳肴。鸭肉也是人们进补的优良食品，鸭肉蛋白质含量为 16% ~ 20%，比畜肉含量高，脂肪含量适中且分布较均匀。

性寒，味甘、咸；归脾、胃、肺及肾经。
建议食用量：每天 150 克。

养肾功效

鸭肉是一种滋阴清补食品，有大补虚劳、滋五脏之阴、清虚劳之热、补血行水、养胃生津等作用。

选购方法

选购鸭肉时，以肉质光滑平整且饱满、鸭嘴部分呈现均匀鹅黄色、按压有弹性感觉的为佳。

食用人群

宜食人群	营养不良、食欲缺乏、水肿、产后病后体虚、体内有热、大便干燥、肝硬化腹水、肺结核、慢性肾炎水肿者适宜食用
不宜人群	素体虚寒者，受凉引起的不思饮食、胃部冷痛者，腹泻清稀、腰痛及寒性痛经者不宜食用

这样吃更健康

由于鸭肉偏凉性，因此，食用鸭肉的最佳季节是夏季。

营养巧搭配

鸭肉 + 蚌肉　滋阴补肾

蚌肉可滋阴、清热、除烦，与鸭肉搭配食用，有滋阴补肾、行水除烦之功效。

鸭肉 + 红豆　消肿利尿

红豆有生津利尿、消肿除寒的作用，搭配鸭肉，能起到退热消肿、解毒利尿的效果。

最佳烹调方法

煮、炒、炖。

益肾食谱

蒜薹鸭丝

材料 鸭肉 300 克、蒜薹 100 克。

调料 盐、白糖、料酒、植物油、香油各适量。

做法

1. 将蒜薹洗净，切段。
2. 将鸭肉洗净，汆烫，捞出，沥干水分，切丝。
3. 锅内倒油烧热，下鸭丝翻炒，再加蒜薹段，调入盐、白糖、料酒，翻炒均匀，淋上香油即可。

功效 润肺补肾，强筋健骨。

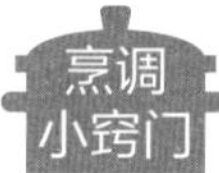

烹调小窍门 蒜薹不宜烹制得过烂，以免破坏其所含有的辣素，使杀菌作用降低。

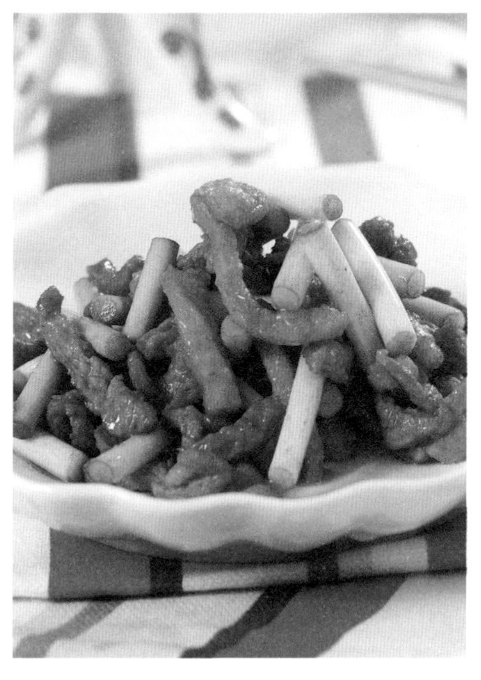

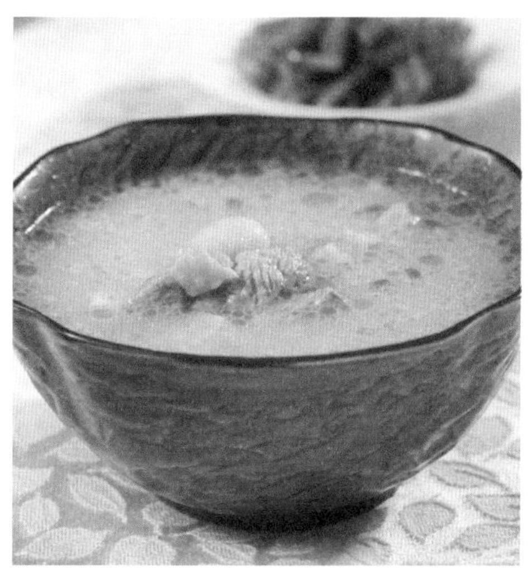

银杏炖仔鸭

材料 净仔鸭半只、鸡胸肉 100 克，银杏、枸杞子各少许。

调料 葱末、姜末、高汤、料酒、盐、胡椒粉各适量。

做法

1. 将鸡胸肉洗净，剁成蓉，加葱末、姜末和料酒搅拌均匀。将仔鸭剁块，洗净，放入加了料酒的沸水中焯去血水，捞出。将银杏和枸杞子洗净。
2. 在砂锅内加入适量高汤置火上，烧开后放入鸡蓉煮至凝结，捞出鸡蓉，用细纱网过滤一遍锅内的汤汁，做成清汤。
3. 将鸭块放入干净的砂锅内，放入银杏、枸杞子、盐和胡椒粉，倒入清汤，送入烧开的蒸锅隔水炖 40 分钟即可。

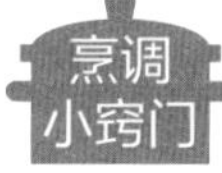

烹调小窍门 要选小一些的仔鸭，口感嫩，易炖熟。

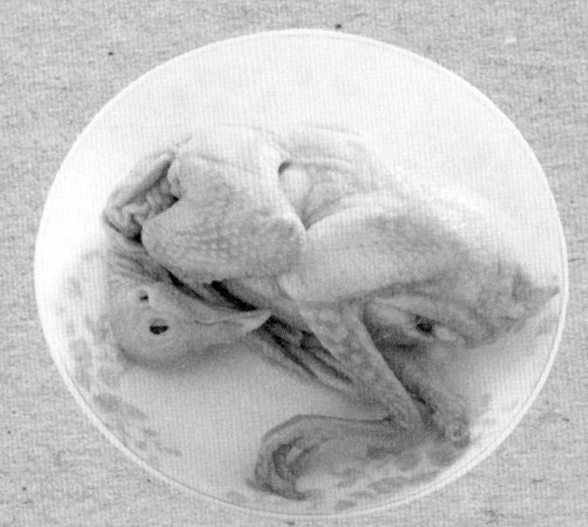

性平，味咸；归肝、肾经。
建议食用量：每天 80～100 克。

鸽肉

扶助阳气的甜血动物

鸽子又名白凤，肉味鲜美，营养丰富，俗话说“一鸽胜九鸡”，可见其营养价值比鸡肉还要高。鸽肉为高蛋白、低脂肪食品，蛋白含量超过兔、牛、猪、羊、鸡、鸭、鹅等肉类，而脂肪含量仅为 0.3%，低于其他肉类。民间称鸽子为“甜血动物”，是贫血之人的理想营养食品。

养肾功效

中医认为，鸽肉有补肝壮肾、益气补血、清热解毒、生津止渴等功效。

选购方法

选购鸽肉时，以无鸽痘，皮肤无红色充血痕迹，表皮和肌肉切面有光泽，肌肉有弹性，经指压后凹陷部位立即恢复原位，无异味者为佳。

食用人群

宜食人群	头晕、头发早白、神经衰弱、记忆力减弱、贫血、冠心病、高血压、高脂血症、动脉硬化、妇女血虚经闭、男子不育、精子活动力减退、睾丸萎缩、阴囊湿疹瘙痒等患者适宜食用
不宜人群	孕妇不宜食用鸽肉；先兆流产、尿毒症、发热、热病初愈、肥胖等患者不宜多食鸽肉

这样吃更健康

1. 未经煮熟的鸽肉不能食用。

2. 鸽肉容易变质，购买后要马上放进冰箱。如果一时吃不完，最好将剩下的鸽肉煮熟保存。

营养巧搭配

鸽肉 + 山药　补益肝肾

山药有补肾涩精、补脾养胃、生津益肺的功效，与鸽肉搭配食用，可健脾益气、开胃增食、补益肝肾。

最佳烹调方法

清蒸、煲汤。

益肾食谱

清蒸乳鸽

材料 乳鸽 1 只，干香菇适量。

调料 葱、姜、盐、熟猪油各适量。

做法

1. 将香菇泡水半小时。葱切段。姜切丝。
2. 将乳鸽宰杀，清理干净，均匀地抹上盐，放入汤碗中。
3. 放入葱段、姜丝、香菇和熟猪油，加适量水。
4. 将汤碗放入蒸笼，急火蒸 15 ~ 20 分钟，拣去葱姜，调入盐即可。

功效 补肾强身，美容养颜。

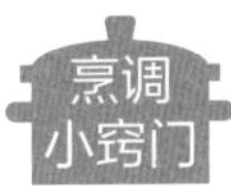

汤碗应用皮纸包严，这样能保持原汁原味，鸽肉口感更美。

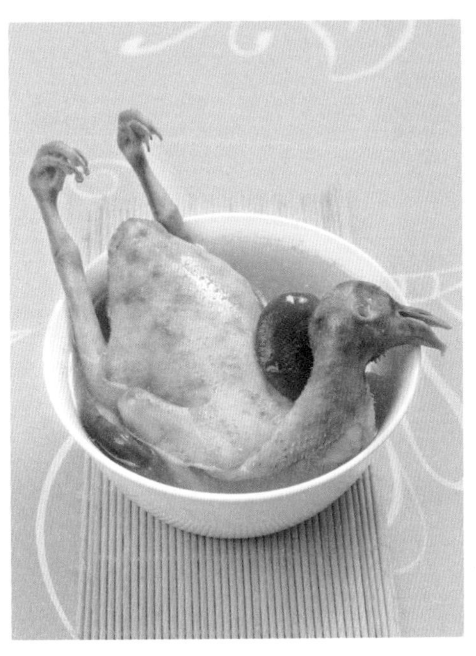

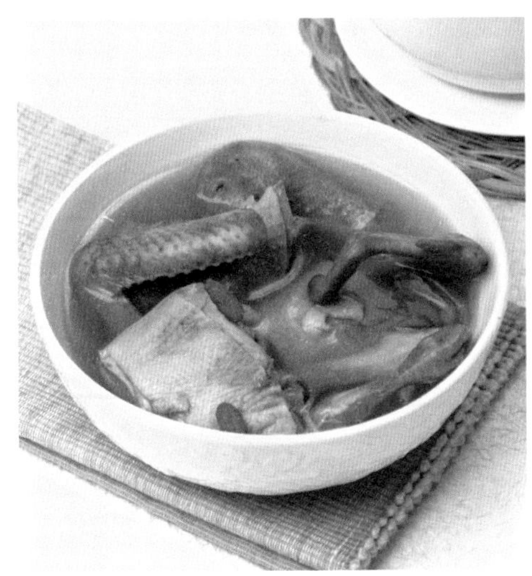

枸杞子乳鸽汤

材料 乳鸽 500 克，枸杞子 30 克。

调料 盐、料酒、葱段、姜片、胡椒粉、香油各适量。

做法

1. 将乳鸽去净毛及内脏，剁成块，入沸水焯去血沫。将枸杞子放入碗中，加温水泡 30 分钟，泡软后沥干水分。
2. 将乳鸽块、枸杞子、料酒、葱段、姜片一起放入大碗内，加入适量水，上笼蒸两小时，将胡椒粉、盐加入汤中，淋上香油即可。

功效 滋肾祛风，健脾养胃，补气养血。

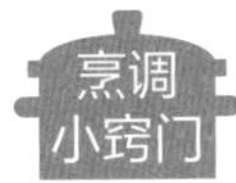

外伤和手术病人吃鸽子肉时，一定要吃炖鸽肉，并且不能加除盐外的任何佐料。

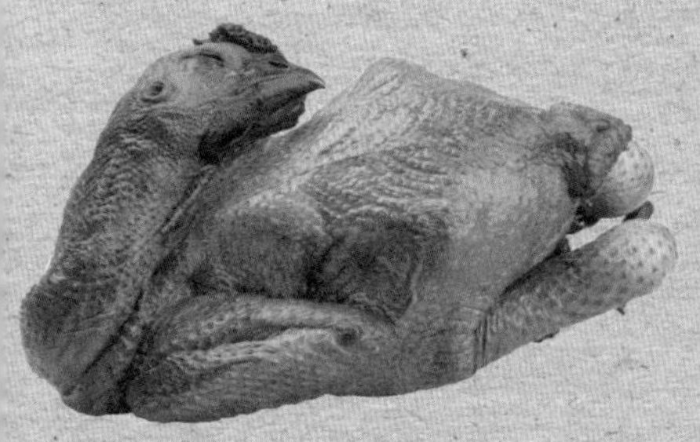

乌鸡

补肝益肾的黑心宝贝

乌鸡又称乌骨鸡、武山鸡，不仅喙、眼、脚是乌黑的，而且皮肤、肌肉、骨头和大部分内脏也都是乌黑的，因此被人们称为是“黑了心的宝贝”。从营养价值上看，乌鸡的营养远远高于普通鸡，吃起来的口感也非常细嫩。

性平，味甘；归肝、脾、肾经。
建议食用量：每天150克。

养肾功效

乌鸡有补肝益肾、益气补血、滋阴清热、健脾止泻的作用。

选购方法

选购乌鸡时，可观察鸡肉下方有无渗出血水，以血水较少的为佳，新鲜度较好。还可观察同样大小鸡肉的毛孔，粗大些的为佳，这表示鸡肉成熟度足，运动量够。

食用人群

宜食人群	体虚血亏、肝肾不足、脾胃不健的人适宜食用
不宜人群	心脑血管病、肝阳上亢、高血压、高脂血症、头晕、头痛等患者，应少食或忌食为宜

这样吃更健康

炖煮乌鸡时，最好不要用高压锅，使用砂锅小火慢炖最好，这样可使其所含的营养物质充分释放出来，有利于人体充分吸收和利用。

营养巧搭配

乌鸡＋大米　养阴补中

大米味甘，性平，有补中益气、益精强志、和五脏、通血脉等功效，与乌鸡搭配食用，可养阴、退热、补中，适用于阴虚瘦弱、消渴烦热、赤白带下等症。

最佳烹调方法

煲汤、炒。

益肾食谱

山药乌鸡汤

材料 乌鸡1只，明参、当归、黄芪、党参、莲子、山药、百合、薏苡仁、红枣、枸杞子各适量。

调料 盐适量。

做法

1. 将乌鸡清理干净，用沸水焯烫，捞起。其他配料全部洗净。
2. 在炖锅中放入乌鸡，加入适量清水大火煮沸，放入明参、当归、黄芪、党参、莲子炖煮，煮沸后打去浮沫，加盖改小火煲30分钟，放入山药、百合、薏苡仁，加盖继续煲1小时。
3. 加入适量盐，再加入红枣、枸杞子，加盖再煲10分钟，煲至乌鸡软烂即可。

功效 有补中止痛、滋补肝肾、益气补血等功效。

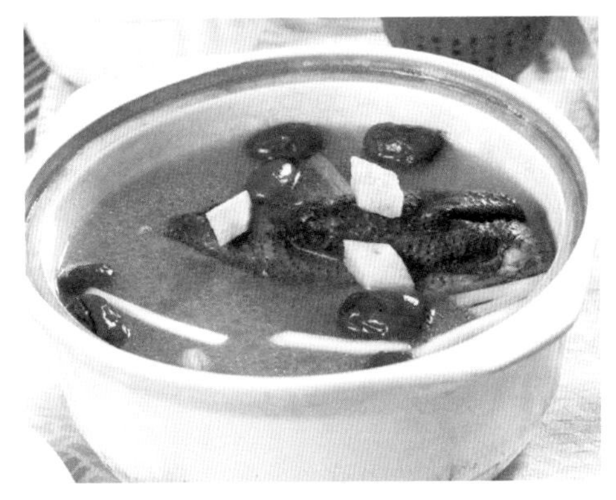

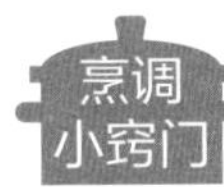

乌鸡事先焯一下是为了去除血沫，让汤质更清澈，如果嫌麻烦，放入砂锅里直接用冷水炖也行，等煮开了用勺子也能去除血沫，但是水量要稍微多加一些。鸡汤一定要事先加好足量的水，中途加水口味会大打折扣。

乌鸡菇杞汤

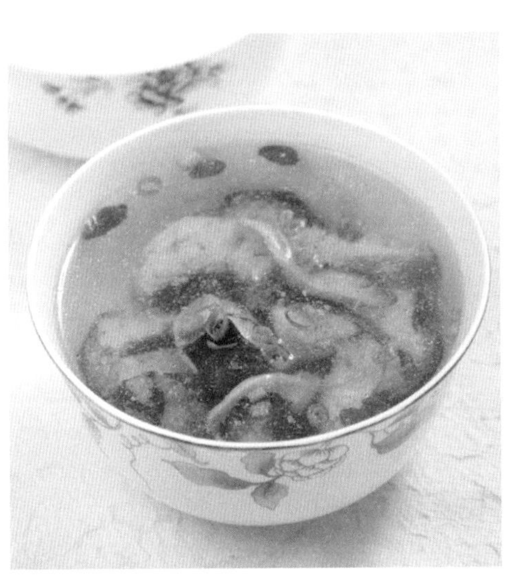

材料 乌鸡肉800克，平菇200克，枸杞子1勺。

调料 姜1块，小葱、盐、胡椒粉各适量。

做法

1. 将乌鸡肉洗净，切块。将平菇洗净，撕成细条。
2. 将锅置火上，加入适量水，放入乌鸡肉块、姜，大火煮开，加入平菇，再次煮开后，转小火煲煮40分钟左右。
3. 加入枸杞子，大火煮10分钟，调入小葱、盐、胡椒粉即可。

功效 补气强精，滋补肝肾，抗衰老，暖身体。

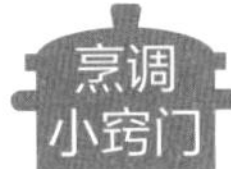

煮乌鸡汤时，不可煮太久，煮太久没有营养价值，一般开锅后小火煮40分钟就可以了。

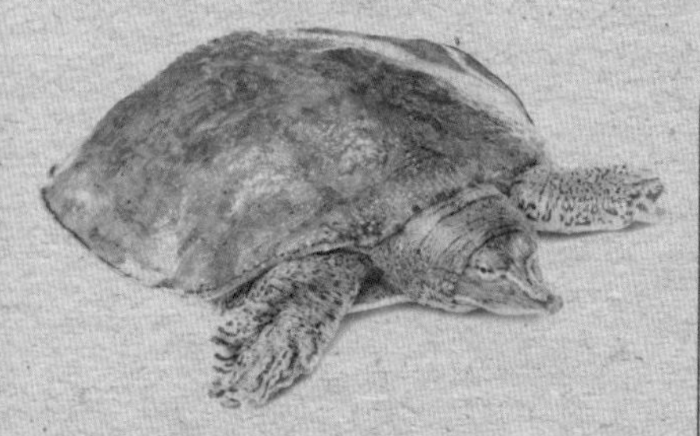

甲鱼

滋阴补肾的五味肉

性平，味甘；归肝经。
建议食用量：每天 100 ~ 150 克。

甲鱼又名鳖、水鱼、团鱼、王八等，营养价值很高，细嫩鲜美，香醇肥厚，以裙边最可口，是一种名贵而又大众化的水产食品。甲鱼既是餐桌上的美味佳肴，也是一种不可多得的入药之材，无论是身体虚弱还是久病初愈之人，但凡是气虚兼有阴虚或疲乏无力的，都可以经常少量食用甲鱼肉进行调理。

养肾功效

中医认为，甲鱼有滋阴凉血、补益调中、补肾健骨、散结消痞等作用。

选购方法

1. 将甲鱼的肚子朝上，让它自己翻身，能立刻翻过来的是比较健康鲜活的。

2. 外形完整，无伤无病，肌肉肥厚，腹甲有光泽，背胛肋骨模糊，裙厚而上翘，四腿粗而有劲，动作敏捷的，为优等甲鱼。

食用人群

宜食人群	身体瘦弱、气血亏虚、短气乏力、食欲缺乏、阴血不足、失眠多梦、功能失调性子宫出血和出血性紫癜者适宜食用
不宜人群	脾胃虚寒，有慢性肠炎、腹泻、宿疾者不宜食用

这样吃更健康

1. 甲鱼属于高蛋白质食物，特别是它的边缘肉裙部分还含有动物胶质，不容易消化吸收，故一次不宜吃得太多。

2. 吃甲鱼要活宰放血，不能吃已死的甲鱼，否则容易中毒。

营养巧搭配

甲鱼 + 乌鸡　滋阴益肾

甲鱼和乌鸡均为补肾的佳品，二者搭配食用，有滋阴益肾、健脾补中的作用。

最佳烹调方法

蒸、炖。

益肾食谱

清蒸甲鱼

材料 甲鱼1只，五花肉片50克，熟火腿片、鲜香菇片各25克。

调料 葱段、姜片、蒜末、盐、料酒、水淀粉、香油各适量。

做法

1. 将甲鱼宰杀，收拾干净，剁块，加盐和料酒抓匀，腌渍15分钟。
2. 将甲鱼壳和甲鱼肉按甲鱼活着时的原样放入大碗内，加入火腿片、五花肉片、香菇片、葱段、姜片、蒜末、香油，送入烧沸的蒸锅，中火蒸30分钟，取出，拣出葱段和姜片，淋上蒸甲鱼原汤，烧沸后用水淀粉勾芡即可。

功效 补劳伤，壮阳气，大补阴之不足。

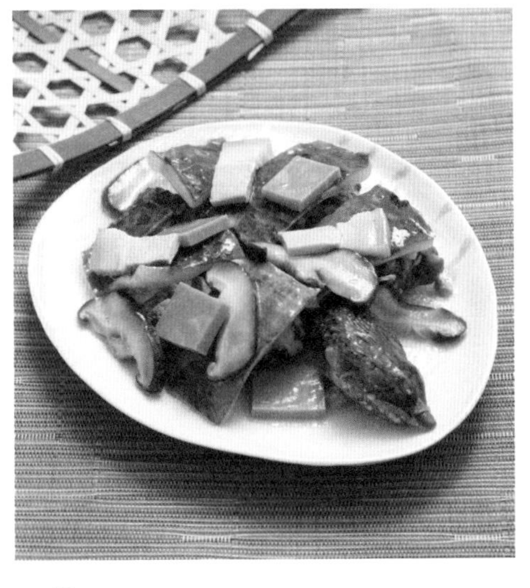

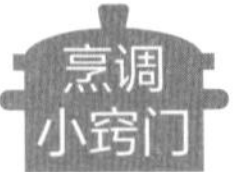

血污要清洗干净，以免色暗。

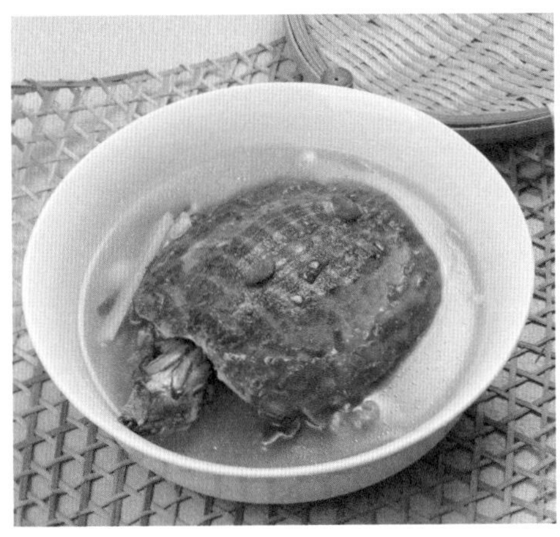

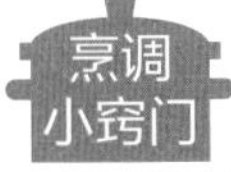

甲鱼肉的腥味较难除掉，我们可以在宰杀甲鱼时，取出甲鱼的胆汁，待将甲鱼洗净后，将甲鱼胆汁加些水，涂抹于甲鱼全身，这样可去掉腥味。

枸杞子甲鱼汤

材料 甲鱼1只，枸杞子15克。

调料 葱段、姜片各5克，料酒10克，盐3克，鸡汤400克，花椒少许。

做法

1. 将活甲鱼宰杀，沥净血水，去头及内脏，洗净，将净甲鱼放入沸水中烫3分钟，捞出，刮去裙边上黑膜，剁去爪和尾，去背板、背壳，切块。
2. 甲鱼肉放入蒸盆中，加入枸杞子、盐、料酒、花椒、姜片、葱段、鸡汤，盖上背壳，入笼蒸1小时后取出，趁热服食即可。

功效 滋阴补血，适用于阴虚及精血不足所致的各种病症及贫血。

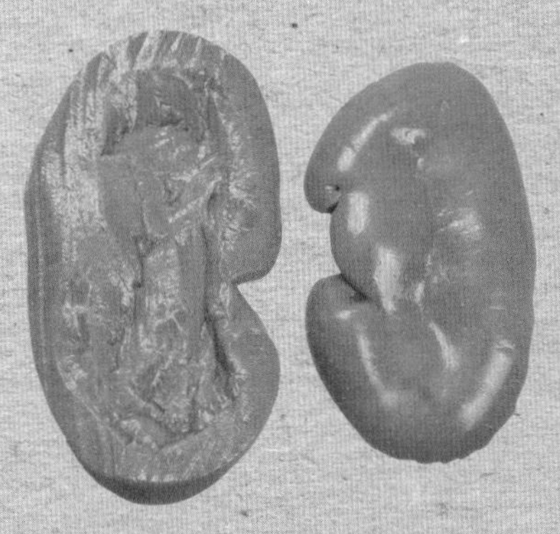

猪肾

腰酸腰痛的克星

猪肾也就是我们常说的猪腰子，它富含锌、铁、铜、磷、B 族维生素、维生素 C、蛋白质、脂肪等，是含锌量较高的食品。用猪肾可以烹制出许多的冷热菜肴，如常见的“冬笋拌腰丝”“火爆腰花”“宫保腰块”等。

性平，味甘、咸；归肝、肾经。
建议食用量：每天 100 ~ 150 克。

养肾功效

中医理论有“以脏养脏”学说，即常吃动物的什么脏器就可以滋补人的同种脏器。因此，猪肾可以壮腰补肾，适用于肾虚腰痛及患肾炎、肾盂肾炎后所出现的腰部酸痛症。

选购方法

选购猪肾时，以有光泽和弹性，呈淡褐色，组织结实，略带臊味的为佳；色泽灰绿，弹性极差，组织松弛，还有臭味的是已经腐败变质的猪肾，不能食用。

食用人群

宜食人群	肾虚腰酸腰痛、遗精、盗汗者以及老年人肾虚耳聋、耳鸣者适宜食用
不宜人群	血脂偏高、高胆固醇者不宜食用

这样吃更健康

枸杞子和猪肾一起熬粥，能补肾填精，可调理肾精亏虚引起的失眠健忘、头晕耳鸣等。

营养巧搭配

猪肾 + 韭菜　治肾虚腰痛

韭菜有温补肝肾、助阳固精的功效，与猪肾搭配食用，可治肾虚腰痛、慢性腰肌劳损、肾虚遗精、盗汗、耳鸣、耳聋等症。

猪肾 + 杜仲　壮腰补肾

杜仲有补肝肾、强筋骨、降血压等诸多功效，与猪肾搭配食用，可壮腰补肾，适用于肾虚腰痛以及肾炎、肾盂肾炎患者。

最佳烹调方法

炒、熘、爆。

益肾食谱

茼蒿腰片汤

材料 猪腰150克，茼蒿100克。

调料 葱花、姜片各5克，香油、料酒、水淀粉各10克，盐3克，植物油适量。

做法

1. 将猪腰洗净，横刀剖开，去除白色筋状物，洗净，切片，加水淀粉、料酒腌渍20分钟。将茼蒿择洗干净，切段。
2. 将锅置火上，倒油烧至七成热，放入葱花、姜片和香油，倒入猪腰片滑熟，加适量清水煮开，放入茼蒿段煮熟，用盐调味即可。

功效 清热化痰、通脉安神、补肾利水、止出汗等。

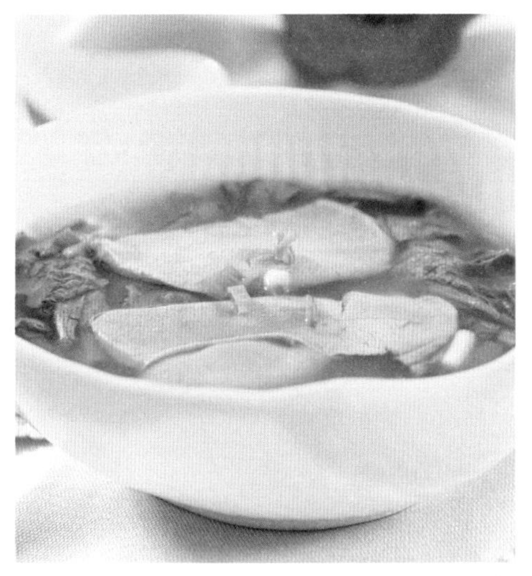

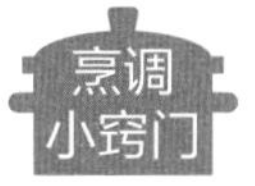

烹调猪肾应将脂膜剔除干净，要熟透后食用，不应有血丝。

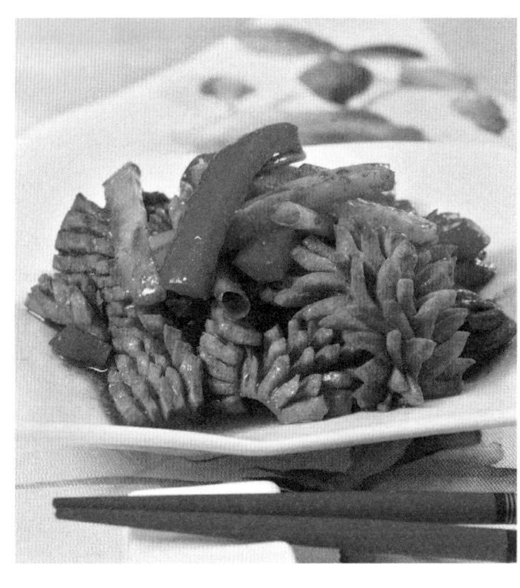

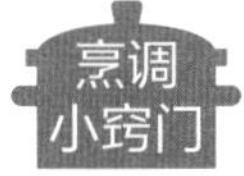

将猪肾、烧酒以10：1的比例拌和、捏挤，用水漂洗两三遍，再用开水烫一遍，可去臊味。

爆炒腰花

材料 猪腰子350克，彩椒50克。

调料 葱末、姜末、水淀粉、酱油、料酒、盐、醋、植物油各适量。

做法

1. 将猪腰子去膜，去筋，切片，剞花刀，加水淀粉和酱油抓匀，腌渍10～15分钟。将彩椒洗净，去蒂除籽，切块。取小碗，加入料酒、盐、酱油、醋、水淀粉搅拌均匀，制成芡汁。
2. 将锅置火上倒油，烧至七成热，放腌好的猪腰子滑熟，盛出。原锅倒油烧热，炒香葱末、姜末，放彩椒略炒，下滑熟的猪腰子，淋入芡汁翻炒均匀即可。

功效 补肾壮阳，固精益气。

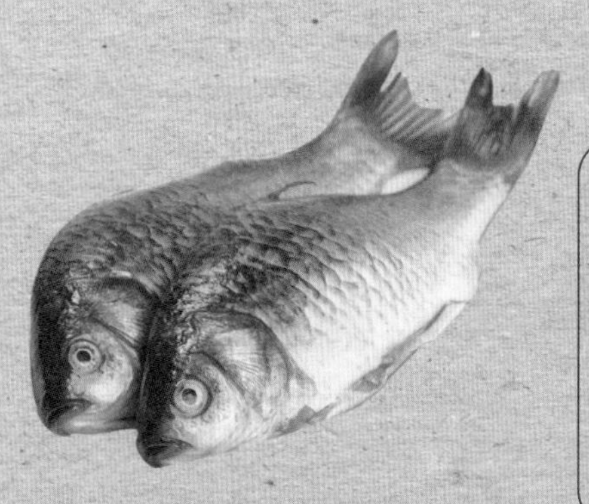

鲫鱼

肾病患者的福音

性平，味甘；归脾、胃、大肠经。
建议食用量：每天 100 ~ 200 克。

鲫鱼俗称鲫瓜子、喜头鱼等，肉味鲜美，肉质细嫩，极为可口，可以做粥、做汤、做菜、做小吃等，尤其适于做汤。鲫鱼汤不但味香汤鲜，而且具有较强的滋补作用，非常适合中老年人和病后虚弱者食用，也特别适合产妇食用。鲫鱼含的蛋白质质优，容易消化吸收，是肝肾疾病患者的良好蛋白质来源。

养肾功效

中医认为，鲫鱼有和中补虚、除湿利水、补虚羸、温胃进食、补中生气之功效。

选购方法

选购鲫鱼时，以各部位无伤残，体表有一层透明的黏液，鱼眼清澈有光泽，鱼鳞平整有光泽，反应敏捷者为佳。

食用人群

宜食人群	慢性肾炎水肿、肝硬化腹水、营养不良性水肿、慢性支气管炎、长期咳嗽不愈、高血压、心脏病、慢性久痢等患者以及孕妇适宜食用
不宜人群	高脂血症、高胆固醇、皮肤病等患者不宜食用；感冒发热期间不宜多吃

这样吃更健康

1. 鲫鱼剖开洗净后，在牛奶中泡一会儿，或倒一些黄酒，既可除腥，又能增加鲜味。

2. 吃过鱼后，口中有味时，嚼上三五片茶叶，立刻口气清新。

营养巧搭配

鲫鱼 + 玉兰花　健脾胃，补虚损

玉兰花性温，有益肺和气、消痰等功效。鲫鱼可温补脾胃、祛湿利尿。二者搭配，有益肺气、健脾胃、补虚损的功效，适用于食欲缺乏、消化不良、体瘦乏力、阴虚咳嗽、脾虚水肿等症。

最佳烹调方法

清蒸、煲汤、红烧。

益肾食谱

鲫鱼豆腐汤

材料 鲫鱼1条（约500克），豆腐150克。

调料 植物油、姜片、葱末、盐、料酒各适量。

做法

1. 将鲫鱼宰杀，清理干净。将豆腐洗净，切小块。
2. 将锅置火上，放入适量油，烧热后，放入鲫鱼，煎至两面微黄，放入料酒、姜片、豆腐以及适量清水。
3. 大火烧开后，转小火煮20分钟左右，调入盐，撒上葱末即成。

功效 温中健胃、滋阴补肾。

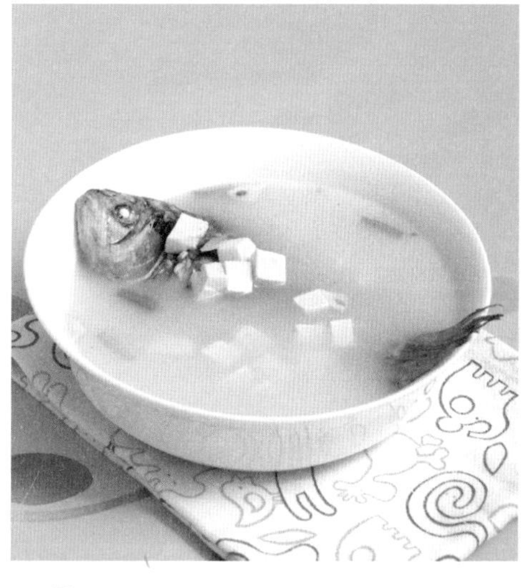

鲫鱼不可煎太久，以免鱼肉太焦，煮好的汤混浊。

鲫鱼萝卜丝汤

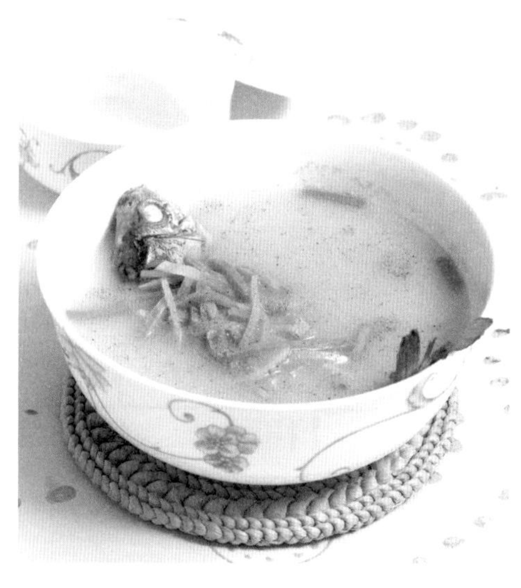

烹调小窍门 鲫鱼一定要用小火慢炖，这一步是最重要的，决定着汤的口感。

材料 鲫鱼1条（约250克），白萝卜丝和胡萝卜丝各100克。

调料 枸杞子、姜丝、盐、料酒、植物油各适量。

做法

1. 将鲫鱼去鳞，除鳃和内脏，洗净，抹上料酒，腌渍10分钟。
2. 将炒锅置火上，倒入适量植物油，待油烧至五成热，放入鲫鱼煎至两面的鱼肉变白。
3. 加枸杞子、姜丝和适量清水大火烧沸，转小火煮20分钟，放入胡萝卜丝、白萝卜丝煮熟，用盐调味即可。

功效 具有益气健脾、养胃阴、利尿消肿、清热解毒之功效。

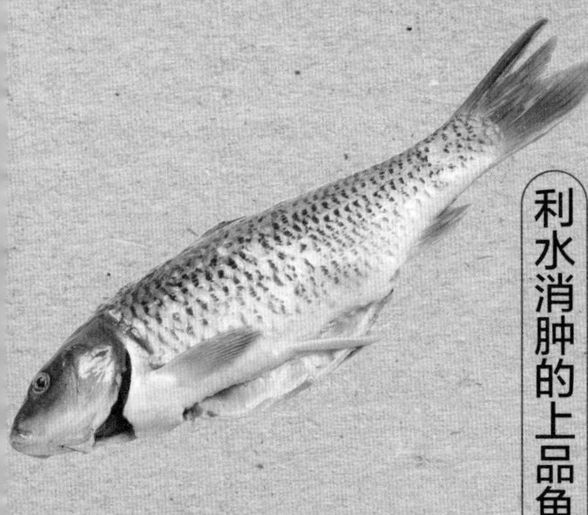

鲤鱼

利水消肿的上品鱼

鲤鱼，有的地方叫拐子、鲤子，因鳞上有纹理而得名。自古以来，鲤鱼一直被视为上品鱼。鲤鱼肉质细嫩，味道鲜美。鲤鱼既是美味佳肴，又是健身滋补食品。在秋冬季节，要想补身，最好吃鲤鱼，它既能补气，又能补血。

性平，味甘；归脾、肾经。
建议食用量：每次 100 克。

养肾功效

中医认为，鲤鱼有滋补健胃、利水消肿、通乳、清热解毒、止咳下气的功效，适合营养不良性水肿、肾炎水肿、妊娠水肿之人食用。若年迈而又体质虚弱，肾气衰退而致小便不利，可饮用鲤鱼赤小豆汤，效果不错。

选购方法

选购鲤鱼时，以体质健壮，鳞片、鳍条完整，无疾病、无外伤的为佳。

食用人群

宜食人群	肾炎水肿、黄疸肝炎、肝硬化腹水、心源性水肿、营养不良性水肿、脚气水肿等患者以及女性妊娠水肿、胎动不安、产后乳汁缺少等患者适宜食用
不宜人群	恶性肿瘤、淋巴结核、红斑狼疮、支气管哮喘、小儿痄腮、血栓闭塞性脉管炎、痈疽疔疮、荨麻疹、皮肤湿疹等患者不宜食用

这样吃更健康

1. 鲤鱼不可多吃，以免生热动风，变生诸病。

2. 鲤鱼鱼胆含有对人体有害的毒性成分，不要食用。

营养巧搭配

鲤鱼 + 米醋　利湿

鲤鱼有除湿消肿的功效，米醋也有利湿的作用，二者同食，利湿效果更好。

最佳烹调方法

清炖、煮汤。

益肾食谱

清炖鲤鱼

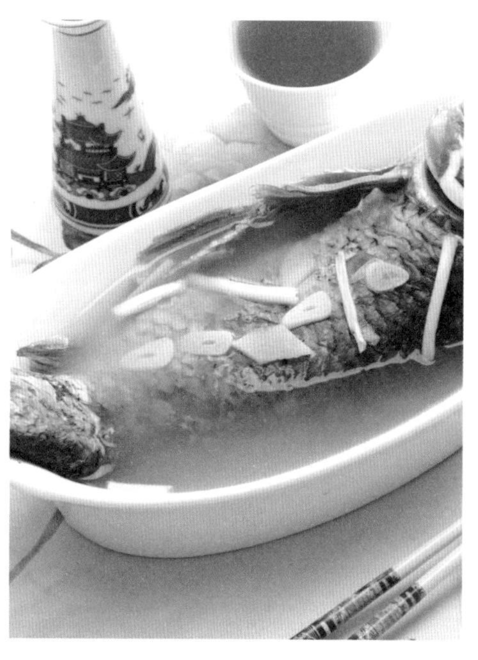

材料 鲤鱼 500 克。

调料 葱、姜、蒜、枣、盐、醋、料酒、食用油各适量。

做法

1. 将鱼洗干净，用盐浸渍 10 分钟。
2. 锅内放少许油，油烧热后，用葱花炝锅，然后加入适量水（漫过鱼身即可），将鱼放入锅内。
3. 放入料酒、葱、姜、蒜、醋、枣，大火烧开，开锅后，慢炖 30 分钟左右即可。

功效 利水消肿，健脾补肾。

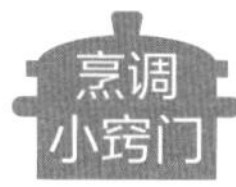

鲤鱼背上两边有两条白筋，剖鱼时应抽掉白筋，这样烧出来的鱼就没有腥味。

赤小豆鲤鱼汤

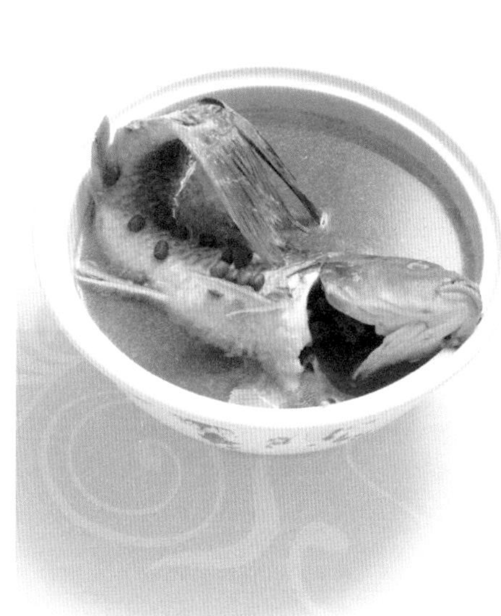

材料 鲤鱼 1 条（约 500 克），赤小豆 50 克，陈皮 10 克，草果 1 个。

调料 姜片、盐各适量。

做法

1. 先将鲤鱼宰杀，去鳞、鳃及内脏，洗净。将赤小豆洗净，浸泡 30 分钟。
2. 将鲤鱼放入锅中，加入适量水，烧开后，加入赤小豆及陈皮、草果、姜片，继续熬煮至豆熟时，加入盐调味即可。

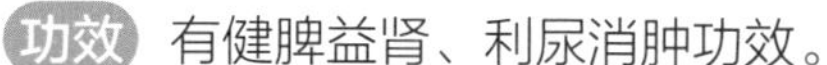

功效 有健脾益肾、利尿消肿功效。

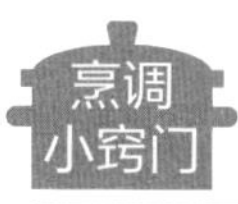

河鲤一般都会有土腥味，可先养 2 ~ 3天，这样可以去掉部分土腥味。

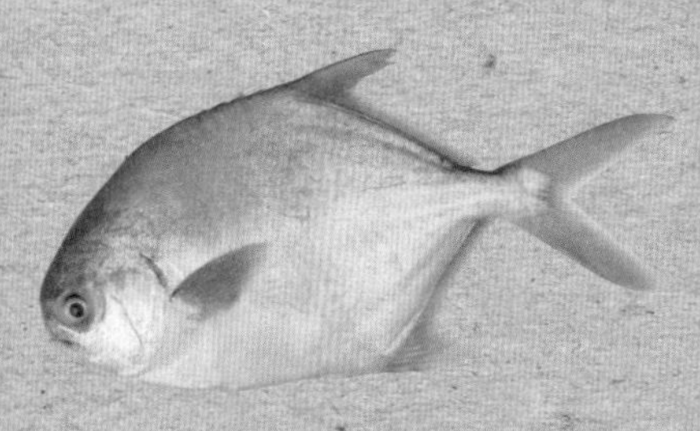

鲳鱼

天赐的固肾良药

鲳鱼，又叫平鱼、银鲳、叉片鱼等。鲳鱼体呈卵圆形，侧扁，体闪银光；犹如平片、镜子一般，因此，又被称为镜鱼。鲳鱼刺少肉厚，肉嫩味鲜，富含营养，民间素有“河中鲤，海中鲳”之说。

性平，味甘；归脾、胃经。
建议食用量：每天 30 ~ 60 克。

养肾功效

中医认为，鲳鱼有益气养血、健脾固肾、补胃填精、柔筋利骨等功效，适用于消化不良、贫血、筋骨酸痛、四肢麻木、心悸失眠、神疲乏力、阳痿早泄等症。

选购方法

选购鲳鱼时，以鱼体坚挺、有光泽，鳞片紧贴鱼身，鳃丝清晰明亮，呈紫红色或红色，眼球饱满，角膜透明，肉质致密，手触弹性好者为佳。

食用人群

宜食人群	肾虚腰酸腰痛、遗精、盗汗者以及老年人肾虚耳聋、耳鸣者适宜食用
不宜人群	皮肤过敏者不宜多食

这样吃更健康

1. 鲳鱼中含有丰富的不饱和脂肪酸，适量食用有降低胆固醇的作用。

2. 鲳鱼属于发物，有过敏性皮肤病的人不宜多食。

营养巧搭配

鲳鱼 + 蚕茧壳　治阳痿早泄

蚕茧壳有益肾、壮阳、涩精的作用，与鲳鱼搭配一起食用，适用于阳痿、早泄、筋骨酸痛、四肢麻木、心悸失眠等症。

鲳鱼 + 山药　补脾肾

鲳鱼可益气养血、补胃填精，山药可健脾固肾。两者搭配，有滋阴养血，健脾肾的功效。

最佳烹调方法

煮。

益肾食谱

山药鲳鱼汤

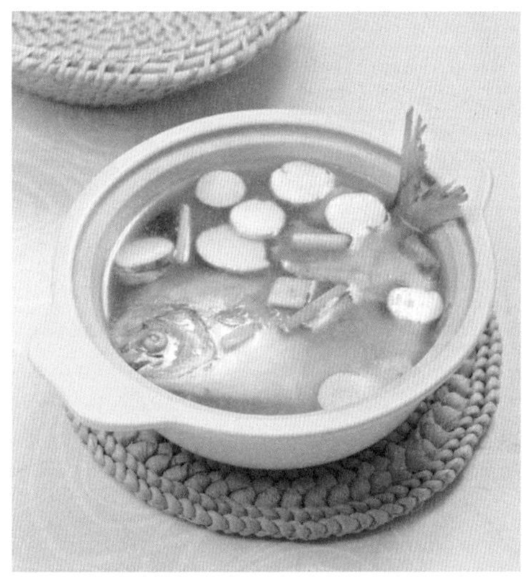

材料 鲳鱼500克，淮山药25克，党参20克，熟地黄15克，当归10克。

调料 植物油、葱、姜、绍酒、盐、清汤各适量。

做法

1. 将鲳鱼宰杀，去鳞及内脏，洗净。将淮山药、党参、熟地黄切片，当归切段，葱切段，姜切片。
2. 将锅置火上，倒入植物油，烧至六成熟时，加入适量清汤，放入鲳鱼、各种药材以及葱、姜、绍酒、盐，煮20分钟即成。

功效 滋阴养血，健脾固肾，安神健脑。

鲳鱼不要用牛油、羊油等动物油烹调。

红烧鲳鱼

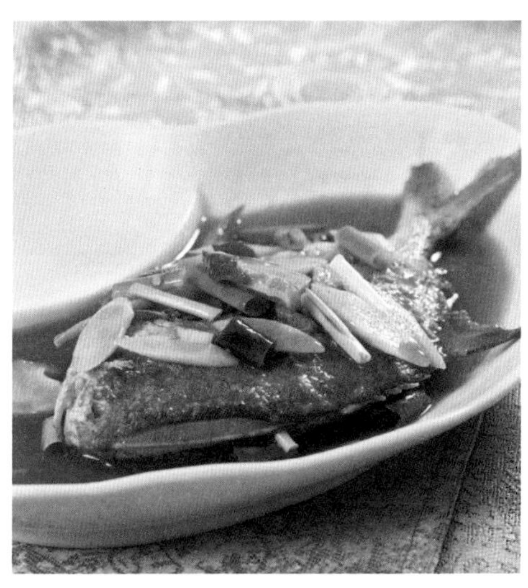

材料 鲳鱼1条（约400克），香菇3朵，水发笋片、干辣椒段各适量。

调料 植物油、姜片、葱段、蒜瓣、酱油、大料、盐、白糖、醋、料酒各适量。

做法

1. 将鲳鱼收拾干净，在鱼体两侧各剞两道花刀。将香菇泡软洗净，去柄，对切两半。将笋片洗净切丁。
2. 将锅置火上，放油烧至五六成热，将鲳鱼放入炸至金黄色，捞出控油备用。
3. 锅留底油，放蒜瓣、葱段、姜片、大料、干辣椒炝锅，出香味后加盐、酱油、料酒、白糖、醋，大火烧开，下炸过的鲳鱼、香菇、笋丁，小火焖熟即可。

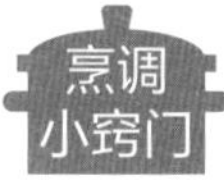

笋丁炒前先在热水中汆一下，以去掉涩味，也可以去掉一部分草酸。

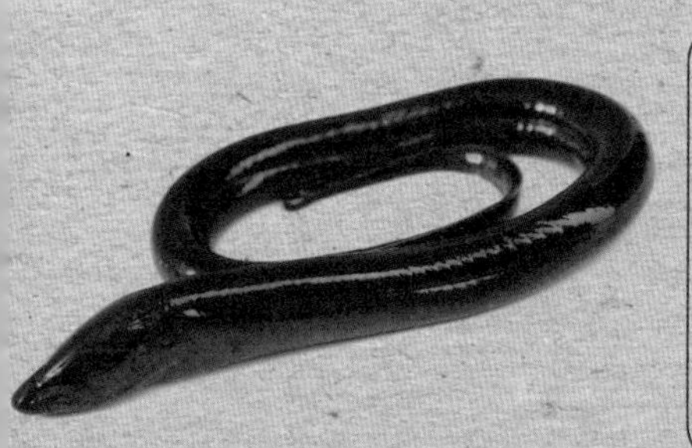

黄鳝

赛人参的强肾药

性温，味甘；归肝、脾、肾经。
建议食用量：每天 100 ~ 250 克。

黄鳝，又名鳝鱼、长鱼、海蛇、无鳞公子等，是主要淡水经济鱼类之一。黄鳝肉质细嫩，味道鲜美，如果烹调得当，食用后可令人回味无穷。“夏吃一条鳝，冬吃一支参”，是我国民间流传已久的说法。黄鳝不仅营养价值很高，且有滋补强身和药用功能。

养肾功效

中医认为，鳝鱼可补肝肾，补虚损，除风湿，强筋骨，益气血等，适用于气血不足、体虚羸瘦、产后恶露不尽、痔疮出血、肢体痿痛、风寒湿痹、腰脚无力等症。

选购方法

选购鳝鱼时，以肥大、体色灰黄色的活鳝为佳，灰褐色的最好不要买。

食用人群

宜食人群	身体虚弱、气血不足、营养不良者适宜食用，内痔出血、脱肛、子宫脱垂、妇女劳伤者适宜食用，风湿痹痛、四肢酸疼无力、高脂血症、冠心病、动脉硬化者适宜食用
不宜人群	热盛、外感热病患者不宜食用

这样吃更健康

1. 鳝鱼含有组胺，死后会发生变化，产生有毒物质，所以吃鳝鱼最好现杀现烹，死了半天以上的鳝鱼，则不宜食用。

2. 鳝鱼虽好，也不宜食之过量，否则不仅不易消化，还可能引发旧症。

营养巧搭配

黄鳝 + 大蒜　温阳补肾

大蒜有温中消食、行滞气、暖脾胃的功效，与黄鳝搭配食用，可补阳气、益虚损，有温阳补肾、理气除胀的功效。

最佳烹调方法

红烧、煮。

益肾食谱

猪肉黄鳝羹

材料 黄鳝250克，猪肉100克。

调料 姜、料酒、胡椒粉、盐各适量。

做法

1. 将鳝鱼宰杀，清理干净，切成段。将猪肉洗净，剁成末。将姜洗净，切成丝。
2. 将锅置火上，加适量水，煮沸后，放入猪肉，加入黄鳝段、料酒，大火烧开后，转小火慢煮。
3. 将姜丝放入锅内，待鳝鱼酥烂时，调入胡椒粉、盐即可。

功效 适用于因肾虚受风湿而致的腰痛等。

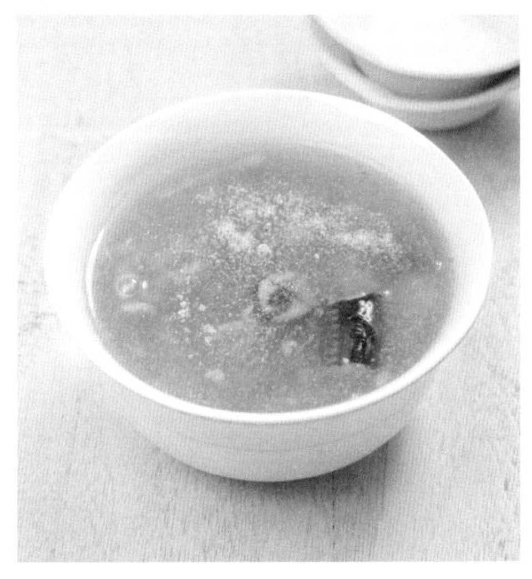

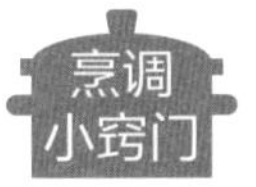

烹调小窍门

放姜是为了去除鳝鱼的腥味，如果不喜欢吃姜，可以在羹煮熟后拣出去。

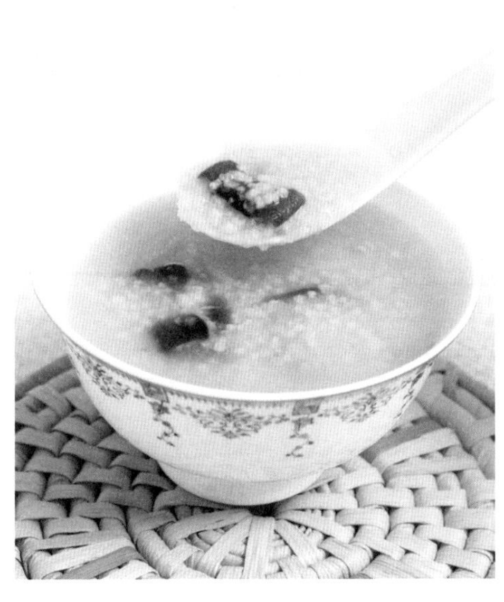

黄鳝小米粥

材料 小米100克，黄鳝80克。

调料 盐4克，姜丝、葱花各少许。

做法

1. 将小米淘洗干净。黄鳝去头和内脏，洗净，切段。
2. 锅置火上，倒入适量清水煮沸，放入小米煮约15分钟，放入黄鳝段、姜丝，转用小火熬至粥黏稠，加盐、葱花调味即可。

功效 滋阴补肾，补脑健身。

烹调小窍门

将粗盐均匀地撒在黄鳝身上，用力擦洗，再撒适量生粉，把黄鳝身上的黏液粘掉，擦去，最后用水冲洗干净就可以了。

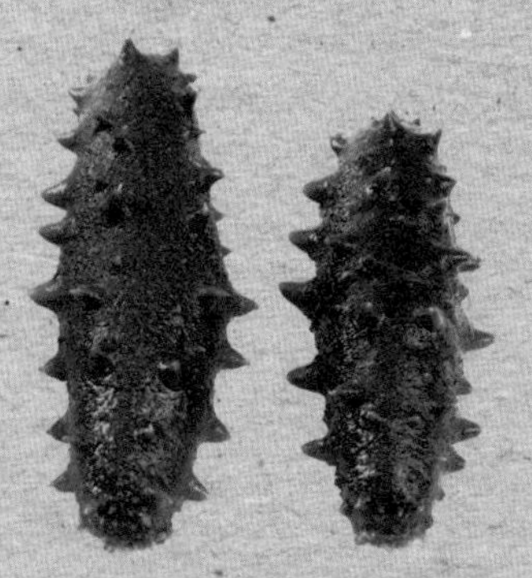

海参

珍贵的百补之王

性温，味甘、咸；归肝、肾经。
建议食用量：每天 50 ~ 80 克。

海参，又名刺参、海黄瓜、海鼠等，全身长满肉刺，是一种名贵的海产。自古以来，山有人参，海有海参，两参几乎齐名。海参因补益作用类于人参，故名。海参因其肉质软嫩，营养丰富，故被列为“海味八珍”之一，与燕窝、鲍鱼、鱼翅齐名。海参还被誉为“百补之王，养血之神”。

养肾功效

海参有补肾益精、除湿壮阳、养血润燥、通便利尿、美颜乌发的作用，为肾阴肾阳双补之品。

选购方法

在选购水发海参时，以体肥实满、个大体重，外形短胖，体表无残痕，身体具有弹性，刀口向外翻，腹中无泥沙者较佳，如海参发出咸味，肉质失去韧性，并且黏腻，则表示质量不好。

食用人群

宜食人群	精力不足、气血不足、营养不良者以及肝硬化、高脂血症、冠心病、神经衰弱等患者适宜食用
不宜人群	脾胃虚弱、痰多、便稀、感冒、咳嗽、气喘等患者不宜食用海参

这样吃更健康

为了避免海参中过多的蛋白质加重肾脏负担，老年人不宜过多食用。

营养巧搭配

海参 + 羊肉　补肾益肾

海参，其性温补，有补肾益精、养血润燥、滋阴健阳等作用。羊肉甘温，能温肾助阳，补益精血，益气补中，温暖脾胃。因此，二者搭配食用，补肾、益肾、养血功效大为增强。

最佳烹调方法

煮、红烧、煲汤。

海参猪肉饼

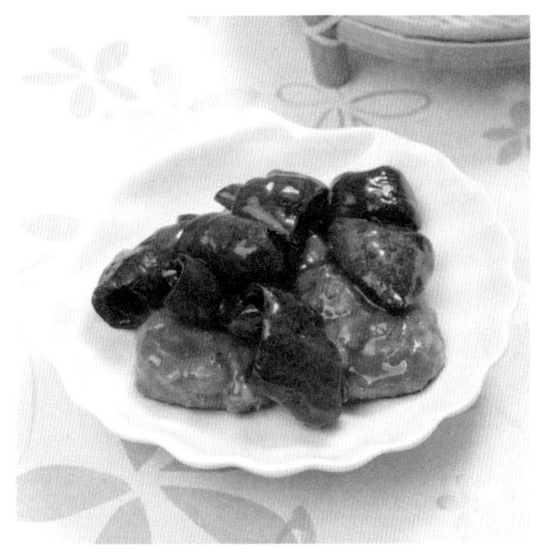

材料 猪瘦肉100克，干海参50克，鸡蛋清少许。

调料 淀粉、香油、酱油、植物油、盐、水淀粉各适量。

做法

1. 将海参放入清水中，泡发，除去内脏，洗净。将猪瘦肉洗净，剁成肉末，放入淀粉、盐、蛋清拌匀，制成饼状。
2. 将锅置火上，放入适量植物油，烧热后，放入肉饼，炸至金黄色，捞出。
3. 锅内留少许油，再次加热，放入海参，煸炒一下后加入炸好的肉饼，加盖焖至水将干掉时，淋上香油、酱油、水淀粉，翻炒即成。

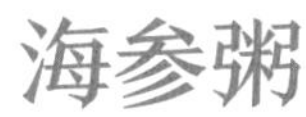
功效 滋肾生血、补益虚损。

泡发海参时绝对不能沾油和盐，手一定要洗净后再动海参。海参遇油易腐烂溶化，遇盐则不易发透。

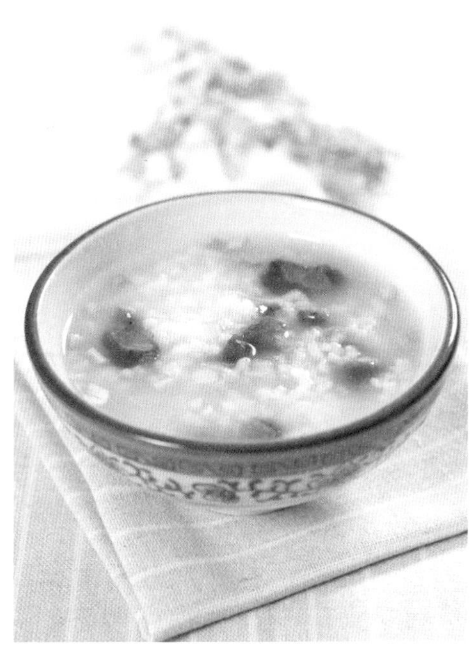

海参粥

材料 干海参50克，大米100克。

调料 葱、姜、盐各适量。

做法

1. 将海参泡发，洗净，切碎，加水煮烂。
2. 将大米洗净，与煮烂的海参一起放入砂锅中，加适量清水，大火煮沸后，转小火煎熬20～30分钟，以米熟烂为度。
3. 调入葱、姜、盐即可。

功效 补肾益精，滋阴补血。

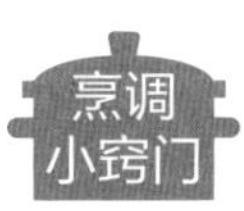

干海参发好后，应反复用水冲洗，以免残留的化学成分有害健康。海参发好后最好立刻食用，而且一次用完。

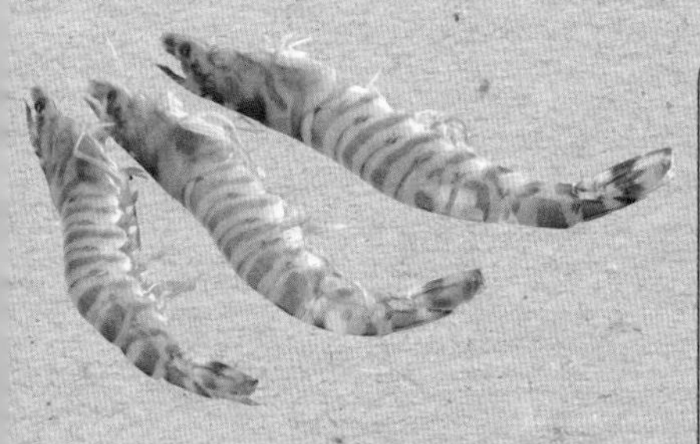

虾

补肾壮阳有奇效

性温；味甘、咸；归心、脾、肝经。
建议食用量：每天 100 ~ 150 克。

虾的种类很多，有青虾、河虾、草虾、小龙虾、对虾、明虾、基围虾、琵琶虾、竹节虾，龙虾等。对虾产于渤海、黄海、东海、南海各海区，为我国特产。龙虾产于东海、南海。由于虾肉中含有相当可观的蛋白质及其分解物质，而且肥嫩鲜美，既无鱼腥味，又无骨刺，老幼皆宜，所以还有菜中之“甘草”的美称。

养肾功效

中医认为，虾有补肾壮阳、化痰开胃的功效，适用于肾气虚弱、肾阳不足所致的腰脚软弱无力，以及阳痿、男子不育等症。

选购方法

选购虾时，以虾体比较完整，甲壳密集，外壳清晰鲜明，肌肉紧实，身体有弹性，并且体表干燥洁净者为佳。颜色泛红、肉质疏松、有腥味的虾不新鲜，不要购买。

食用人群

宜食人群	阳痿、男性不育、腰脚痿弱无力、中老年人因缺钙所致小腿抽筋者以及女性产后乳汁缺少者适宜食用
不宜人群	过敏性疾病、哮喘、咯血、急性炎症、高血压、痛风等患者以及对海鲜、鱼、虾有过敏史者不宜食用

这样吃更健康

1. 尽量不要吃虾头，因为金属类物质易沉积在水产的头部。

2. 鲜虾可存放于冰箱中，但在放入冰箱前，最好先用沸水或滚油处理至断生，凉凉后再放入冰箱中。

营养巧搭配

虾 + 辣椒　增强免疫力

辣椒中的辣椒碱，能够促进脂肪的新陈代谢，防止体内脂肪积存。辣椒配以温补肾阳的虾，可为人体提供丰富的营养成分，有助于增强人体免疫功能。

最佳烹调方法

炒、煮、焖。

益肾食谱

蒜蓉开边虾

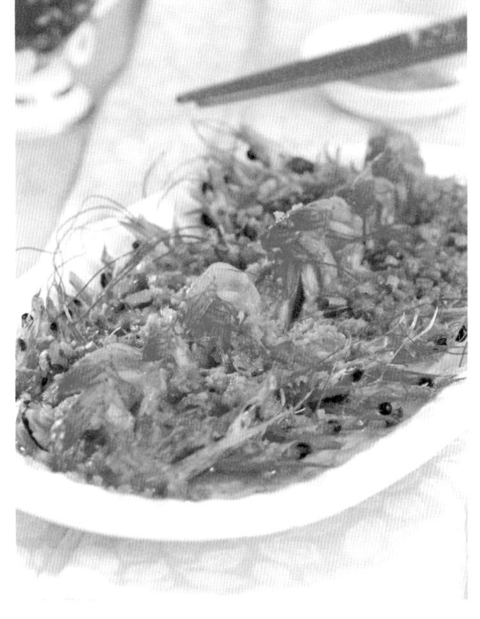

材料 基围虾 400 克，蒜蓉 50 克。

调料 葱花、盐、芝麻油各适量。

做法

1. 将基围虾剪去虾须，挑去虾线，洗净。
2. 取盘，将收拾干净的基围虾整齐地平铺在盘内，均匀地撒上盐和蒜蓉，送入烧开的蒸锅，大火蒸 6 分钟，取出，淋上芝麻油，撒上葱花即可。

功效 温肾壮阳，强筋健骨。

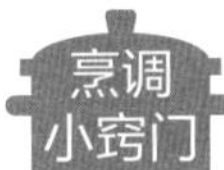

上锅蒸用大火，锅开后改中火，防止虾变老。

虾仁炒豆腐

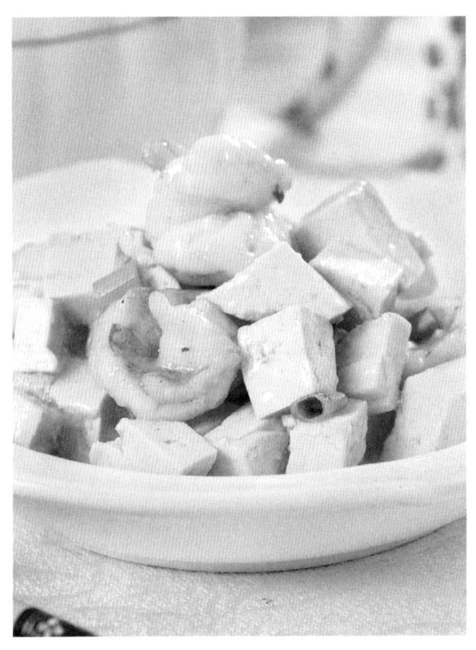

材料 豆腐 150 克，虾仁 100 克。

调料 葱花、姜末、植物油、料酒、酱油、淀粉、盐各适量。

做法

1. 将虾仁洗净，用料酒、姜末、酱油及淀粉腌渍。豆腐洗干净，切小方丁。
2. 锅内倒油烧热，倒入虾仁，用大火快炒几下，将豆腐放入继续翻炒 5 分钟，加入盐炒匀，撒上葱花即可。

功效 温肾壮阳，强筋健骨。

虾背上的虾线应挑去不吃。

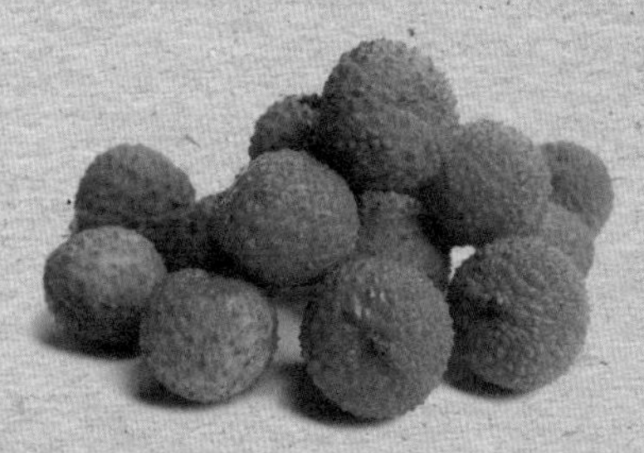

性温，味甘、微酸；归脾、胃、肝经。
建议食用量：每天 200 克。

益肾养血的果中佳品

荔枝

荔枝，又称离枝、荔支、丹荔、火山荔等，是我国南方盛产的著名水果，与香蕉、菠萝、桂圆一同号称“南国四大果品”。荔枝味道鲜美甘甜，口感软韧，而且含有糖、蛋白质、多种维生素、脂肪、柠檬酸以及果酸等许多对人体有益的营养成分，被人们称为“百果皇后”。

养肾功效

中医认为，荔枝有健脾益肝、益心益肾、生津止渴、养血补血、理气止痛、止泻缩尿等功效，适用于病后津液不足及肾亏梦遗、脾虚泄泻等症。现代医学研究证实，荔枝可改善人体性功能，可用于治疗遗精、阳痿、早泄、阴冷诸症以及肾阳虚而致腰膝酸痛、失眠健忘等症。

选购方法

选购荔枝时，以果肉丰满，富有弹性，颜色不十分鲜艳，肉质洁白似水晶，汁多味浓，郁香四溢者为佳。如果荔枝头部较尖，而且表皮上的凸起密集程度比较高，则说明荔枝还不够成熟。

食用人群

宜食人群	产妇、老人、体质虚弱、病后调养者以及贫血、胃寒、口臭者适合食用
不宜人群	阴虚火旺、痰湿阻滞者不宜食用。痛风、糖尿病患者不宜多食

这样吃更健康

1. 荔枝不宜多吃，否则易发热疮，引起恶心、肢软乏力、头昏眼花等症状。

2. 鲜荔枝含糖量很高，不宜空腹食用，否则会刺激胃黏膜，导致胃痛、胃胀。

营养巧搭配

荔枝 + 大枣　健脾益肾

大枣有补脾养胃，益气补血的作用，与荔枝搭配食用，可起到健脾益肾、养血补血的功效。

最佳烹调方法

鲜食、煲汤。

荔枝大米粥

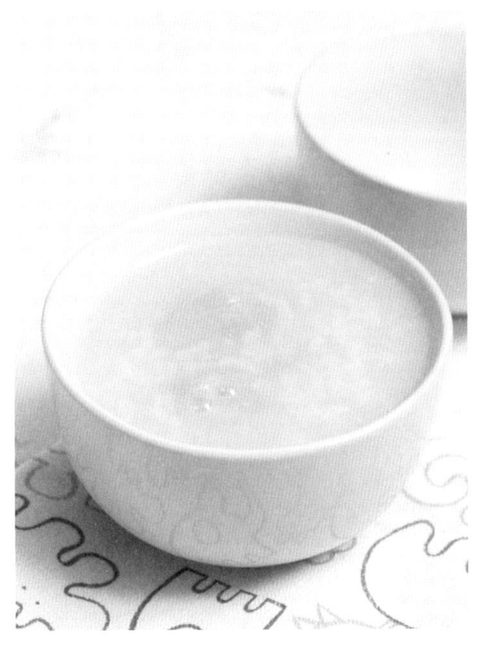

材料 大米75克，净荔枝肉50克。

调料 冰糖10克。

做法

1. 将大米洗净，用水浸泡30分钟。
2. 将锅置火上，将大米放入砂锅内，加入适量温水，先用大火煮沸，然后改小火焖煮至粥八成熟，放入荔枝肉，继续熬煮至粥成，调入冰糖稍煮即可。

功效 有增进食欲、补脾益肝、养肾补血、补脑健身的功效。

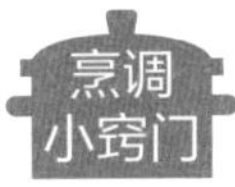

烹调小窍门 如果没有鲜荔枝，也可以使用荔枝罐头代替。

荔枝红豆粥

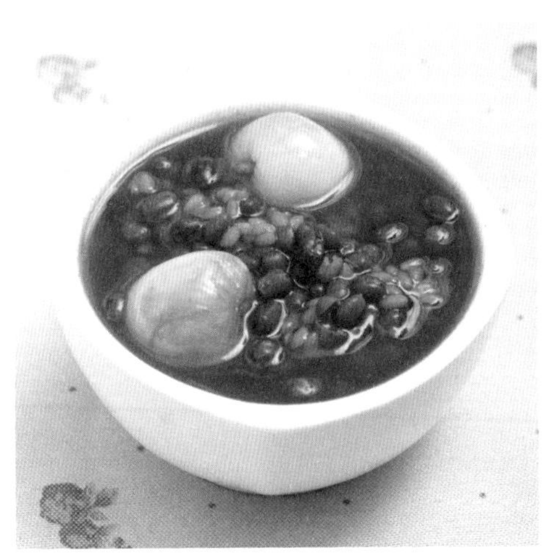

材料 红豆60克，净荔枝肉50克，大米40克。

调料 白糖5克。

做法

1. 将红豆洗净，用水浸泡两小时。将大米淘洗干净，用水浸泡30分钟。
2. 将锅置火上，倒入适量清水煮沸，放入红豆，用大火煮沸后改用小火熬煮，加入大米煮至粥软烂，再加入荔枝略煮，加白糖调味即可。

功效 有健脾养胃、和气补血、清热解毒的功效。

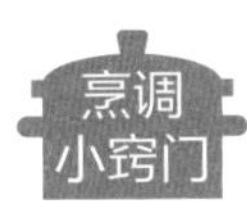

烹调小窍门 如果使用的是干荔枝，可以将肉剥下来用水浸泡，这样更容易煮熟，同时浸泡的水也要倒进米中一起煮。

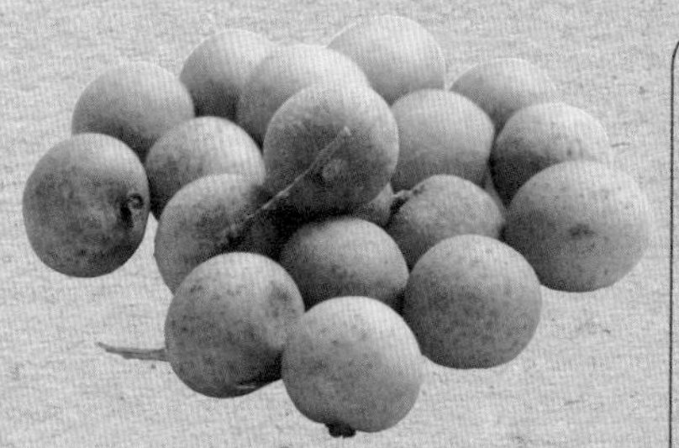

性温，味甘；归心、脾经。
建议食用量：每天5颗左右。

桂圆

滋养脾肾的果中神品

桂圆，又叫龙眼、圆眼等，岭南四大佳果之一，《名医别录》称之为“益智”，意思是说它能养心益智。桂圆是我国南方亚热带名贵特产，历史上有南“桂圆”、北“人参”之说。桂圆果肉白色透明，汁多味甜，而且营养丰富，是珍贵的滋养强化剂。早在汉朝时期，桂圆就已作为药用。

养肾功效

中医认为，桂圆有滋阴补肾、补中益气、养心润肺、开胃益脾等功效，适用于气血不足、心悸怔忡、虚劳羸弱、疲乏无力、头晕目眩、失眠健忘、产后水肿、精神不振、自汗盗汗等症。

选购方法

选购桂圆时，以颗粒圆整，大而均匀，壳色黄亮，果肉厚，质细软，半透明，味浓甜，手捏易碎有声者为佳。若颗粒小，壳面有白色，则肉质有霉变。

食用人群

宜食人群	老年人，产后体虚、气血不足或营养不良、贫血者，以及肿瘤病人康复期适宜食用

不宜人群	阴虚火旺、风寒感冒、消化不良、大便干结、牙龈或痔疮出血者以及孕妇不宜食用。糖尿病、痛风患者不宜多食

这样吃更健康

桂圆属于温热食物，多吃易滞气，因此一次不宜吃得太多。

营养巧搭配

桂圆＋鸡蛋　补益肝肾

鸡蛋有补肺养血、滋阴润燥的功效，与桂圆搭配食用，可健脾、补血气、益肝肾，对于产后调养效果特别好。

最佳烹调方法

生食、煲汤、煮粥。

益肾食谱

桂圆茶

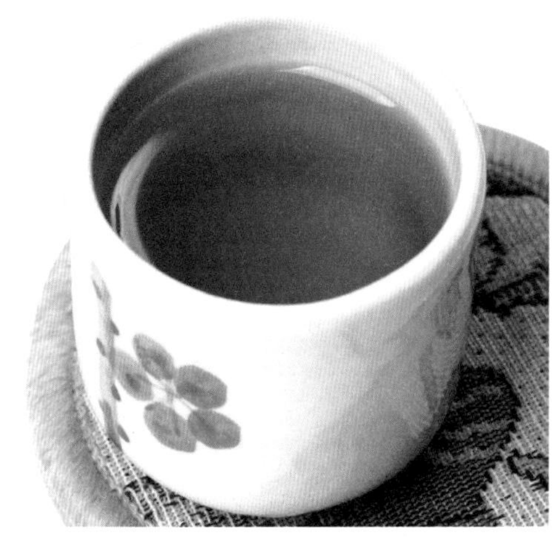

材料 桂圆肉 10 枚。

调料 蜂蜜适量。

做法

1. 将桂圆肉洗净，放入耐热的碗中。
2. 将蒸锅置火上，倒入约 300 毫升清水，放上蒸帘，放入桂圆肉，盖上锅盖，大火烧至锅中的水沸腾，转小火蒸至桂圆肉熟软，取出。
3. 将蒸好的桂圆肉放入大杯中，用沸水冲泡，盖上杯盖闷 10~15 分钟，开盖凉至温热，加蜂蜜搅拌均匀，代茶频饮，每日两杯。

功效 暖身强体，补气血。

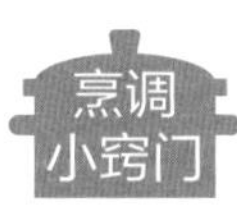

桂圆肉含有大量的糖分，极易遭虫蛀，因此在烹调前一定要仔细检查，虫蛀过的桂圆是不宜食用的。

桂圆豆枣粥

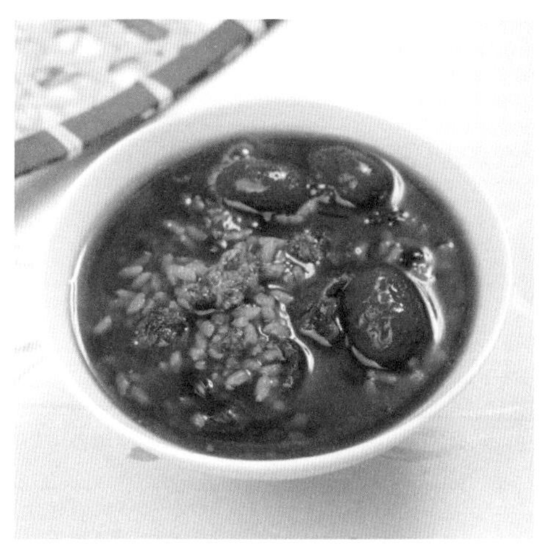

烹调小窍门 如果烹调时用的是干桂圆肉，由于桂圆加工时容易带入泥沙，因此烹调前需用清水洗净，以免影响口感。

材料 桂圆肉 15 克，黑豆 30 克，大枣 15 克，大米 50 克。

调料 白糖、桂花糖各适量。

做法

1. 将黑豆用水浸泡至发涨，将大枣洗净去核，大米洗净。
2. 将黑豆放入锅中，加适量水，大火烧沸后，转小火慢慢熬煮。
3. 至八成熟时，加入大枣及大米，继续熬煮至豆烂熟时，加入桂圆肉。
4. 稍煮片刻，停火后闷 5 分钟左右，调入白糖、桂花糖即可。

功效 可改善肾虚心悸的症状。

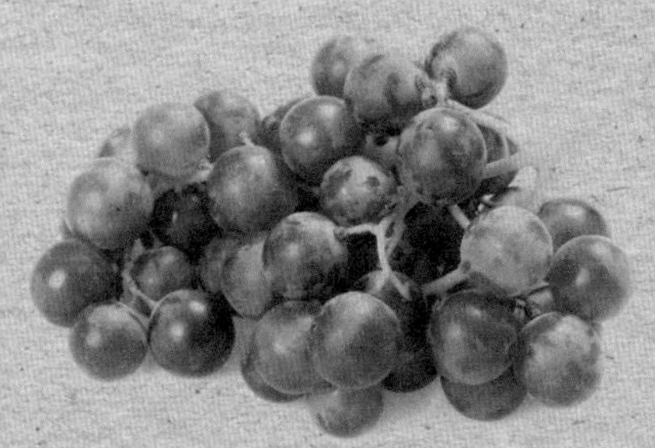

性平，味甘、酸；归肺、脾、肾经。
建议食用量：每天 250 克。

葡萄

强筋补肾的水晶明珠

葡萄，又名草龙珠、山葫芦、蒲萄等。葡萄果色艳丽、汁多味美、营养丰富，享有“水果明星”之誉。葡萄既可鲜食，还可酿酒，制成葡萄汁、葡萄干和罐头等食品。葡萄汁还被科学家誉为“植物奶”。

养肾功效

中医认为，葡萄有补气血、益肝肾、生津液、强筋骨、止咳除烦、补益气血、通利小便的功效，适用于脾虚气弱、肝肾阴虚、气短乏力、腰腿酸痛、水肿、小便不利等病症。

选购方法

1. 选购葡萄时，以枝梗新鲜牢固，颗粒均匀饱满，且粒与粒之间很密，葡萄粒带一层白露的为佳。

2. 可先摘串底部的一颗品尝，若果肉甜美，那么整串都会很好吃。

食用人群

宜食人群	贫血、神经衰弱、肝病、高血压、肾炎、水肿、风湿性关节炎、骨关节疼痛、肺虚咳嗽、盗汗以及癌症等患者适宜食用
不宜人群	糖尿病患者以及孕妇不宜多食

这样吃更健康

1. 葡萄不宜多吃，否则会令人产生上火、泄泻等病症。

2. 吃葡萄后不要马上喝水，否则容易引起腹泻。

营养巧搭配

葡萄 + 人参　补肝肾、强腰脊

人参为补气强壮的药，与葡萄搭配制成葡萄酒，有补肝肾、强腰脊和益气的功效，适用肝肾虚弱、腰脊酸软、乏力等症。

最佳烹调方法

生食、煲汤、浸酒。

益肾食谱

黑豆葡萄酒

材料 净绿心黑豆250克，葡萄酒1000毫升。

做法

1. 黑豆炒熟，放凉，加入葡萄酒。
2. 密封，避光浸制3～5天，即可饮用。
3. 每次20毫升，每天早晚各1次，并捞出黑豆20粒同吃。

功效 强筋补肾，利尿消肿。

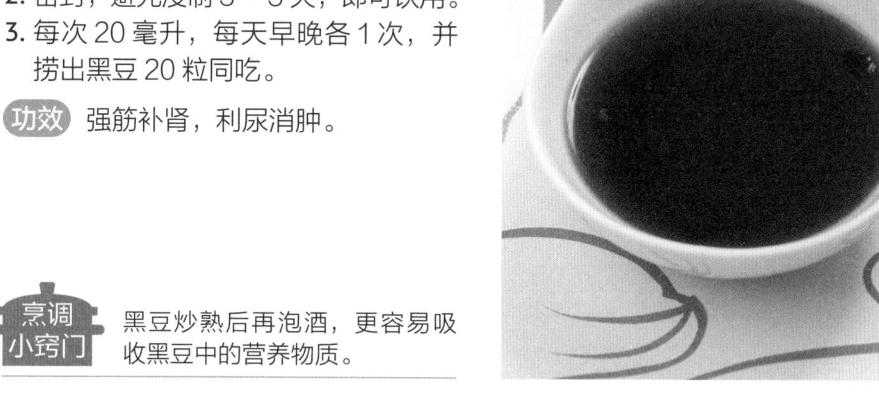

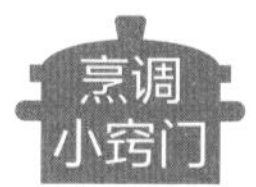

黑豆炒熟后再泡酒，更容易吸收黑豆中的营养物质。

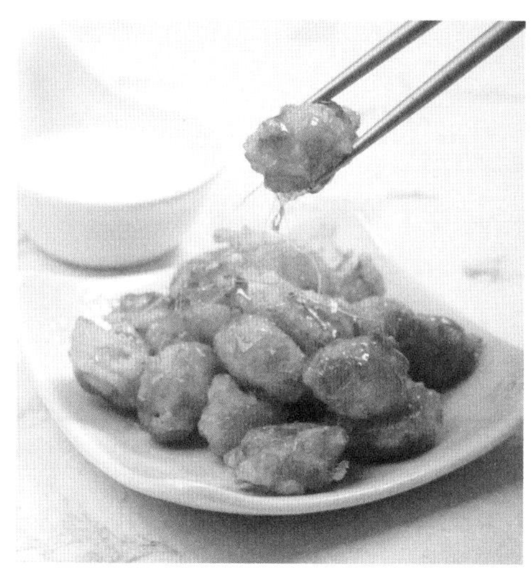

拔丝葡萄

材料 葡萄250克，鸡蛋3个。

调料 面粉、白糖、芝麻油、淀粉、植物油各适量。

做法

1. 将葡萄洗净，剥皮剔籽，蘸上面粉。鸡蛋磕破，蛋清倒入碗内，加入淀粉，搅打成蛋白糊。
2. 将葡萄挂上蛋白糊，放入油锅，慢炸至浅黄色时，取出。
3. 将锅置火上，放入适量清水，加入白糖，炒至糖变色、拉丝，倒入炸好的葡萄，挂匀糖浆，起锅，装入抹上一层芝麻油的盘内，配凉开水食用。

功效 适用于肝肾阴虚、神疲心悸、腰膝无力等症。

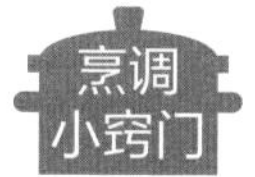

洗葡萄时，可在水中放些淀粉，然后轻揉葡萄，这样会洗得更干净，而且其表面也不易变色。

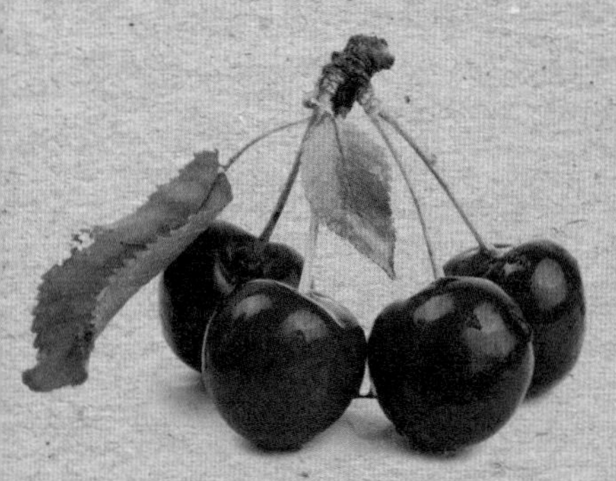

性温，味甘、微酸；归脾、肝经。
建议食用量：每次30克。

樱桃

肾脏排毒的水果王

樱桃，又名莺桃、英桃、车厘子等，外形就像是红色的宝石。樱桃含铁极其丰富，每100克鲜果肉中铁含量是同量枣的10倍、山楂的13倍，苹果的20倍，为各种水果之首。樱桃还是目前公认的具有帮助人体去除毒素及不洁体液的水果，尤其对肾脏的排毒功效巨大，被称为“排毒水果王”。

养肾功效

中医认为，樱桃有益脾养胃、滋养肝肾、涩精止泻、祛风湿、润皮肤等功效，适用于脾胃虚弱、脾胃阴伤、肝肾不足、腰膝痿软、遗精、血虚、四肢麻木、关节屈伸不利、冻疮等症。

选购方法

选购樱桃时，以果蒂新鲜、果皮细嫩、色泽光艳、果实红紫饱满、肉厚核小者为佳，有破损、色泽晦暗、发霉、干瘪脱水的樱桃不宜选用。

食用人群

宜食人群	脾虚腹泻、肾虚、腰腿疼痛、月经过多、崩漏等患者以及孕妇适宜食用
不宜人群	便秘、痔疮、高血压、糖尿病、溃疡、喉咙肿痛、虚热咳嗽等患者不宜食用

这样吃更健康

樱桃不宜多吃，因为樱桃中含有一定量的氰甙，氰甙水解后会产生氢氰酸，有较大毒性，若食用过多，会引起铁中毒或氰化物中毒。

营养巧搭配

樱桃＋白酒　防治腰膝痿软

樱桃对肝肾虚弱、食欲缺乏、消化不良、风湿身痛等症均有益处，若与同样对风湿有作用的白酒搭配食用，则对腰膝痿软、四肢麻木导致的腰腿疼痛等病症有一定疗效。

最佳烹调方法

生食、煲汤、泡酒。

益肾食谱

樱桃草莓汁

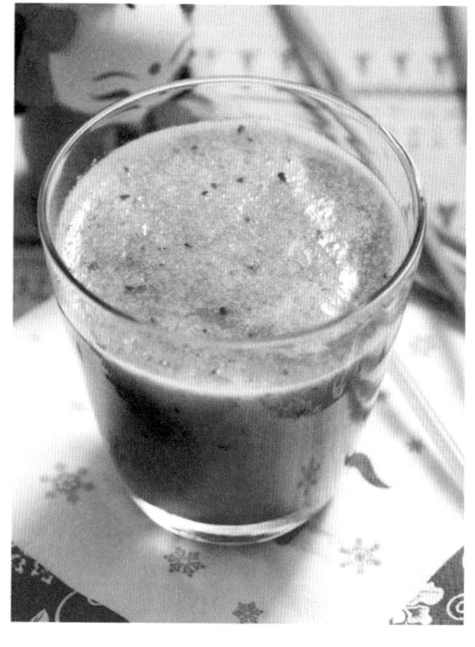

材料 樱桃、草莓各 80 克，蜂蜜适量。

做法

1. 草莓洗净，去蒂，切小块；樱桃洗净，去核。
2. 将上述食材放入榨汁机中，加入适量饮用水搅打均匀，加入蜂蜜调匀即可。

樱桃洗前宜用清水加少许盐浸泡一小段时间，去掉果皮表面的农药残留物。

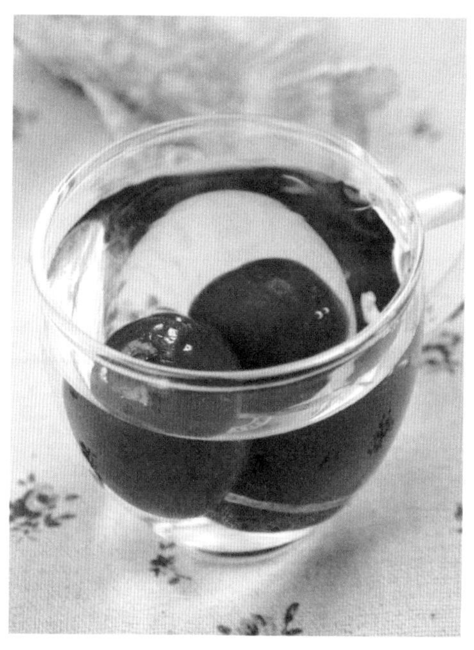

樱桃酒

材料 樱桃 250 克，白酒 1000 毫升。

做法

1. 樱桃洗净，放入坛中。
2. 用白酒浸泡 1 ~ 2 日即可。

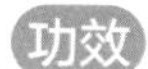

适用于肝肾虚弱、筋骨不健、腰膝痿软、四肢麻木等症。

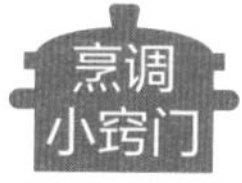

如果洗完的樱桃没有用完，千万不要放入冰箱冷藏，否则很容易坏掉。

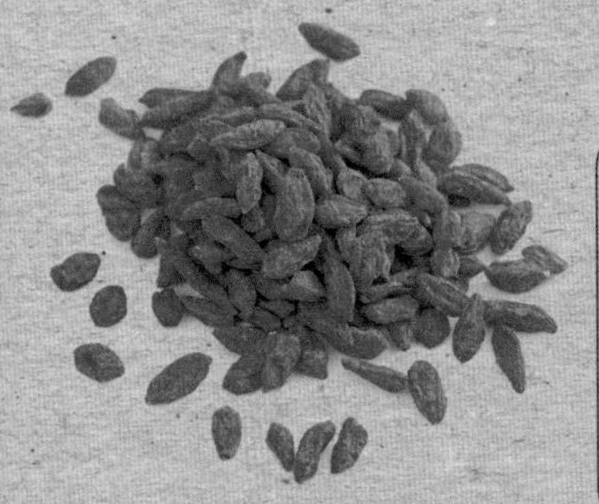

枸杞子

补肾生精的仙草

性平，味甘；归肝、肾经。
建议食用量：每天吃20克。

枸杞子，红如胭脂，艳如玛瑙，又名血果、地骨子、红耳坠等，古人称之"仙人草""西王母杖"，意为天赐之物，是我国常用的滋补类中药材，药食皆用。枸杞子中的维生素C含量比橙子高，β-胡萝卜素含量比胡萝卜高，铁含量比牛排还高，因此枸杞子是难得的抗老防衰、延年益寿之妙品。

养肾功效

中医认为，枸杞子可滋阴养血，益肝补肾，明目润肤，乌发养颜，适用于肝肾亏虚、腰膝酸软、头晕目眩、神经衰弱、虚烦失眠等症。

选购方法

1. 选购枸杞子时，以果皮柔韧有光泽，颗粒红色、饱满，果肉柔软，口味甜中带鲜者为佳。

2. 用硫黄熏制可使枸杞子鲜亮，外观鲜红，因此，选购时应注意不可单纯注重外表。

食用人群

宜食人群	肝肾阴虚、腰膝酸软、头晕目眩、虚劳瘦弱、肺结核等患者适宜食用
不宜人群	高血压、腹泻、性欲亢进等患者以及感冒发热期间、身体有炎症时不宜食用

这样吃更健康

枸杞子不能过量食用，否则容易造成食欲缺乏，女性月经提前或者推迟，白带异常、内分泌失调等。

营养巧搭配

枸杞子 + 莲子　养心补肾

莲子有养心益肾、补脾涩肠等功效，有提高人体免疫力和调节免疫平衡以及抗衰老的作用。枸杞子能补肾润肺、生精益气、补肝明目。若二者同食，具有养心补肾、健身延年的功效。

最佳烹调方法

炖、泡。

益肾食谱

枸杞子炖羊肉

材料 羊肉900克，枸杞子50克。

调料 植物油、姜片、葱、清汤、盐各适量。

做法

1. 将羊肉放入开水锅中煮透，放冷水中洗净，切块。将枸杞子洗净。
2. 将锅置火上，加适量油，烧热后，放入羊肉、姜片煸炒。
3. 翻炒后倒入枸杞子以及适量清汤、葱。
4. 大火烧开后，转小火煮60～90分钟，待羊肉熟烂，去葱、姜，调入盐即可。

功效 强筋补肾，适用于女子月经不调，性欲减退者。

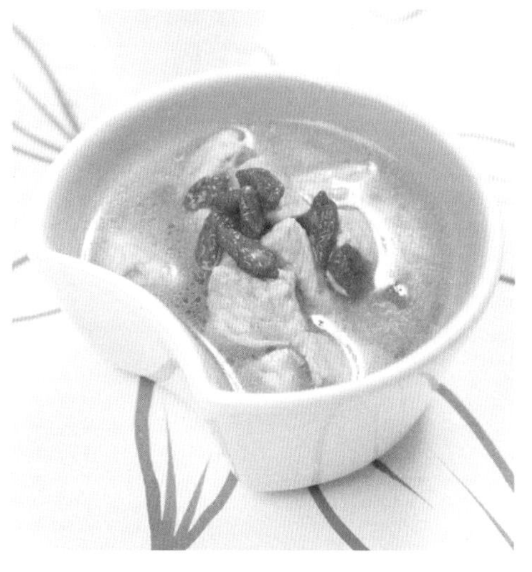

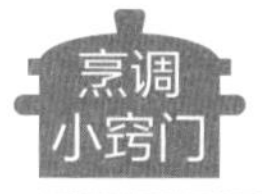

枸杞子清洗的时间不要太长，以免流失营养成分，一般用温水稍洗一下即可。

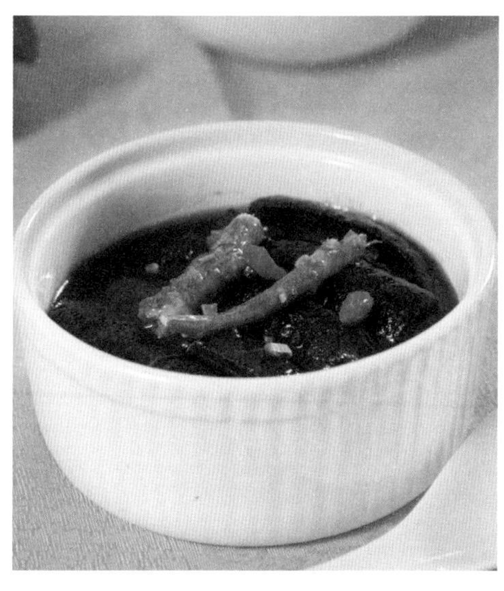

烹调小窍门 如果枸杞子闻起来有酒味，就说明已经变质了，不可食用。

党参枸杞子焖海参

材料 水发海参300克，党参、枸杞子各10克。

调料 植物油、葱花、酱油、料酒、盐、水淀粉各适量。

做法

1. 将发好的海参顺长切，大的切3块，小的切2块，切好后用开水烫一下，捞出晾干待用。
2. 将党参切片，水煎取浓缩药汁15毫升。将枸杞子洗净，放小碗内，蒸熟待用。
3. 锅内倒油，放入葱花炸香，放入海参，加料酒、盐、酱油拌炒片刻，放入蒸熟的枸杞子和党参浓汁，调好口味，加入水淀粉勾芡即可。

功效 滋阴补肾，益精髓，壮阳疗痿。

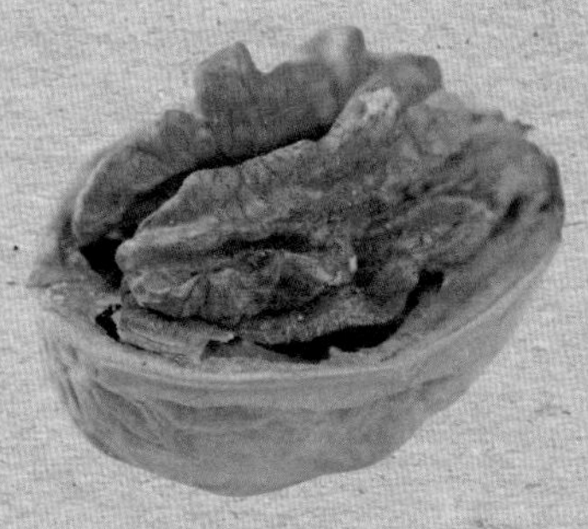

性温，味甘；归肾、肺、大肠经。
建议食用量：每天 20 ~ 30 克。

核桃

轻身益气的养肾之宝

核桃又名胡桃，与扁桃、腰果、榛子一起，并列为世界四大干果。史料记载，公元 319 年，晋朝大将石勒占据中原，建立后赵，因“胡桃”有轻蔑“胡人”之意，遂令改称“核桃”，这个名字一直沿用到今天。《神农本草经》将核桃列为久服轻身益气、延年益寿的上品。核桃营养丰富，被誉为“长寿果”。

养肾功效

中医认为，核桃有补血养气、补肾填精、止咳平喘、润燥通便等功效，适用于虚寒喘嗽、腰痛脚弱、阳痿、遗精、须发早白、尿路结石、小便频数、大便干燥等症。

选购方法

1. 看，外壳薄而洁净，核桃肉状似人脑两半球，颜色呈淡黄色或浅琥珀色，果肉丰满，肉色洁白。

2. 摇，可以摇一摇它的壳，里面不发出声音的为佳。发声的核桃是因为失去水分，核桃肉不再贴在核桃壁上了，不够新鲜。

食用人群

宜食人群	便秘、动脉硬化、高血压、冠心病、肾虚、尿频、咳嗽等患者适宜食用
不宜人群	上火、腹泻、痰热喘嗽、阴虚有热者不宜食用

这样吃更健康

核桃不宜过多食用，因为核桃含有较多的脂肪，脂肪具有很高热量，如果无法充分利用，就会被人体作为胆固醇储存起来，从而损害健康。

营养巧搭配

核桃 + 猪肾　补肾助阳

猪肾可以壮腰补肾，核桃也是补肾之品，二者合用有补肾助阳的功效。

最佳烹调方法

生吃、炒、油炸。

益肾食谱

核桃鸡丁

材料 鸡胸肉 200 克，核桃仁 30 克，西蓝花 100 克，枸杞子 5 克。

调料 料酒 10 克，盐、植物油各 3 克。

做法

1. 将鸡胸肉去皮，洗净，切丁，加少许料酒、盐，拌匀后腌 15 分钟左右。将核桃仁烤热，放凉待用。将西蓝花洗净，切小朵，用开水焯烫备用。
2. 将炒锅置火上，倒入植物油烧热，下腌渍后的鸡胸肉炒至变色，放入核桃仁、西蓝花、枸杞子，加盐炒匀即可。

功效 有补气养血、补肾填精、补气健胃、强筋壮骨等功效。

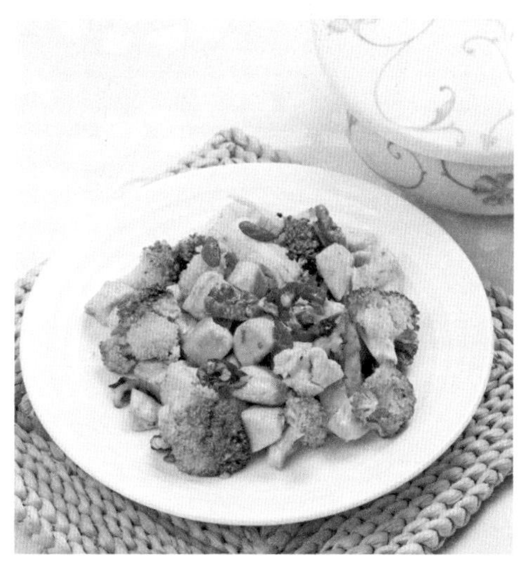

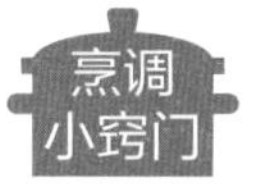

不要将核桃仁表面的褐色薄皮剥掉，否则会损失一部分营养。

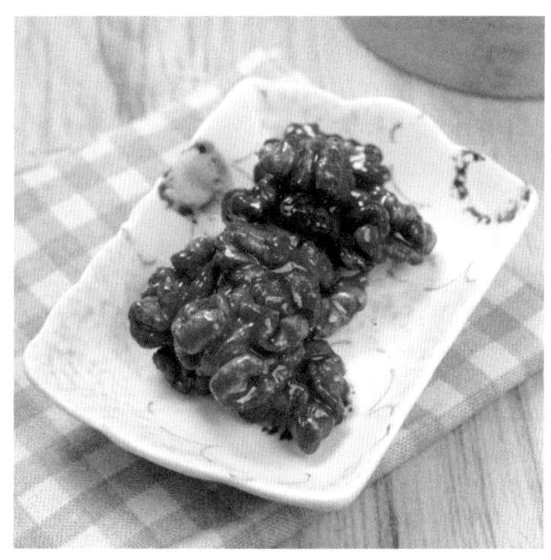

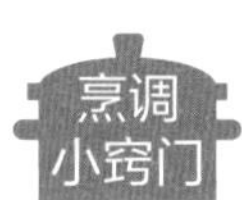

将核桃蒸上5分钟左右，再放入冷水中浸泡3分钟，然后捞出来用锤子在核桃四周轻轻敲打，破壳后就能取出完整核桃仁。

琥珀核桃

材料 核桃仁 300 克，白糖 150 克。

调料 盐、植物油各适量。

做法

1. 将核桃仁放入开水中，撒入少量盐，浸泡 10 分钟，洗净。
2. 将锅置火上，放入白糖及少量水，熬至糖汁浓稠时，投入核桃仁，拌炒，使糖汁包裹在核桃仁上。
3. 换锅，倒入适量植物油，加热后，投入核桃仁，用小火炸至金黄色，捞出，凉凉后，即可食用。

功效 补肾固精，温肺定喘，适用于老年人肺肾阳虚气弱、阳痿、遗精、小便频数、咳嗽气喘等症。

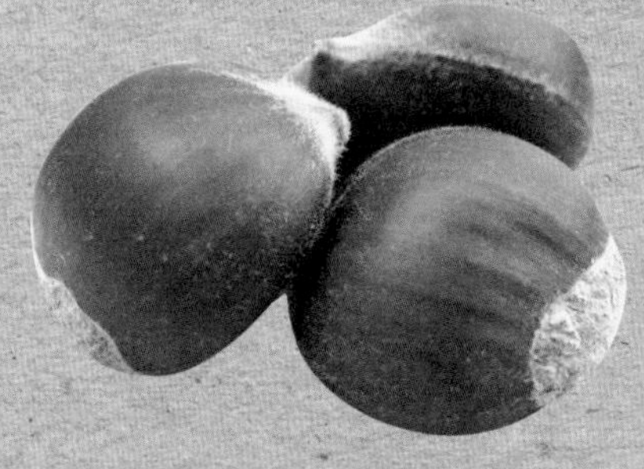

性温，味甘；归肾、脾、胃经。
建议食用量：每天 250 克。

板栗

补肾的干果之王

板栗，俗称栗子，与桃子、李子、杏、枣并列为我国古代五果。栗子营养全面，鲜板栗所含的维生素 C 是苹果的 10 多倍。板栗对人体的滋补功能，可与人参、黄芪、当归等媲美，因此素有“干果之王”的美誉。

养肾功效

中医认为，板栗有补脾健胃、补肾强筋、活血补血的功效，尤其适用于肾虚患者，对于腰膝酸软、食欲缺乏、小便频多、慢性腹泻等症，都有良好的效果。

选购方法

选购板栗时，以果实饱满，果壳质地坚硬，呈褐色或者深褐色，表面光滑、无虫眼、无杂斑，内部呈淡黄色，口感脆甜者为佳。

食用人群

宜食人群	肾亏引起的小便频繁、肾虚、骨质疏松等患者适宜食用
不宜人群	脾胃虚弱，消化功能较弱者以及风湿病、便秘等患者不宜食用

这样吃更健康

由于板栗生吃难消化，熟食又容易滞气，所以一次不宜多吃。

营养巧搭配

板栗 + 大米　补肾强筋骨

民间有句俗话：“腰酸腿软缺肾气，栗子稀饭赛补剂。”大米与板栗一起熬成板栗粥既能健运脾胃，增进食欲，又能补肾强筋骨，尤其适合老年人身体功能减退所致的胃纳不佳、腰膝酸软无力、步履蹒跚。

板栗 + 红枣　治肾虚

红枣能补血、安中养脾、生津液，板栗有壮腰强筋、活血止血、健脾养胃等功效，二者搭配食用，适宜肾虚引起的腰酸背痛、腿脚无力者。

最佳烹调方法

生食、煮食、炒食。

益肾食谱

板栗煨鲤鱼

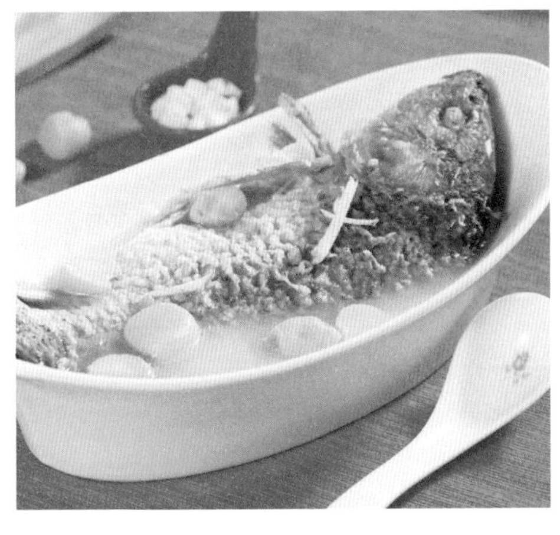

材料 鲤鱼1条（1000克左右），板栗400克，茯苓15克。

调料 葱末、姜丝、大蒜各20克，植物油、盐、酱油、红糖各适量。

做法

1. 将鲤鱼去鳞，去内脏，洗净。将板栗煮熟，去壳。将茯苓洗净备用。
2. 将鲤鱼用葱末、盐、酱油、红糖腌渍30分钟，再将大蒜、茯苓、姜丝塞入鱼腹内。
3. 将锅置火上，倒油烧热，放鲤鱼炸至微黄捞出，将板栗入油锅炸几分钟。
4. 在锅内注入700毫升清水，水沸时放入鲤鱼及板栗，调入盐，收汁装盘即可。

功效 补益脾胃，利水消肿，增加食欲。

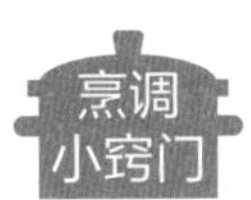

给板栗去皮除了用开水煮的方法，还可以用冰箱冷冻法。即将板栗煮熟冷却后，放入冰箱内冷冻两小时，这样剥起来既快，板栗肉又完整。

果酱板栗饼

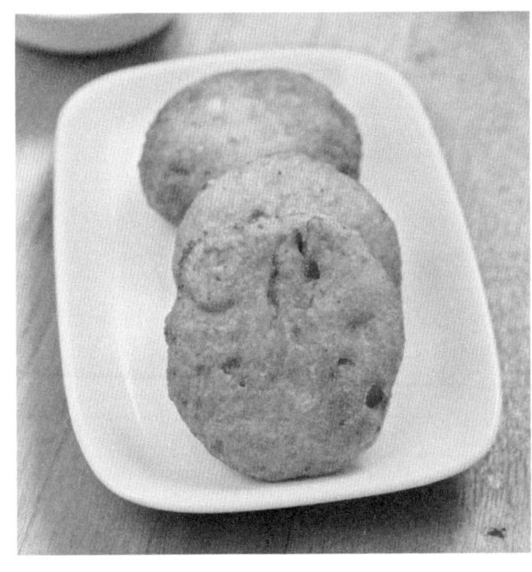

材料 板栗肉250克，果酱80克，精面粉150克，芡实、牛奶粉各50克，鸡蛋2个。

调料 白糖200克，植物油100毫升。

做法

1. 将板栗肉和芡实碾成粉，放入盆中，打入鸡蛋，放入白糖、精面粉、牛奶粉、水以及50毫升植物油，搅拌均匀，做成多个直径3厘米左右的板栗圆饼。
2. 将锅置火上，倒入植物油，烧至七成热后，分批放入板栗饼，炸至金黄色浮起后捞出，配以果酱即可食用。

功效 益精固肾，健脾祛湿。

烹调小窍门

在炸板栗饼时，一定要用小火慢慢炸，如果用大火，很容易炸煳，还不易炸熟。

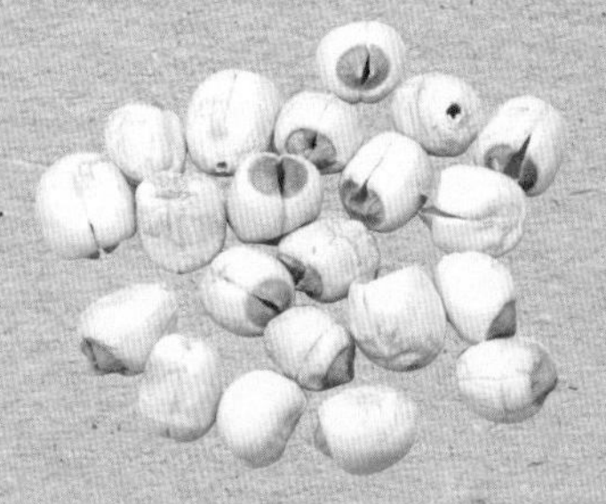

性平，味甘、涩；归心、脾、肾经。
建议食用量：每天 20 克。

莲子

小巧玲珑的健肾奇果

莲子，又名莲米、莲实、睡莲子等，它生在小巧玲珑的莲蓬之中，因为外壳坚硬，古人称之为石莲子。莲子自古以来是公认的老少皆宜的鲜美补养佳品，有很好的滋补作用，古人认为经常服食，百病可祛，因它“享清芳之气，得稼穑之味，乃脾之果也”。历代达官贵人常食的“大补三元汤”，其中一元即为莲子。

养肾功效

中医认为，莲子有补脾益胃、止泻去热、养心安神、补肾固涩等功效，适用于脾虚泄泻、心悸不安、失眠、夜梦、男子遗精、女子月经过多、食欲缺乏等症。现代医学研究证实，莲子的莲子碱有平抑性欲的作用，年轻人频繁遗精或滑精者，服食莲子能起到良好的止遗涩精作用。

选购方法

选购莲子时，以粒大饱满，质硬整齐，无皱，黄白有粉性，两瓣中央空隙大，内有绿色胚芽者为佳。

食用人群

宜食人群	食欲缺乏、惊悸失眠、肾虚遗精者以及女性需止血安胎、月经过多、崩漏者适宜食用
不宜人群	外感初起、腹部胀满、大便干燥、疟疾等患者不宜食用

这样吃更健康

莲子食用要适量，多食会损阳助湿。

营养巧搭配

莲子 + 排骨　补肾益精

猪排骨有坚筋骨而益肾的功效；莲子有清心和胃，固涩下焦，止带下的功效。二者搭配制成汤膳，可补肾益精，清心固带，对肝肾不足，湿热下注的盆腔炎非常有效。

莲子 + 黑米　补肾健脾

黑米可滋阴补肾、健脾暖肝、明目活血，莲子可健脾补肾、养心安神，二者搭配煮粥，有滋阴养心，补肾健脾的功效，适合孕妇、老人以及病后体虚者食用。

最佳烹调方法

煮粥、做羹、煲汤、做糕点。

益肾食谱

银耳莲子羹

材料 干银耳、莲子各30克，去核红枣6枚，山药50克，枸杞子少许。

调料 冰糖10克。

做法

1. 将银耳洗净，浸泡2小时，去蒂，撕成小朵。将莲子洗净，去心。将山药洗净，去皮，切片，待用。
2. 将锅置火上，放入莲子、红枣、枸杞子、山药与银耳，倒入适量水，熬煮至所有材料熟烂，加入冰糖调味即可。

功效 有益气补血、健脾和胃、补血、治虚损的功效。

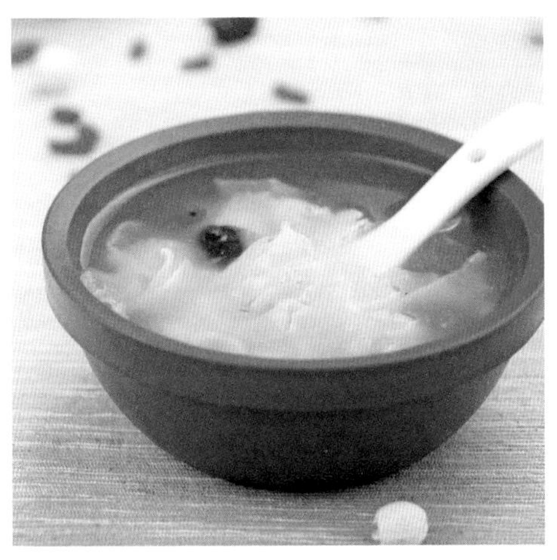

将莲子洗一下，放入开水中，加入适量老碱，搅拌均匀，稍闷片刻，再倒入淘米箩内，用力揉搓，便能很快除去莲子皮。

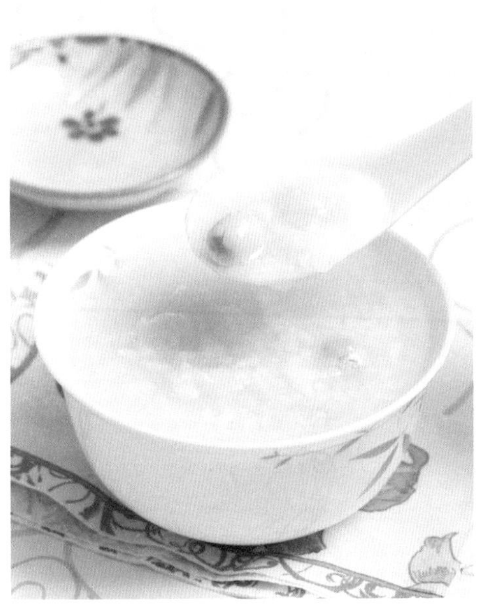

莲子粥

材料 莲子25克、大米100克。

调料 冰糖适量。

做法

1. 将莲子和大米分别洗净，浸泡1小时。
2. 将锅置火上，加适量清水煮沸，放入莲子和大米用大火煮沸，转小火继续熬煮，加入冰糖熬煮至粥黏稠即可。

功效 莲子富含蛋白质、脂肪，具有养心、益肾、补脾等作用。

莲子可选用去心的，容易煮熟。

对肾不利的食物

粗棉籽油——容易衰精冷肾

棉籽油，就是用棉花籽榨的油，精炼后可供人食用。棉籽油中亚油酸的含量比较高，能有效抑制血液中胆固醇的上升。但食用粗制棉籽油，会损害人体的健康，尤其是对肾脏不利。

粗棉籽油，就是农村土榨油坊未经充分蒸炒而榨制的棉籽油，黑色，味道发苦。中医认为，粗棉籽油有伤精气、伤阳道和衰精冷肾等不良的作用。现代医学研究也发现，男性食用粗制棉籽油会损害生精细胞，导致睾丸萎缩，而没有精子产生，造成不育；女性食用它会使月经失调，闭经及子宫萎缩。实验研究表明，成年男子服用粗棉籽油的提取物棉酚 40 天，每天 60 ~ 70 毫克，短期内精子全部被杀死，并逐渐从精液中消失。

近年来，由于私营小榨油作坊越来越多，棉农手中的棉籽又没有集中进行处理，结果导致粗制棉籽油泛滥于各地。还有一些不良商贩，在卖食用香油时也掺入棉籽油。食用粗制棉籽油对人体的损害，是逐渐蓄积的过程。因此，为了我们的肾脏健康，应杜绝食用棉籽油。

温馨小提示

食用粗棉籽油的临床表现

食用精棉籽油后在临床上最常见的是疲劳乏力、发热（多为中、低度中毒）、皮肤发红、无汗或少汗、皮肤瘙痒如针刺、呼吸急促、胸闷，在日光下症状加重等慢性中毒病例。女性会伴有月经失调、闭经，男性会发生不育症。严重者会发展为肺水肿、黄疸、肝性脑病、肾功能损害，最后会因呼吸循环衰竭而危及生命。

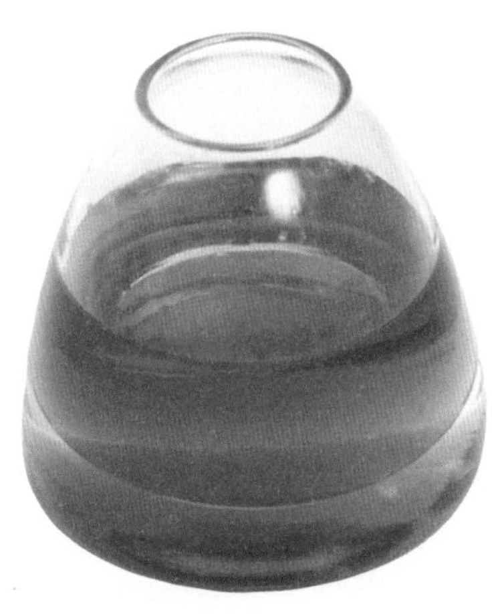

芥蓝——耗气损血，气虚血亏者不宜多食

芥蓝又名白花芥蓝，是我国的特产蔬菜之一。芥蓝的菜苔柔嫩、鲜脆，嚼起来爽而不硬、脆而不韧。苏轼的《雨后行菜圃》诗中写道：“芥蓝如菌蕈，脆美牙颊响。”以此来形容芥蓝有香蕈的鲜美味道。芥蓝是甘蓝类蔬菜中营养比较丰富的一种蔬菜，可炒食、汤食，或作为配菜。

芥蓝味甘，性辛，有利水化痰、解毒祛风、除邪热、解劳乏、清心明目等功效。芥蓝中含有丰富的胡萝卜素和维生素 C，维生素 C 的含量远远超过了菠菜、苋菜等维生素 C 含量高的蔬菜。芥蓝中还含有强有力的抗癌成分。

吃芥蓝一定要适量，不宜常吃、多吃，中医认为，芥蓝可耗人真气。久食芥蓝，会抑制人体性激素的分泌。

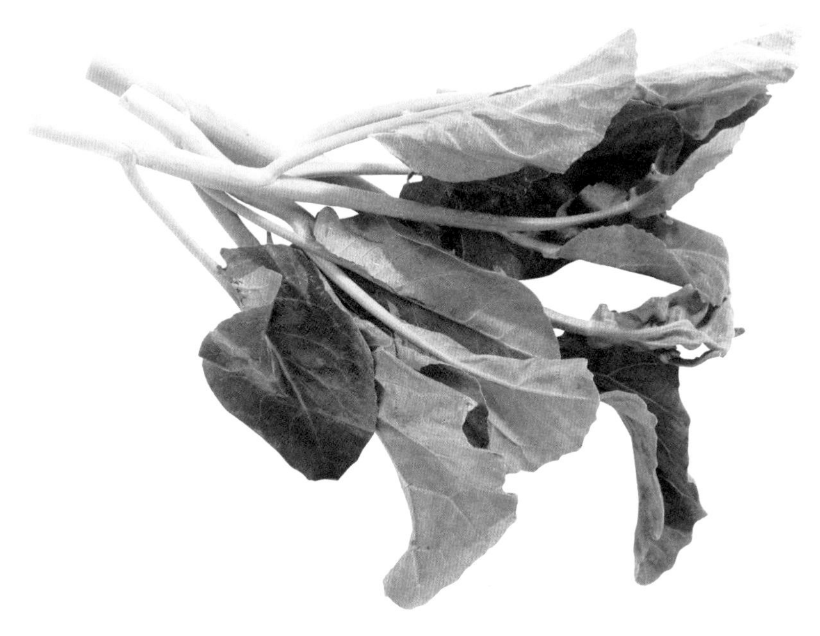

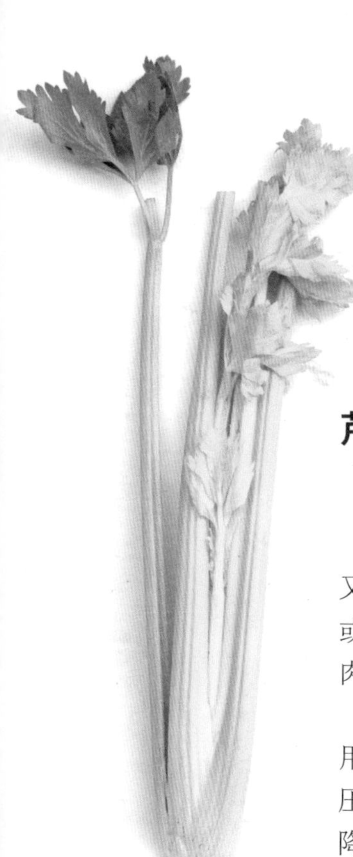

芹菜——引起精子数量减少

芹菜是中国人常吃的蔬菜之一，它清脆爽口，既可热炒，又能凉拌，深受人们的喜爱。在美国，生芹菜常用来做开胃菜或沙拉；在欧洲，芹菜通常作为蔬菜煮食或作为汤料及蔬菜炖肉等的佐料。

中医认为，芹菜味甘、苦，性微寒，是一种具有很好药用价值的保健蔬菜。常吃芹菜，尤其是吃芹菜叶，对预防高血压、动脉硬化等都十分有效，并有辅助治疗作用。但肾功能下降、肾虚者不宜食用。补益肾阳的食物多为温热性食物，而芹菜为苦寒性食物。除此之外，有的人认为芹菜能“助性”、提高男性性功能。那么这种认识是否科学呢，芹菜到底是不是“助性草”呢？

首先，我们可以明确地告诉大家，这种说法是不科学的。芹菜不仅不能“助性”，而且食用过多还会减少精子。国外有研究发现，常吃芹菜能减少男性精子的数量。对年龄 18 ~ 20 岁，健康状况良好、有生育能力的男性进行试验，让他们每天吃 75 克芹菜，连续吃 1 ~ 2 周之后，结果发现他们的精子数量明显减少，这种情况在停止吃芹菜后 16 周又会恢复正常。

为什么男性吃多了芹菜会引起精子数量的减少呢？这是因为芹菜可能会抑制睾酮的生成，从而减少精子的产生，使精子数量下降。由于肾主性和生殖，所以芹菜可能损伤肾主生殖的功能。因此，为了维护良好的肾功能，建议男性朋友不要过多吃芹菜，如果是准备生育的男性朋友，最好近期不要吃芹菜。

兔肉——肾气不足者慎用

兔肉滋味鲜美，肉质细嫩，与其他肉类相比，消化率可达 85%，食后极易被消化吸收。兔肉属于高蛋白质、低脂肪、少胆固醇的肉类，兔肉含蛋白质高达 70%，比一般肉类都高，但脂肪和胆固醇含量低于所有的肉类。因此，兔肉被人们称之为“保健肉”“荤中之素”“美容肉”“百味肉”等等。

中医认为，兔肉味甘、性凉，有滋阴凉血、益气润肤、解毒去热的功效。现代医学研究证实，兔肉是肥胖者以及高血压、冠心病、糖尿病等患者的理想肉食。兔肉还富含大脑和其他器官发育不可缺少的卵磷脂，有健脑益智的功效。

但是兔肉性凉，滋阴较理想，多食则损元阳，有四肢怕冷、性冷淡等明显阳虚症状的男性不宜食用兔肉。

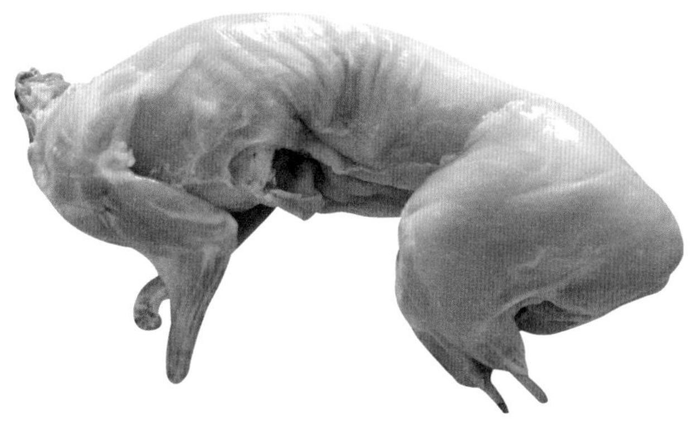

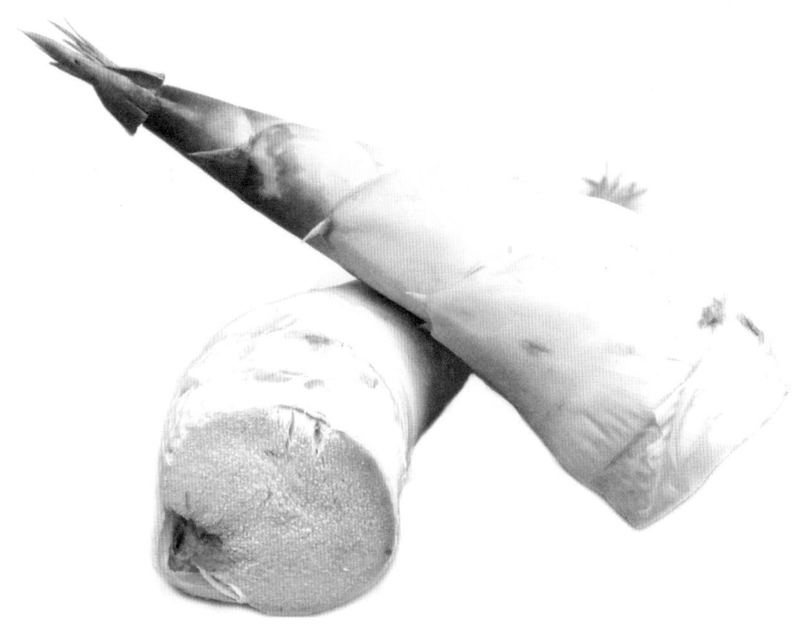

竹笋——慢性肾炎及肾功能不全者慎用

竹笋，又称玉兰片，食用部分为初生、嫩肥、短壮的芽或鞭，是一种优良的保健蔬菜。竹笋一年四季皆有，但唯有春笋、冬笋味道最佳。作为蔬菜，无论是凉拌、煎炒，还是熬汤，均鲜嫩清香，因此竹笋在我国自古就被视为“菜中珍品”。

中医认为，竹笋味甘、微寒，有清热化痰、益气和胃、消渴、利水道、利膈、爽胃等功效。现代医学研究证实，竹笋含脂肪、淀粉很少，属低脂、低热量食品，是肥胖者的减肥佳品。

由于竹笋外形又粗又壮，源于“以形补形”误解，不少男性以为，竹笋可作为男性壮阳之用；也有女士以为，竹笋可以改善胸部外形，吃得多可以令其更加挺拔。其实，这些都是错误的。

竹笋性属寒凉，含有较多的粗纤维和难溶性草酸钙，不利于营养物质的吸收。肾病患者的食欲较差，营养摄入大部分不足，所以食用竹笋对慢性肾炎及肾功能不全者十分不利。竹笋中含丰富的粗纤维，容易使胃肠道蠕动过快，因而胃溃疡、十二指肠溃疡活动期和胃出血的人不宜吃竹笋。而竹笋中的草酸钙对泌尿系统结石患者十分不利。如泌尿系结石患者想吃竹笋，应该先将其在开水里煮 5 分钟，以去掉更多的草酸钙。

因此，竹笋并不能作为肾脏病患者的常规食物食用。为了我们的肾及营养物质的最大化吸收，肾病患者请少吃竹笋。

鱼翅——含有重金属元素

鱼翅是鲨鱼鳍中的细丝状软骨。当今很多人都视鱼翅为美味佳肴、滋补佳品，然而近年来医学专家经过调查研究发现，其实鱼翅并不具有特殊的营养价值和保健功能，吃鱼翅反而对人体的健康不利，会损害生殖健康，引起性欲减退等性功能障碍。

研究发现，鱼翅含有水银的分量很高。2001 年，对曼谷唐人街市场上的鱼翅抽查表明，10 个鱼翅中有 7 个汞（俗称水银）含量过高，最高含量为正常量的 42 倍。2008 年对香港市场的抽查表明，10 个鱼翅中有 8 个含汞过高，最高含量为正常量的 4 倍。根据美国食品药品管理局 1990 ~ 2010 年市售鱼类与贝类中汞含量数据显示，鲨鱼是水银含量最多的 4 种海产品之一，而且其最大含水银量居首位。

除了水银之外，鱼翅中其他重金属的含量也很高。这是因为人类不断地把工业废水排入海洋，使得海水中汞和其他重金属含量较高，海洋生物也随之受到影响。鲨鱼处于海洋食物链的顶端，体内往往会积累大量的重金属。

烹饪并不能去除汞或其他重金属的毒性。鱼翅中的水银和其他重金属进入人体后，很难被排出体外，而是在体内积蓄下来。若人体内重金属含量过高，会损害中枢神经系统、肾脏、生殖系统等。因此，为了我们的肾健康，一定要远离鱼翅！

菱角——性功能障碍者慎用

菱角，又名水菱、水栗，古时叫作“菱”，是我国著名的特产之一，距今已有 3000 多年的栽培历史了。菱角有青色、红色和紫色，皮脆肉美，不亚于板栗，生食可当水果，熟食可代粮食。一般都以蒸煮后食之，或晒干后剁成细粒，熬粥食之。

菱角营养丰富，味甘，性凉，有清暑解热、除烦止渴、益气健脾、利尿通乳的功效。古人认为，多吃菱角还可轻身。所谓轻身，就是有减肥的作用。

虽然菱角对人体的益处很大，但是有损肾气。中医认为，菱角有伤精气、伤阳道和衰精冷肾等不良的作用。所以，有性功能障碍的人应少食菱角。

茭白——多食损阳气

茭白，也叫茭笋、茭瓜，是古代中国五大作物之一，也是我国的特产蔬菜，与莼菜和鲈鱼一起被誉为江南三大名菜。茭白白如玉，嫩如笋，滋味甜脆、鲜美，经烹调后可成各式佳肴，千姿百态，各具特色。陆游就曾以“秋茭出水白如玉”的诗句来赞美茭白，在民间又有“杭州不断笋，苏州不断茭”的说法。

中医认为，茭白味甘、淡，性凉，有清热利湿、生津止渴、利尿通便、通乳催乳等功效。现代医学研究证实，食用茭白可预防肝脏疾病和胃肠道溃疡，并帮助消化和通便。经常食用，还有预防高血压、防止动脉硬化的效果。

但是由于茭白含有较多的草酸，其钙质不容易被人体所吸收，凡患肾脏疾病、尿路结石或尿中草酸盐类结晶较多者，不宜多食。脾胃虚寒、肾阳不足的人也不太适合吃茭白。因为茭白性凉，食用过多会损伤人体阳气，加剧阳虚症状，从而导致性功能降低。

因此，我们在食用茭白时，切不可过多食用。在食用时，应该与一些温热类的食物搭配食用。例如，炒茭白时，可以加入生姜、大葱、花椒等热性配料，以削弱茭白的凉性。这样寒热平调，才有利于人体的阴阳平衡。

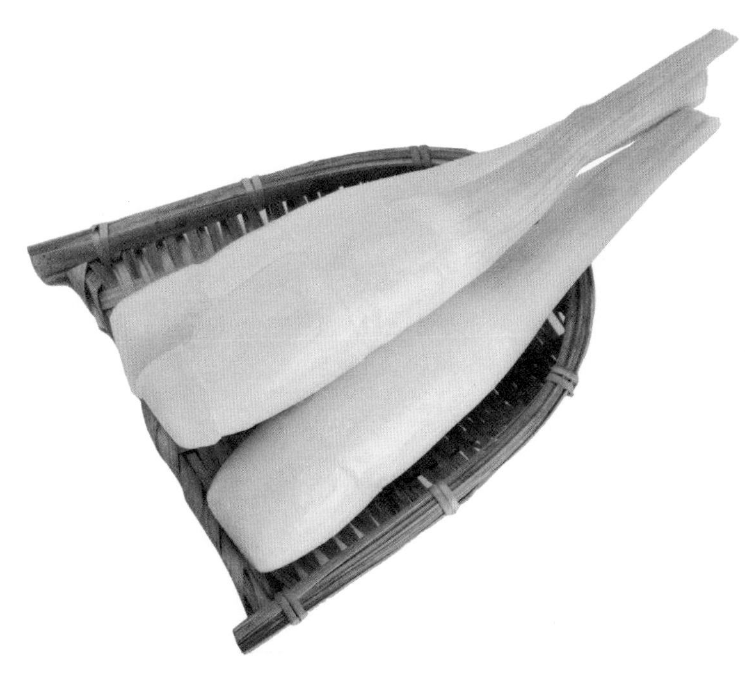

浓茶——影响肾脏健康

茶是一种健康的饮品，茶中含有咖啡因、茶碱、蛋白质、氨基酸、维生素、微量元素、鞣酸等许多物质，有良好的延年益寿、抗老强身的作用。但要注意的是，不宜常喝浓茶，否则对肾脏的健康不利。

首先，茶叶中富含鞣酸，常喝浓茶可导致肾结石；其次，茶叶中含氟较多，而肾脏是氟的主要排泄器官，如果常喝浓茶，人体中过量的氟会超过肾的排泄能力，导致氟蓄积在肾脏中，从而对肾脏造成损害。

因此，合理的饮茶原则是：清淡为好，适量为宜。只有坚持正确的饮茶方法，才能让我们既享受到饮茶的乐趣，又保证我们的肾脏健康。

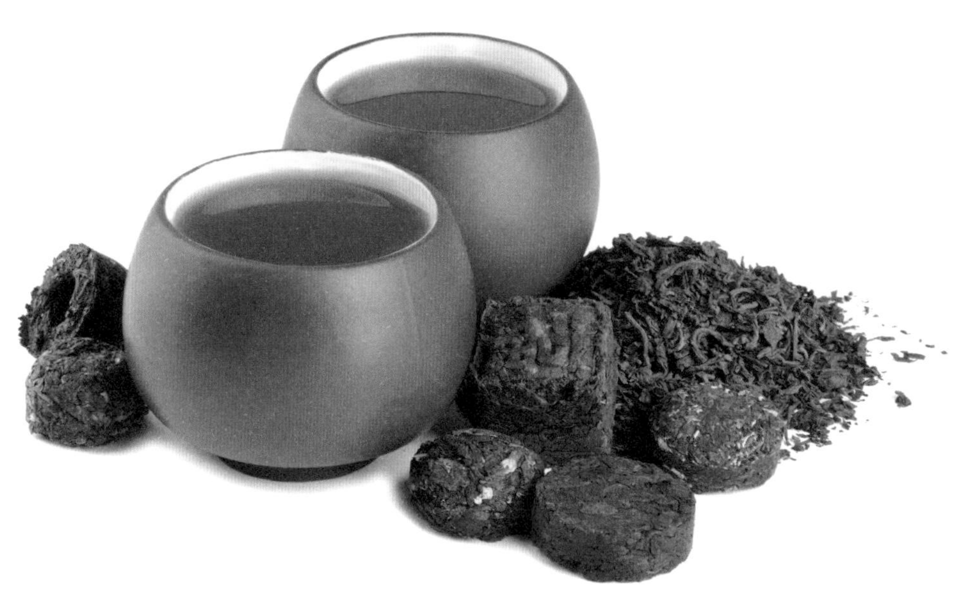

烟酒——影响男女生殖健康

有不少人以吸烟及大量饮酒来减轻烦恼和压力，殊不知这些行为在不知不觉中影响了身体健康，给生活带来了更大的压力。

吸烟是健康杀手。男子吸烟过多，可造成阴茎血流循环不畅，影响阴茎勃起，严重者可导致阳痿。女子吸烟过多，不仅会使女性激素分泌异常，引起月经异常、无月经、性欲低下等，还易发生宫外孕等异位妊娠，并且还会损害到卵子使其畸变。

酗酒对人体性功能的危害也极大。对于男性来说，长期酗酒，酒中的乙醇会使身体血管痉挛，睾丸发育不全，甚至使睾丸萎缩，使睾酮生成减少，从而出现性欲减退、阳痿、射精障碍、乳房女性化等表现。对于女性来说，长期过量饮酒会引起内分泌紊乱，导致月经不调，过早闭经、绝经，乳房、外阴等性腺及器官萎缩，阴道分泌物减少，性高潮次数、强度显著降低，性交疼痛，对性生活逐渐失去兴趣。

因此，如果想爱护你的身体，那就请少抽一支烟！少饮一杯酒！别跟烟酒做哥们儿！

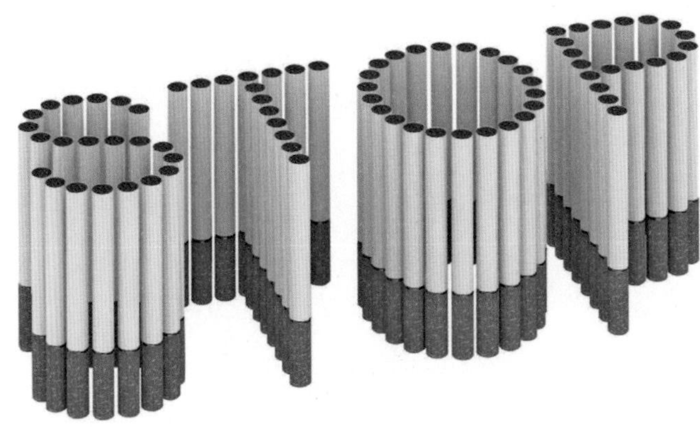

第4章

动一动身体 就养肾

拉耳就能把肾养

中医认为：肾主藏精，开窍于耳。也就是说，在耳部分布着很多能强肾补肾、医治肾脏疾病的穴位，所以经常按摩耳朵可以起到健肾养身的作用。下面教大家几种拉耳的小方法，按照这些方法，一天按摩3~5分钟就能使我们肾气更加充足。

全耳按摩法

功效：可疏通经络，健肾强身。

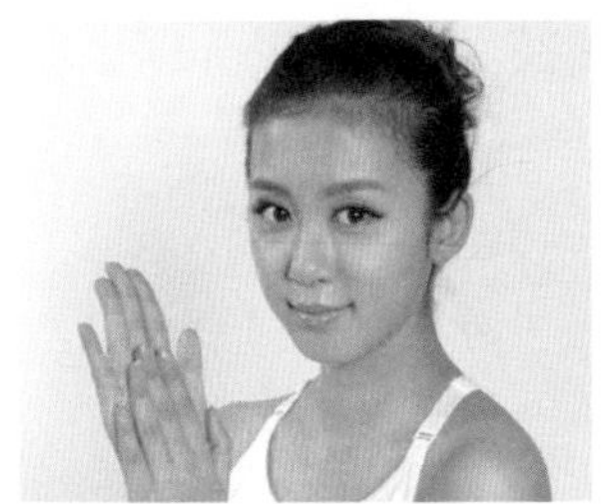

1 将双手掌心搓热，向后按摩双耳正面。

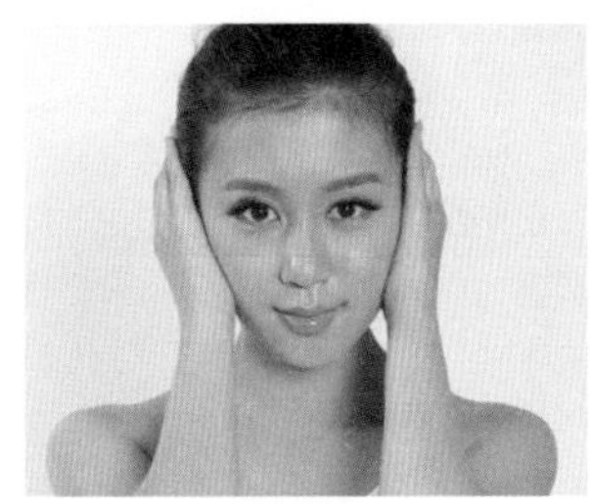

2 再向前按摩双耳背面，如此数次。

手摩耳轮法

功效：此法有健脑、强肾、聪耳之功效，能防治阳痿、便秘、腰腿痛等症状。

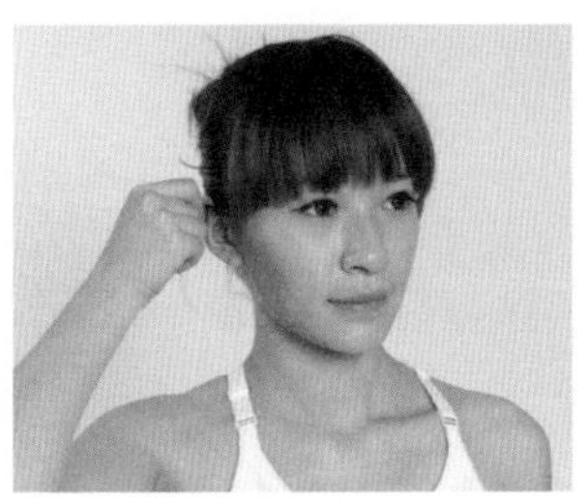

1 用拇指、食指捏住耳轮。

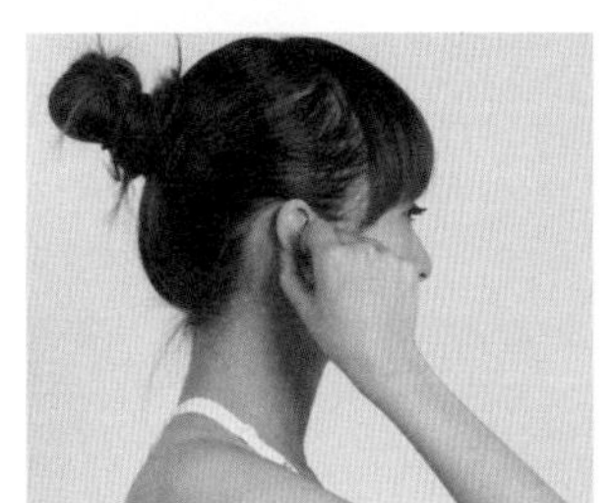

2 来回推擦，至耳轮充血发热。

搓弹双耳法

功效：可以促进耳朵血液循环，壮耳护腰。

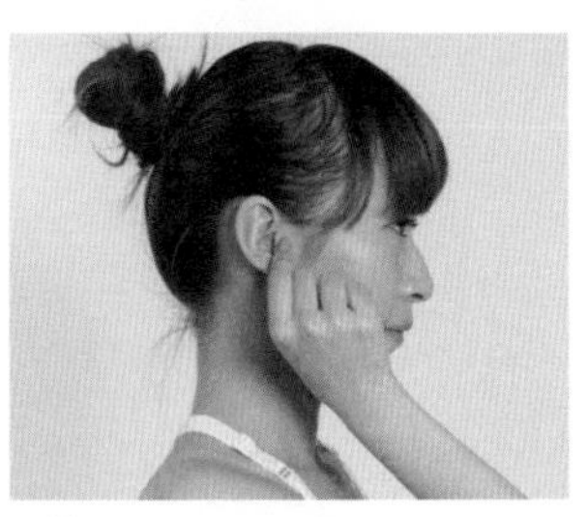

1 两只手捏住耳垂，搓摩至发热发红。

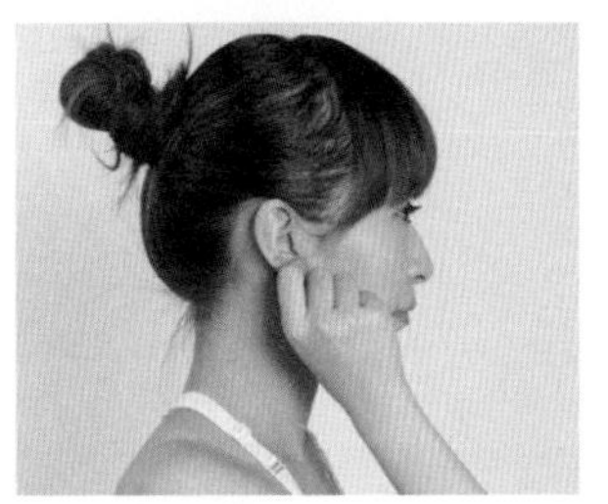

2 再揪住耳垂下拉，放手让耳垂弹回，每天数次。

叩齿固齿又固肾

中医认为，齿为肾之余，因此经常叩齿，不仅可以坚固牙齿，还能畅通经络、强健肾气。坚持每天叩齿，还可以促进面部血液循环，增加大脑的血液供应，使皱纹减少，起到延缓衰老的作用。乾隆皇帝是清朝在位最久、寿命最长的皇帝，他的长寿秘诀之一也为“齿宜常叩”。

叩齿提肛法

功效：促进牙体、牙周组织的血液循环，并有利于摄固肾气。

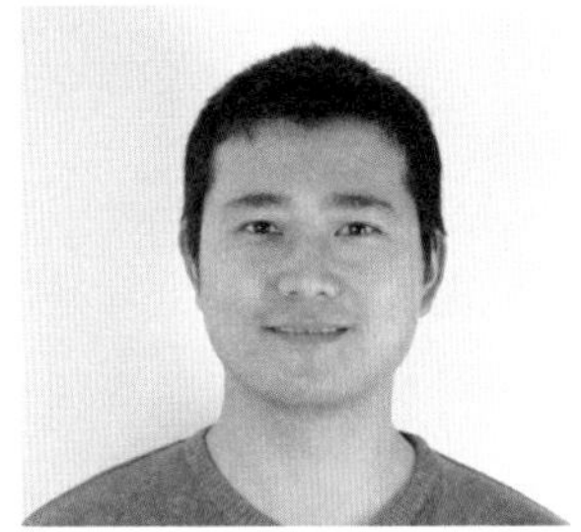

1 早上起床后或晚上临睡前，或闲坐闭目养神时，双唇微启。

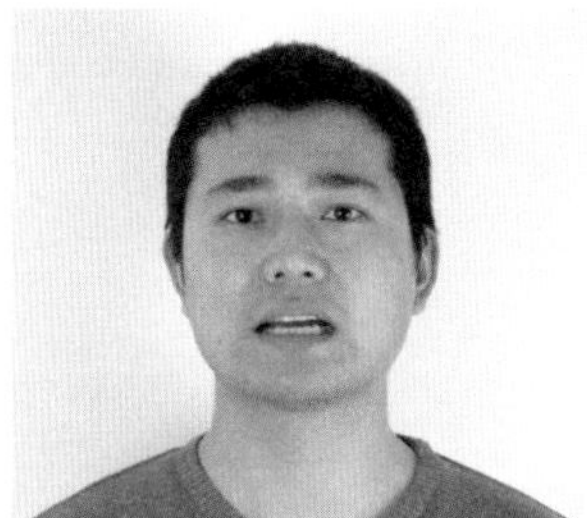

2 上、下牙相叩。叩齿的同时做提肛动作。刚开始练习时，可轻叩 20 次左右，随着练习的不断进展，可逐渐增加叩齿的次数和力度，每次叩齿次数不拘，可因人而异。

叩齿吞津法

功效：强健肾气，充盈肾精。

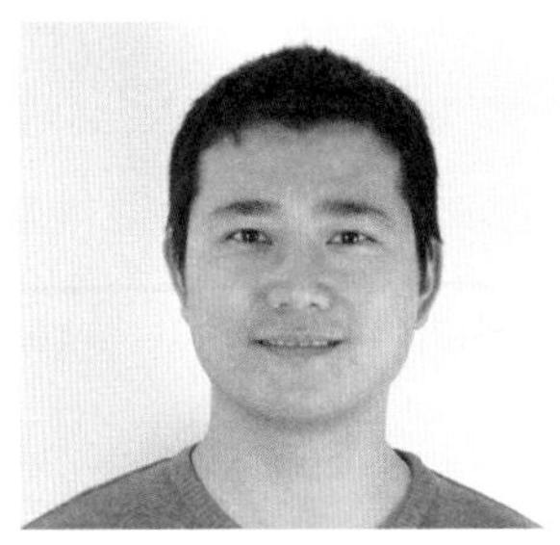

1 摒除杂念，保持心神宁静，上、下牙相叩。叩齿次数因人而异。

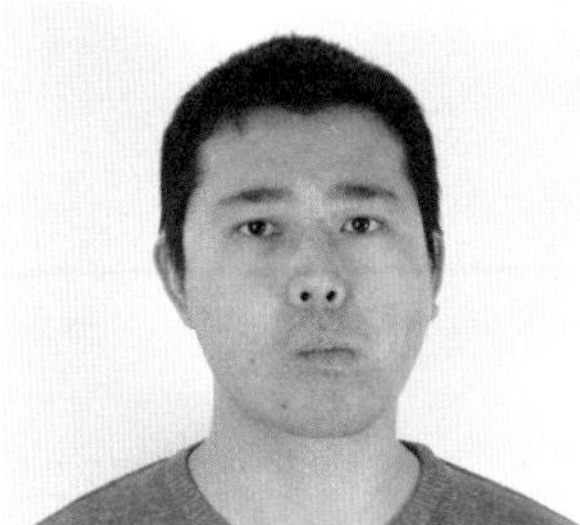

2 叩击结束后，用舌在口腔内搅动，用力要柔和自然，先上后下，先内后外，搅动 36 次。然后鼓腮将口中的津液含漱数次，最后分 3 次徐徐咽下。

勤于梳头治少白头

隋代医学家巢元方认为，白发的根源是身体虚弱，营养不良，因此有“千过梳头，发不白”的说法。梳头是一种物理按摩法，既能保持头皮和头发的清洁，又能疏通血脉，加速血液循环，增加头部毛囊的营养，从而使头发得到滋养，达到防止头发变白的效果。

梳子梳头法

功效：促进血液循环，改善肾虚症状。

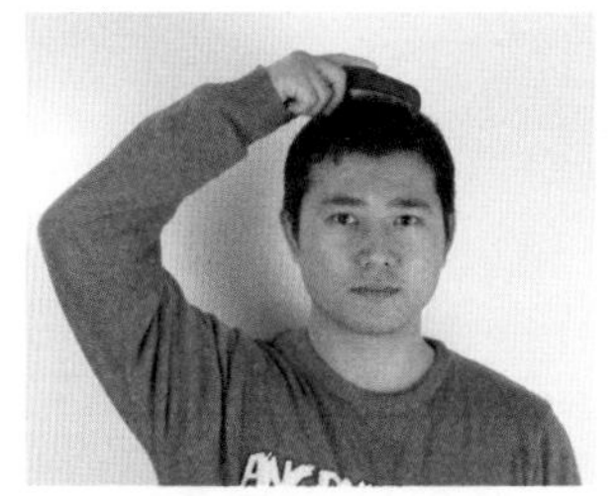

1 每天早、中、晚各梳头 1 次，用力适中，将头皮全部梳理一遍，每次 2 ~ 3 分钟。

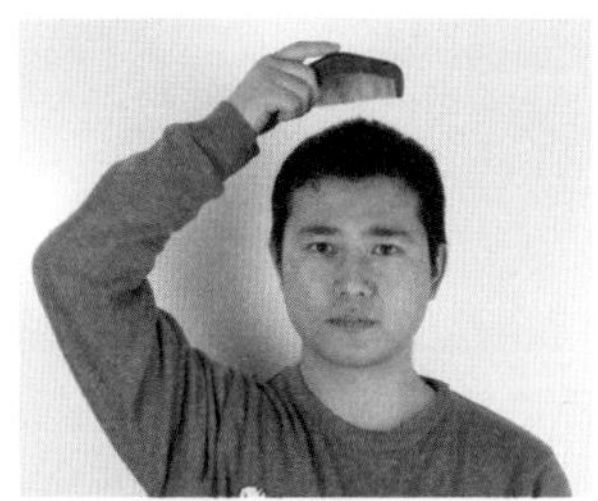

2 梳头后再用木梳齿轻轻叩打头皮 3 ~ 5 分钟，最后再梳理一遍。若能结合头部穴位叩打，则保健效果更佳。

十指梳头法

功效：改善大脑血液供养，治少白头。

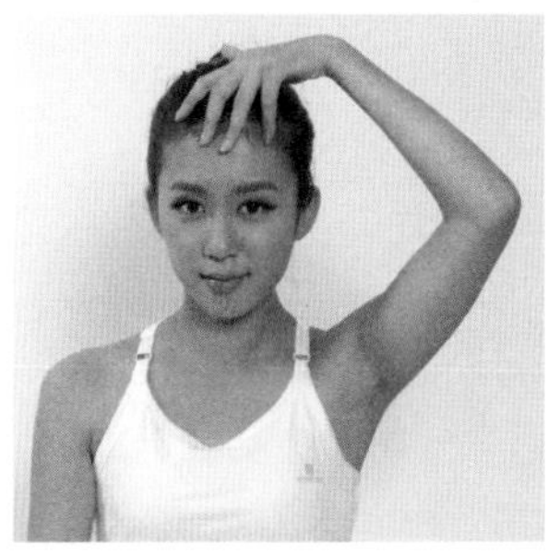

1 每天早、中、晚各梳头 1 次，用手指代替梳子，双手十指叉开，从前额正中央，由前向后。

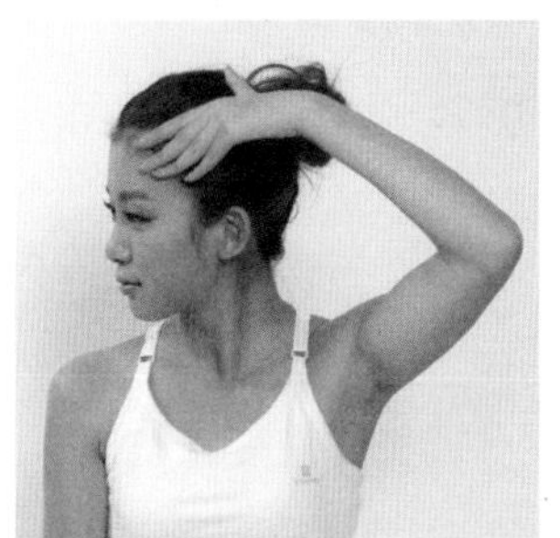

2 然后向两侧梳，将两鬓、额角、耳后头部发际均匀地反复梳通，梳到自感头皮发热，头脑舒适。每次 2 ~ 3 分钟。

散步、骑车也养肾

我国有一句古话："走为百练之祖。"世界卫生组织也曾明确倡导："世界上最好的运动是步行。"步行是一种安全、简单、锻炼强度容易控制的有氧运动。骑自行车也是一种很好的有氧运动，它可以促进血液循环，对肾虚有辅助调理作用。

散步养肾法

功效：促进血液循环，改善肾虚症状。

1 选择路面平整、风景优美、空气清新的地段，选择一双相对柔软的鞋子。

2 步行速度分为慢速、中速和快速3种。慢速为每分钟60～70步，中速为每分钟80～90步，快速为每分钟90步以上。

3 步行时，步履宜轻松，还要配合呼吸。建议边走边做腹式深呼吸，如3步1吸，5步1呼。

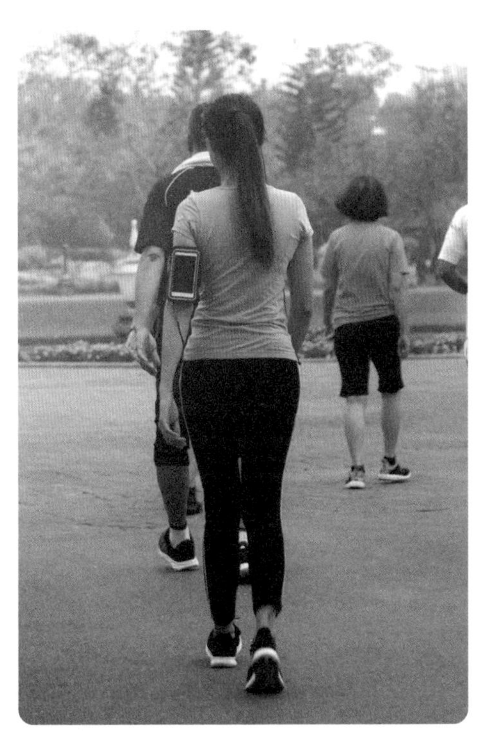

骑车健肾法

功效：改善心肾功能，锻炼肌肉关节。

1 保持正确的骑车姿势。将双手轻轻放在车把上，手臂与身体略成角度，踩踏脚板时，脚的位置一定要恰当。

2 可以采用中等速度不间断骑行40分钟以上，同时要注意有规律地呼吸。

3 骑车时放松一点、节奏慢一点。在骑车过程中，切忌做鼓劲憋气、快速旋转、用力剧烈和深度低头的动作。

踮脚，强肾助性又利尿

踮脚，看似是一个简单的小运动，其实，它不仅可以活动四肢和大脑，对肾也有保护作用。在日本的很多男卫生间里，小便池的设置都比较高，这使得男人们不得不踮起脚才能小便。便器厂家之所以这样设计，目的就是让男人小便时多踮踮脚。常踮脚可以牵拉腰、背、腿部的膀胱经、肾经，有利于扶阳养阳，从而达到益肾强精的效果。若男性患有前列腺疾病，小便时踮脚亦有尿畅之感。

踮脚小便法

功效： 补肾利尿，强精强肾。

1 男性小便时，提起脚后跟，踮起脚尖，10个脚趾用力抓地，两脚并拢，提肛收腹，肩向下沉。一天5～6次，连续1～6个月。

2 女性小便时，在坐蹲的同时，将第一脚趾和第二脚趾用力着地，踮一踮，抖一抖。一天5～6次，连续1～6个月。

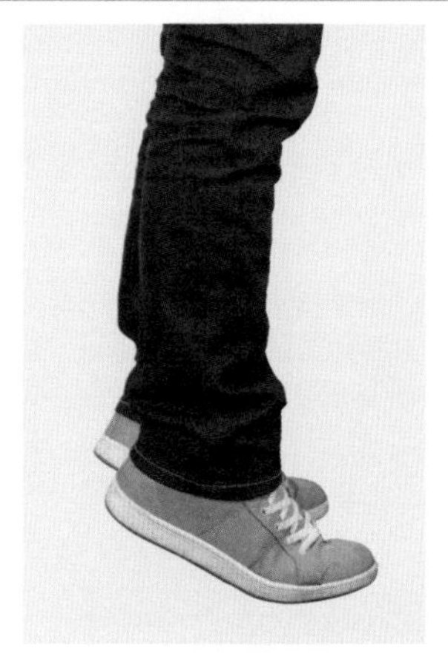

踮脚走路法

功效： 温补肾阳，改善血液循环。

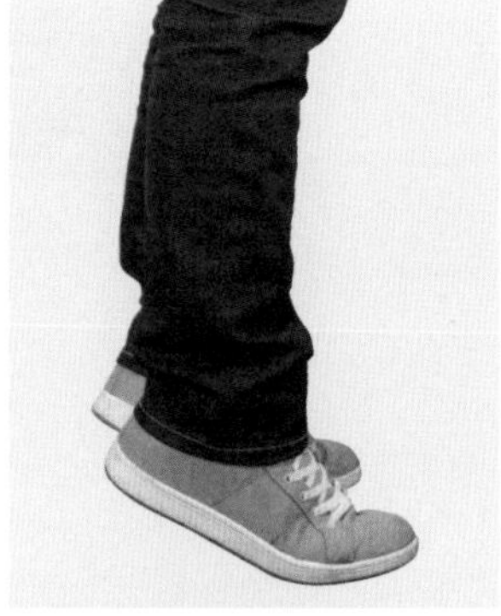

1 选择干燥的平地，穿一双软底运动鞋、平底鞋或防滑鞋。

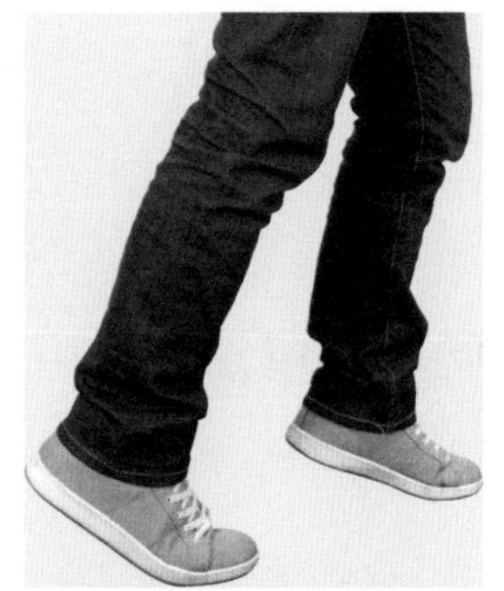

2 背部挺直，前胸展开，尽量提臀，足跟提起，用前脚掌走路，行走百步。

提肛，还肾健康

提肛运动，又叫回春术。中医认为，肛门处于人体经络的督脉上，提肛能提升阳气、排除浊气，从而起到养肾生精之功效。提肛运动简单易行，随时随地都可以做。但要注意避免急于求成，以感到舒适为宜，关键在于持之以恒。如果肛门出现局部感染、痔疮急性发炎、肛周脓肿等，则不宜进行提肛练习。

站立提肛法

功效：调理五脏，防止前列腺疾病。

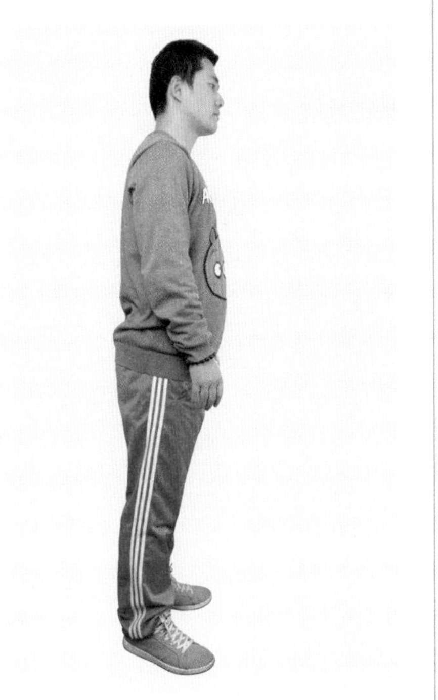

1 两腿分开，与肩同宽，双臂放松，深呼吸。

2 思想集中，收腹，慢慢吸气，同时向上收提肛门，屏住呼吸并保持收提肛门2～3秒钟，然后全身放松。

3 静息2～3秒后，再重复上述动作。如此反复10～20次，每天进行3～5次。

卧式提肛法

功效：益肾生精，养护生殖功能。

1 躺下，集中思想，收腹，慢慢吸气，同时有意识地向上收提肛门。

2 将肺中的气体尽量呼出后，屏住呼吸，保持收提肛门2～3秒。全身放松，让空气自然进入体中。

3 静息3～4秒，重复以上动作。尽量在吸气时收提肛门，然后全身放松，让肺中的气体自然呼出。每天1～2次，每次5分钟。

踢毽子，儿时游戏把肾养

小时候我们都踢过毽子，而踢毽子其实是我国一项古老的体育运动，起源于汉代，至今已有2000多年的历史了。宋代集市上就有专卖毽子的店铺，明清时开始有正式的踢毽子比赛。踢毽子不仅能愉悦人们的生活，而且对身心健康极为有益。踢毽子能促进血液循环和新陈代谢，达到充盈肾气、改善肾脏功能的作用。此外，踢毽子对脉管闭塞、静脉曲张、血栓、痔疮、颈椎病、腰椎间盘突出、糖尿病等症也有很好的缓解作用。

盘踢法

功效：锻炼全身，充盈肾气。

1 一条腿站立，支撑身体，另一条腿膝关节向外张。

2 向内、向上摆动小腿，用踝关节内侧踢毽子，等毽子落到膝关节以下位置时，抬脚再次踢起。可以单脚持续踢，也可以用双脚轮流踢。

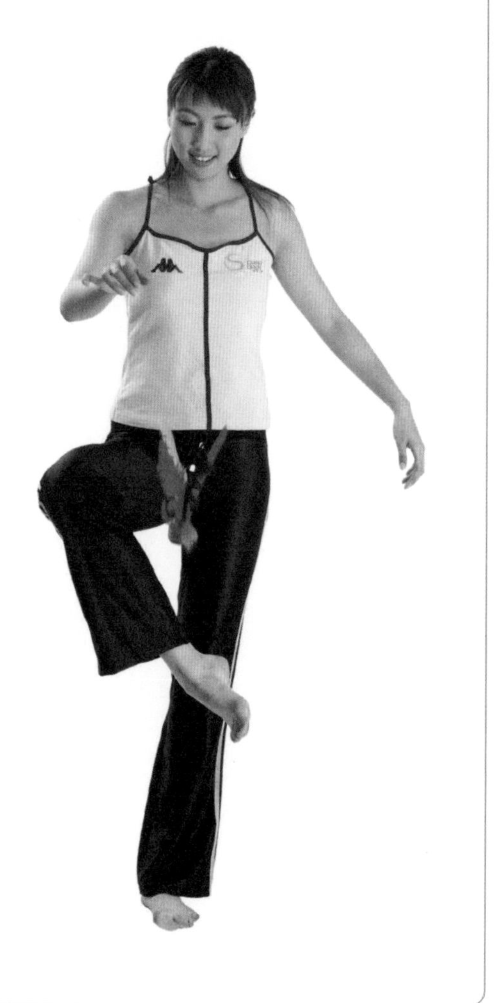

拐踢法

功效：促进血液循环，改善肾脏功能。

1 一条腿站立，支撑身体，另一侧大腿放松。

2 小腿发力向身体后斜上方摆动，用踝关节向外侧踢击。

3 当毽子距离身体较远时，可以抬起大腿去接踢。

太极拳，阴阳调和能利肾

太极拳是一种调节人体阴阳均衡的运动，它通过腰部运动以及呼吸的调节使肾脏得到锻炼。练拳时，人需要将注意力集中于腰部，再以腰部为枢纽进行慢性运动，这对肾脏进行了按摩。同时，练习太极拳时的呼吸调节，就是对肾纳气的锻炼，有利于增强肾的血液循环，充实肾精。太极拳种类繁多，有繁有简，这里我们就给大家介绍两种，以强健自己的肾。

陈氏太极拳 10 大要领

功效：练精化气，充实肾精。

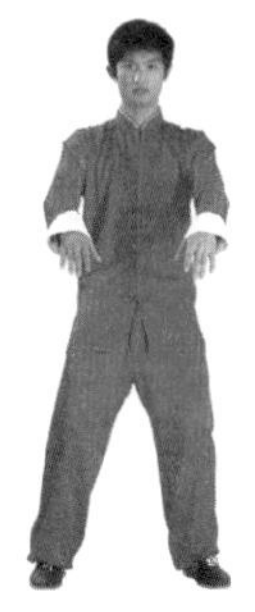

1 虚灵顶劲。指练习太极拳时，始终保持头部端正，百会穴轻轻向上领起。

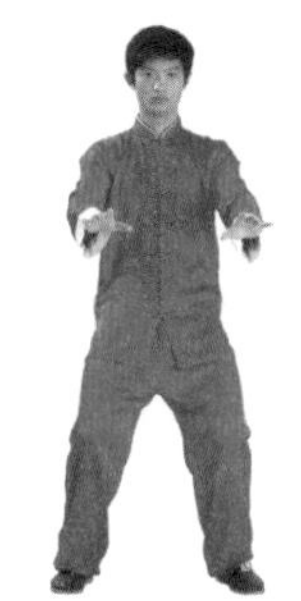

2 含胸塌腰。指在开胯屈膝的同时，胸脯向内微微含住，心气下降，两肋微束，腰劲自然下塌。

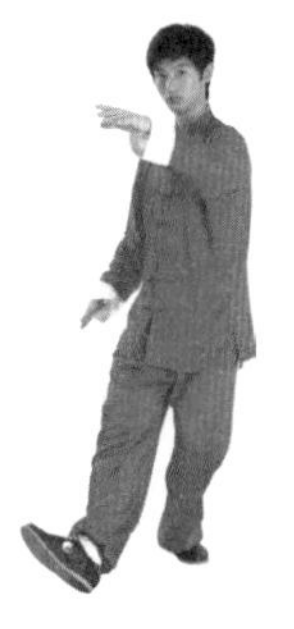

3 松腰养气。指腰部放松，以养护体内正气。

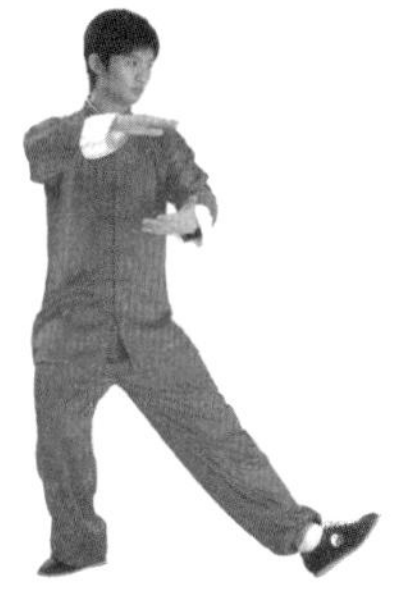

4 分清虚实。指左手实则左足虚，右手虚则右足实。

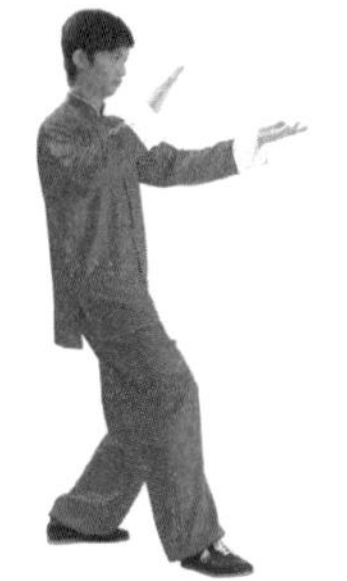

5 沉肩坠肘。指在松胯屈膝、含胸塌腰束肋的同时，将两肩井松开下沉，两肘随之下塌，周身骨节放松。

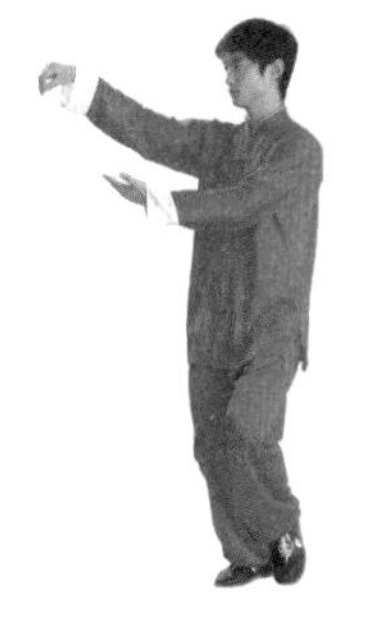

6 意行气。指气受意的指挥，在体内运行，一举一动均要意气结合。

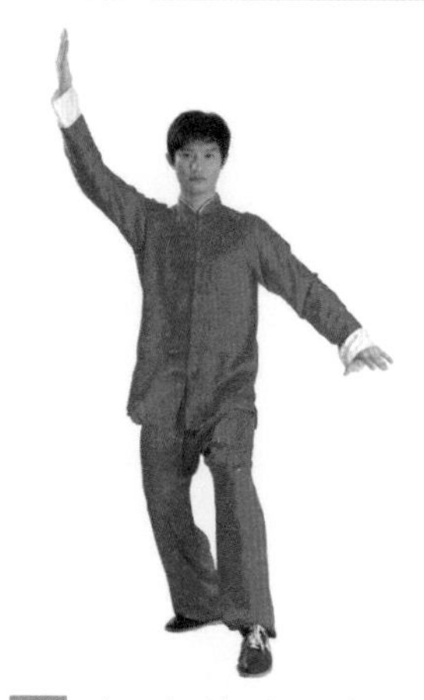

7 上下相随。起于脚跟，行于腿，主宰于腰，达于四指，周身必须上下相随，一气贯通。

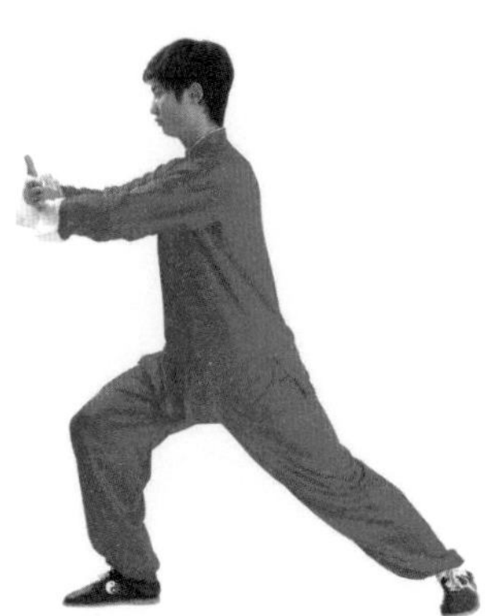

8 内外相合。指外形动作与内气运动互相一致，密切配合。

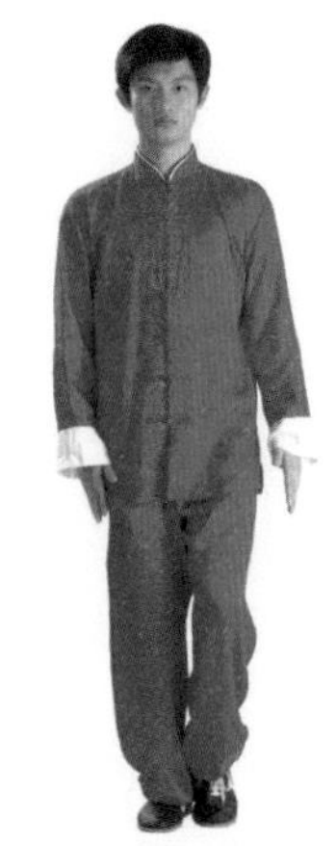

9 招式相连。指打一整套太极拳不仅要一动全动，周身相随，而且招式之间不丢不顶，圆转自如，一气呵成。

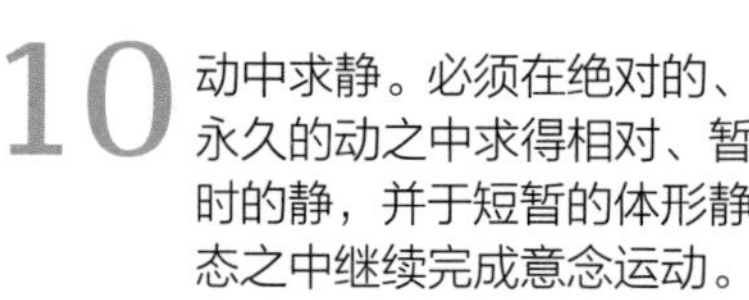

10 动中求静。必须在绝对的、永久的动之中求得相对、暂时的静，并于短暂的体形静态之中继续完成意念运动。

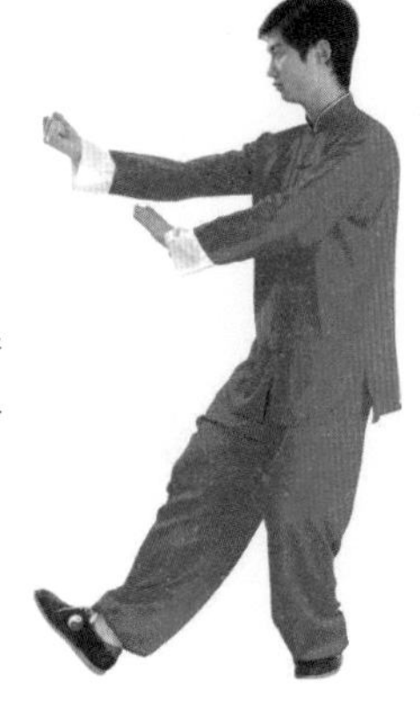

杨氏太极拳 8 大要领

功效：增强肾部血流循环，强健肾功能。

1 立身中正安舒。练功时身法要正，要保持脊椎放松垂直。

2 拳架开展大方。

3 动作松柔缓慢。

4 行动速度均匀。

5 招式虚实分明。

6 周身灵活连贯。

7 腰身使动四肢。

8 换位逢转必沉。

五禽戏，华佗发明的“健肾操”

五禽戏是东汉名医华佗创制的，是通过模仿虎、熊、鹿、猿、鸟 5 种动物的神态和动作以达到保健强身目的的一种功法。通过形神、意气相随，内外合一，达到强肝益肾、疏通气血、活动筋骨、舒畅经络等目的。中医认为，五禽戏的 5 套动作：虎戏主肾、鹿戏主肝、熊戏主脾、猿戏主心、鸟戏主肺。在这里，我们仅介绍一下练习五禽戏的动作要领以及可固肾的虎戏的基本动作。

练虎戏可固肾保阳

功效：填精益髓，强腰健肾。

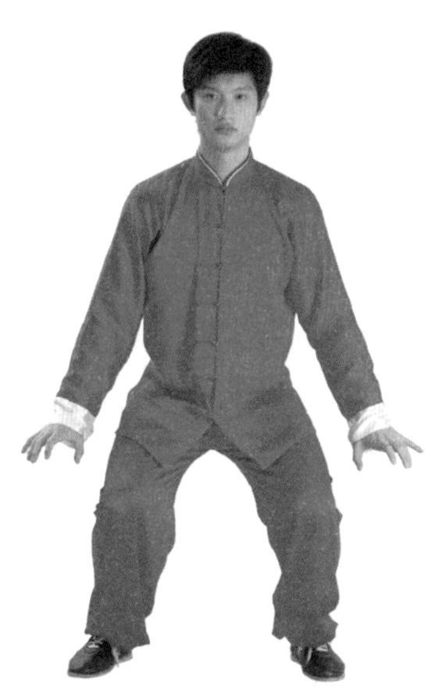

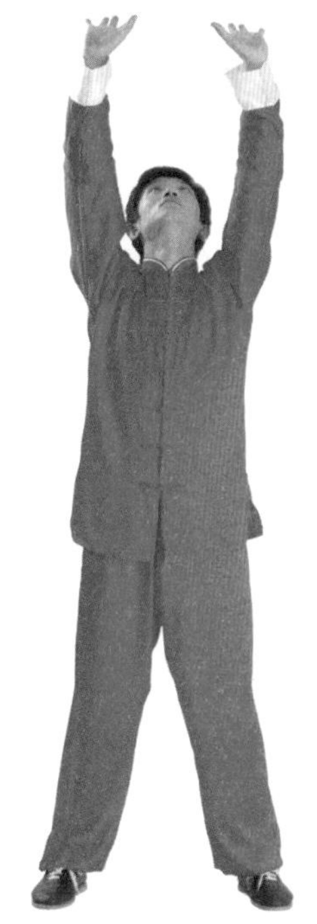

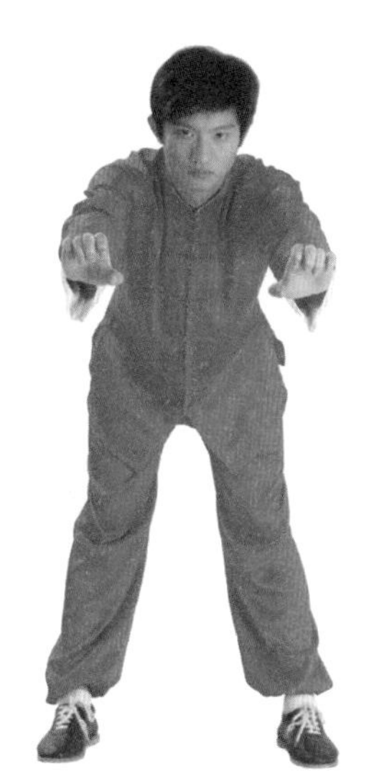

1 自然站立，俯下身子，两手心向下，用力使身躯前耸并配合吸气，当前耸至极致后，稍停。身躯后缩至极致，并呼气，如此 3 次。

2 两手垂直上举，掌心托天，同时两脚向后退移，以极力拉伸腰身。

3 先抬头，面朝天；再低头，向前平视。如虎般行走，向前走7步，再后退7步。

壮腰功：健肾的“古老运动”

壮腰六段功是由以腰部为主的活动组合而成的健身方法。可益肾健脑、舒筋壮骨、行气活血。

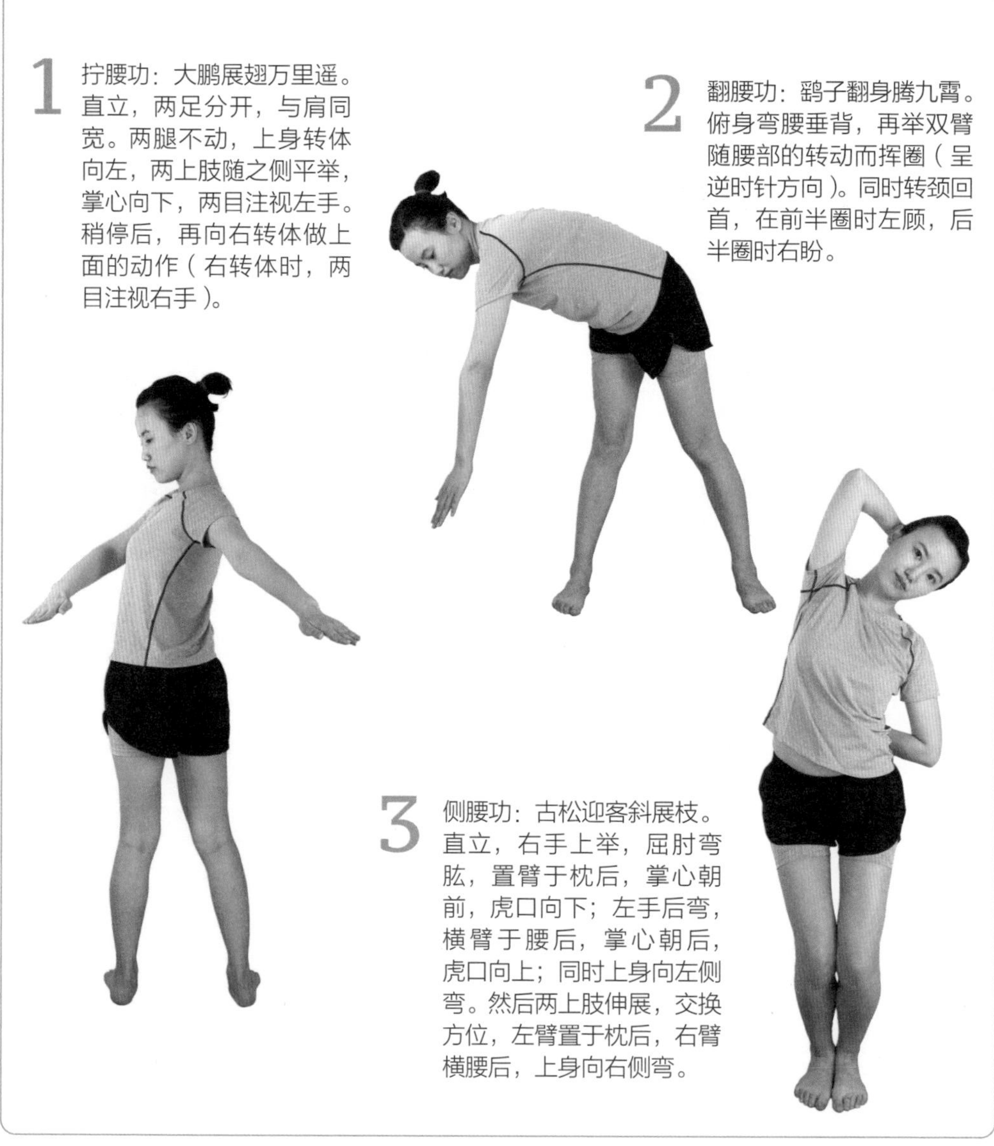

1 拧腰功：大鹏展翅万里遥。直立，两足分开，与肩同宽。两腿不动，上身转体向左，两上肢随之侧平举，掌心向下，两目注视左手。稍停后，再向右转体做上面的动作（右转体时，两目注视右手）。

2 翻腰功：鹞子翻身腾九霄。俯身弯腰垂背，再举双臂随腰部的转动而挥圈（呈逆时针方向）。同时转颈回首，在前半圈时左顾，后半圈时右盼。

3 侧腰功：古松迎客斜展枝。直立，右手上举，屈肘弯肱，置臂于枕后，掌心朝前，虎口向下；左手后弯，横臂于腰后，掌心朝后，虎口向上；同时上身向左侧弯。然后两上肢伸展，交换方位，左臂置于枕后，右臂横腰后，上身向右侧弯。

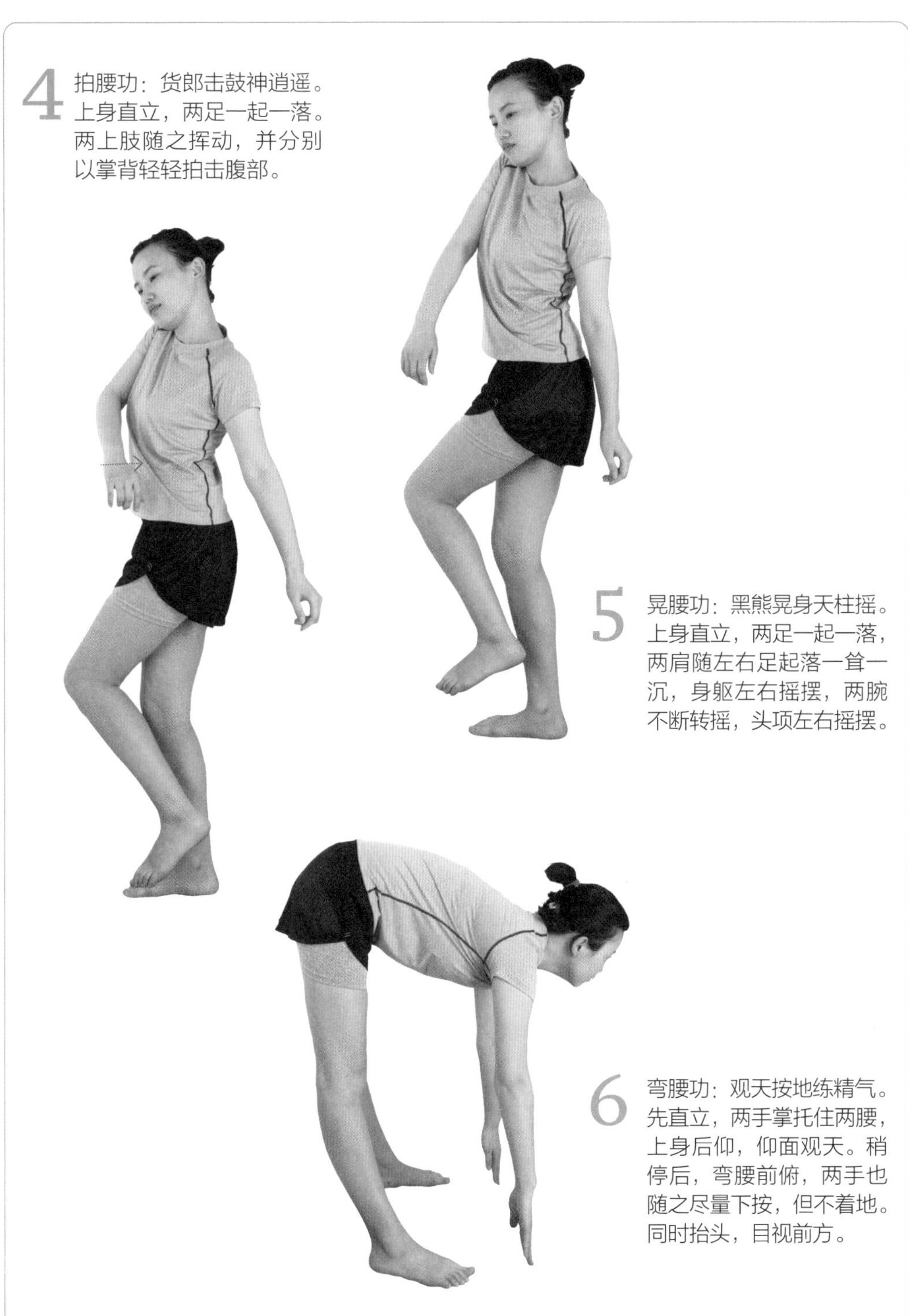

4 拍腰功：货郎击鼓神逍遥。上身直立，两足一起一落。两上肢随之挥动，并分别以掌背轻轻拍击腹部。

5 晃腰功：黑熊晃身天柱摇。上身直立，两足一起一落，两肩随左右足起落一耸一沉，身躯左右摇摆，两腕不断转摇，头项左右摇摆。

6 弯腰功：观天按地练精气。先直立，两手掌托住两腰，上身后仰，仰面观天。稍停后，弯腰前俯，两手也随之尽量下按，但不着地。同时抬头，目视前方。

瑜伽，健身强肾的好方法

瑜伽是来自印度的健身方法。通过练习瑜伽，不仅可以充分锻炼人体的脊柱、伸展肌肉，而且通过特有的呼吸方法，还可以按摩内脏、调节内分泌、提高淋巴系统的排毒功能。此外，还可以通过冥想，使我们的身心得到彻底的放松。瑜伽的动作多种多样，这里我们就介绍3个保养肾脏的动作，希望能帮助大家达到刺激肾脏、活化器官的目的。

扭转式

功效： 增强椎间盘的弹性，锻炼腰部肌肉，濡养肾脏。

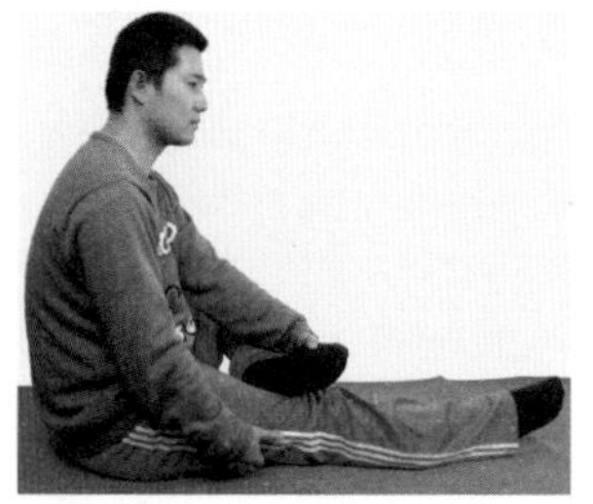

1 取坐位，两腿向前伸直，左腿弯曲，放于右大腿上。

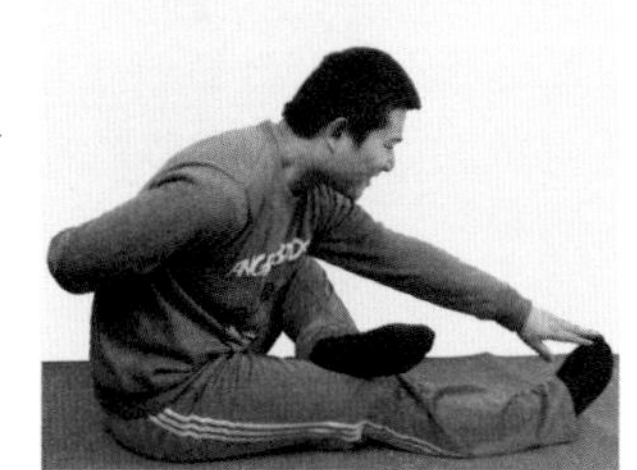

2 呼气，左臂向前伸出，左手抓住右脚脚趾，上身向右转，将右臂收向背部，揽住腰的左侧。

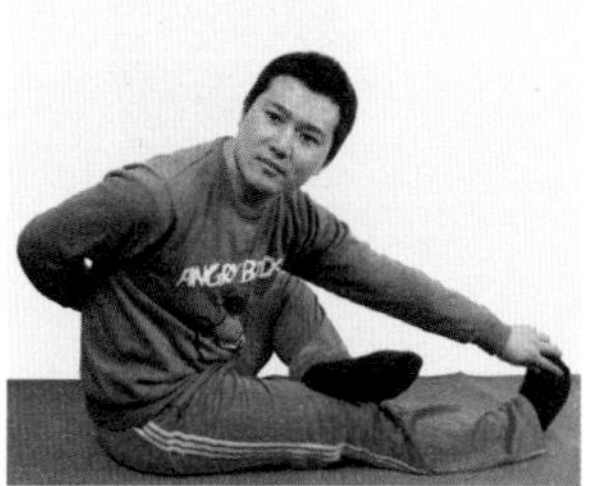

3 吸气，然后呼气，同时头部和上身右转至极致，保持30秒，自然呼吸。

拜日式

功效： 疏通经脉，强腰护肾。

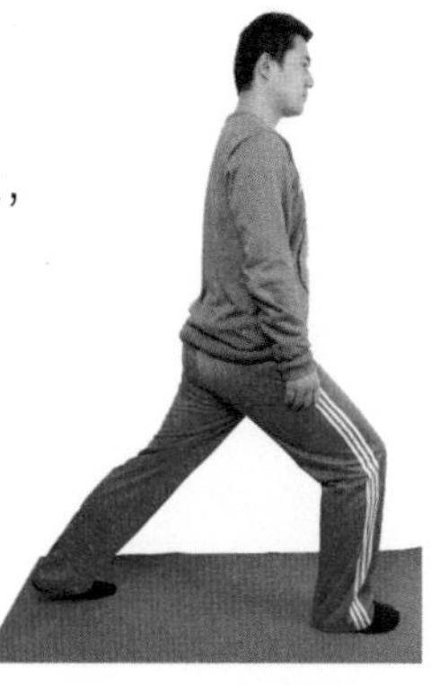

1 站立，左腿向后伸出，屈右腿，右膝不超过脚尖。

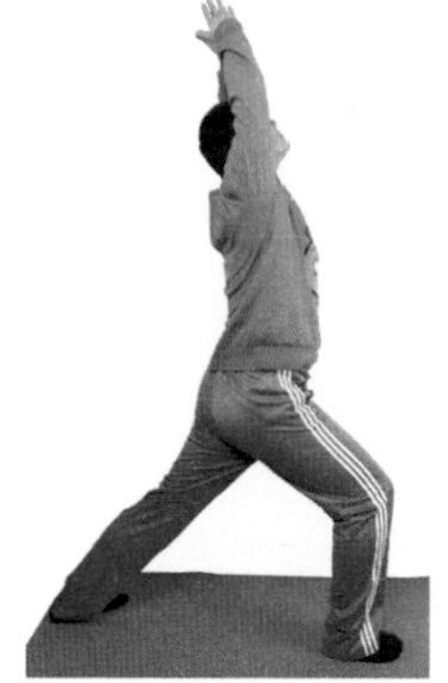

2 双掌合十，两臂向上伸直，头后仰，腰背向后伸展，双眼凝视上方。

背部伸展前屈式

功效： 缓解腰部酸痛，固肾壮腰。

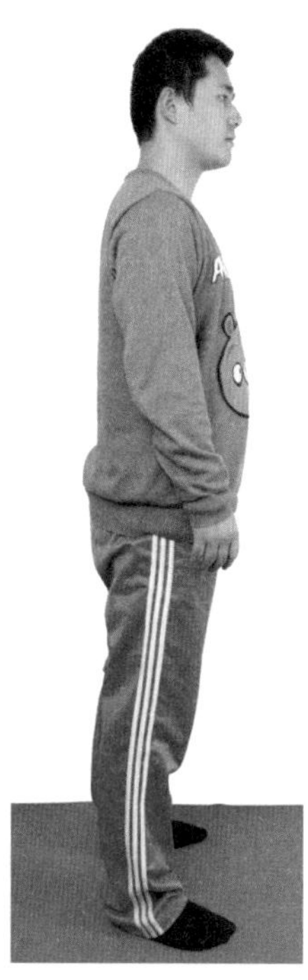

1 站立，两腿分开，与肩同宽。

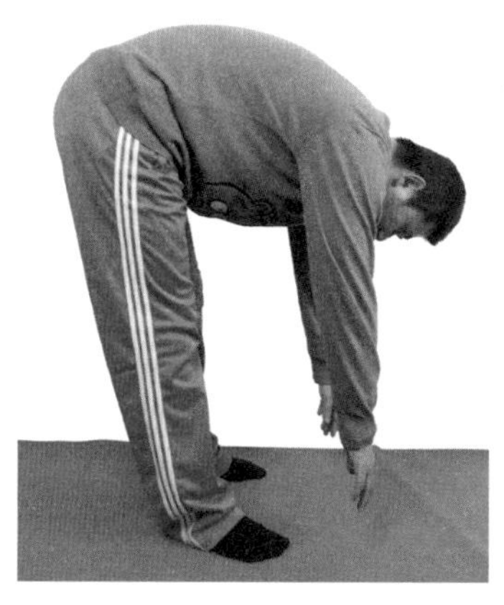

2 吸气，伸展脊椎；呼气，保持后背伸展，手臂垂直向下，两腿直立。

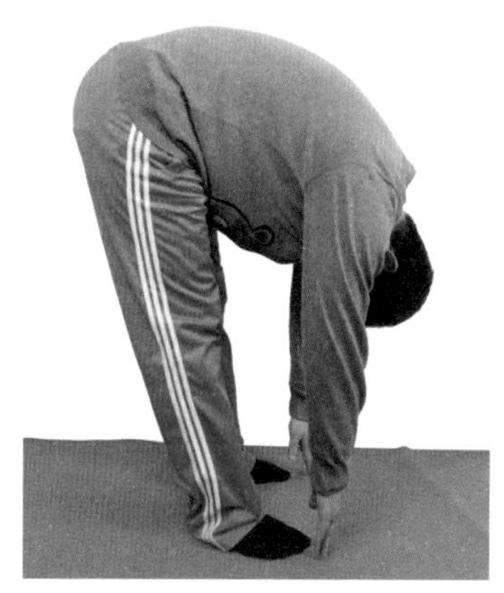

3 两手触地，腹部紧贴大腿前侧，缓慢呼吸10次。

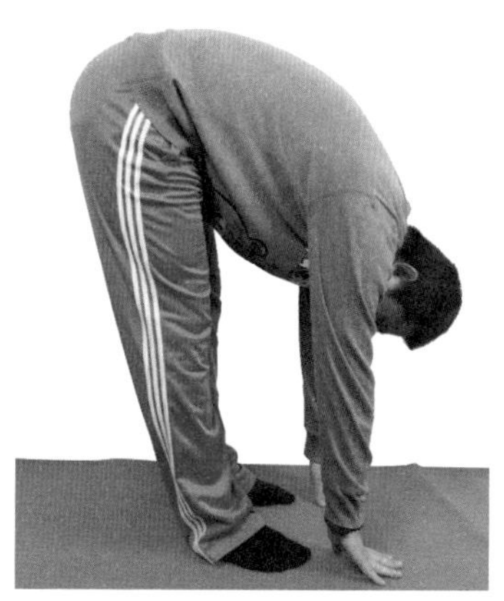

4 两手放于前脚掌前方，颈部放松，缓慢呼吸10次。

倒走，“倒行逆施”也健肾

倒走是一种健身方法，可以刺激不常活动的肌肉，促进血液的循环，平衡人的机体，强腰健肾。下面教大家两种倒行的方法，按照这些方法，每天坚持做 5 ~ 10 分钟，就能使我们的气血更加通畅，肾气更加充足。

双手叉腰倒走法

功效：通畅气血，强腰健肾。

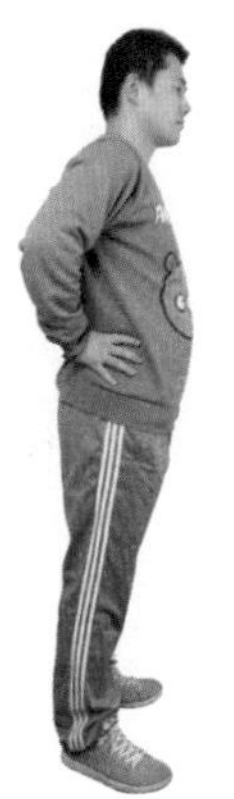

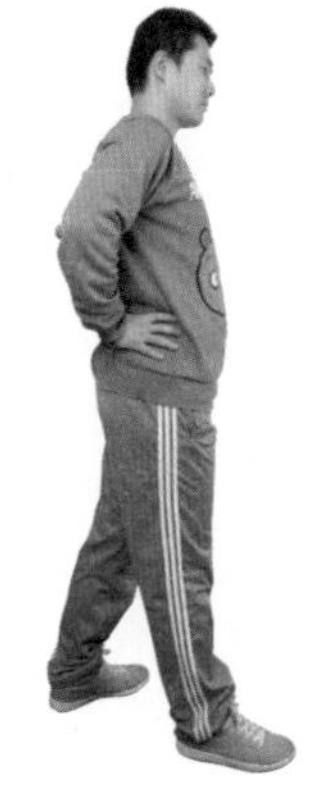

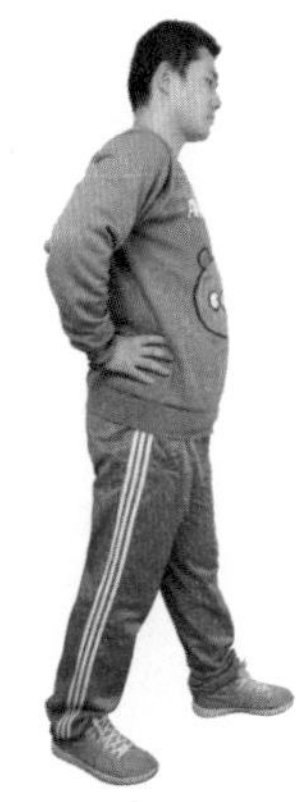

1 直立、挺胸、抬头，眼睛平视前方，双手分按在腰部两侧，四指在前，拇指在后，并按于腰部的肾俞穴。

2 倒走时，从左脚开始，左大腿尽量向后抬，然后向后迈出，左前脚掌着地，随后全脚着地，将重心移至左脚，再换右脚。左右脚轮流进行。

摆臂倒走法

功效：锻炼全身，充盈肾气。

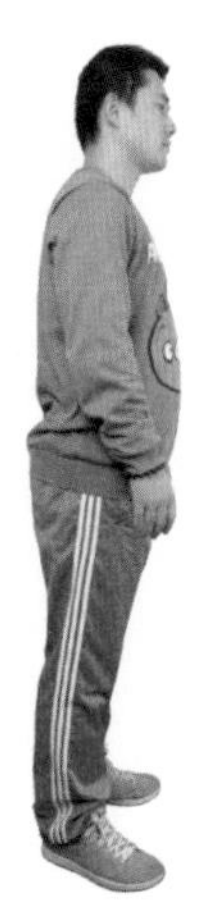

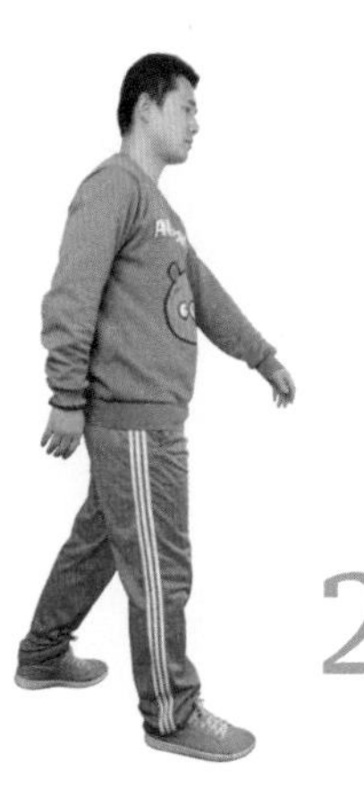

1 直立、挺胸、抬头，眼睛向前平视，全身放松，两手自然下垂。

2 倒走时，双臂前后自由摆动。

用脚后跟健走，强健你的肾

走路时脚后跟先着地，可以刺激“肾经”穴位，所以经常用脚后跟健走能够强肾。

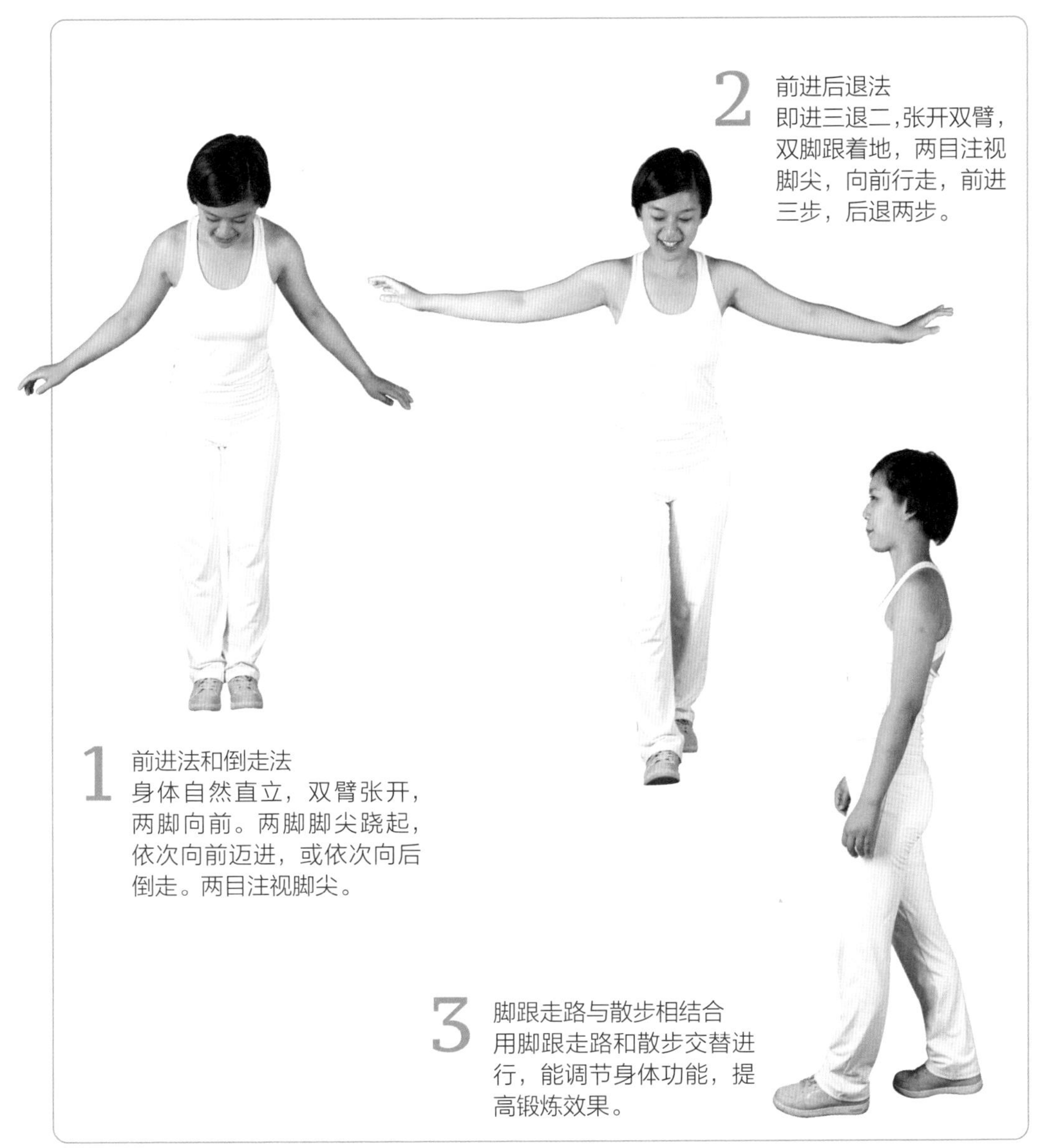

2 前进后退法

即进三退二，张开双臂，双脚跟着地，两目注视脚尖，向前行走，前进三步，后退两步。

1 前进法和倒走法

身体自然直立，双臂张开，两脚向前。两脚脚尖跷起，依次向前迈进，或依次向后倒走。两目注视脚尖。

3 脚跟走路与散步相结合

用脚跟走路和散步交替进行，能调节身体功能，提高锻炼效果。

学动物行走：让肾气充盈

中医认为，模仿一些动物的行走、爬行、飞翔等姿势，对于调补人体肾气有很好的功效。

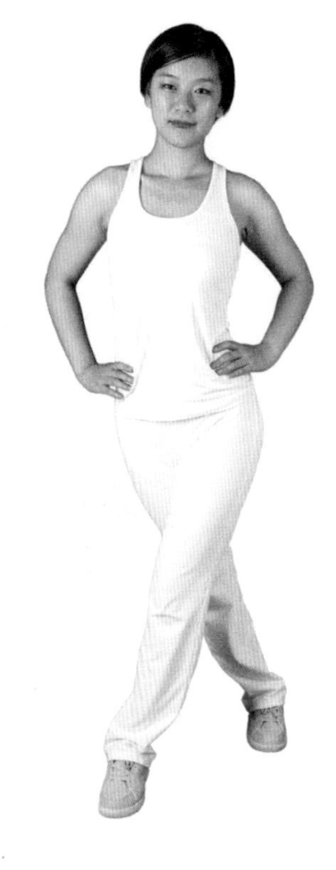

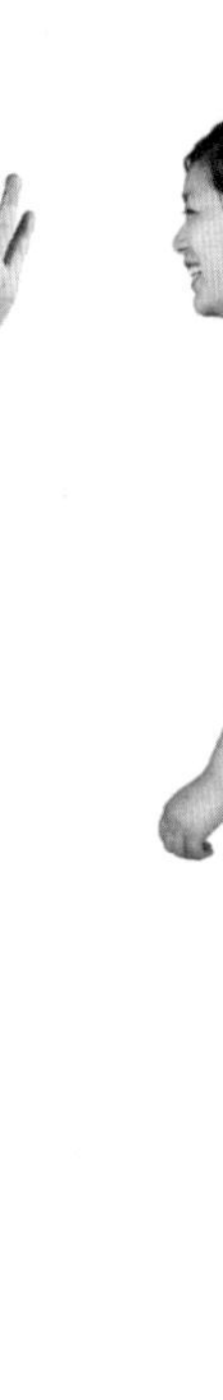

1 猫扭腰：锻炼腰椎及肾脏
两手叉腰，运气于腰，然后学猫扭腰向前走5步，转身向后再走5步，重复3次。该动作对缓解腰椎病、肾病效果较好。

2 青蛙跳跃：锻炼腹部
下蹲，气运于腹，做腹式呼吸3次后，两手向前伸，学青蛙蹦跳5～10次。久练则腰细腹小，气血运行流畅，可使患男科病、妇科病及肾病的概率减小。

3 熊蹲：保护腰膝
深吸一口气，然后运气沉于下丹田（气海穴），然后将气运于腰膝，学熊蹲走。对腰椎病、膝病、肾病有调理作用。

第5章

对症养肾保健康

让你“性”福更持久

——养肾壮阳

适用人群	肾阳虚患者
肾阳虚的表现	头晕目眩、精神不振、四肢冰冷且以下肢为甚、腰膝寒冷酸痛、小便清长、夜间遗尿、尿不尽、阳痿、女子经少或闭经等
适用病症	肾病综合征、慢性肾炎、前列腺炎、性功能减退、早泄、遗精、女子不孕症、男子不育症等

调养方案

运动锻炼

慢跑：每天早上起床后，慢跑30分钟左右。

打乒乓球：每周2～3次，每次30～60分钟。由于肾阳虚患者体质较弱，所以不要过于剧烈地运动。

打太极拳：太极拳是中国的传统武术，在世界上流行很广。太极拳轻柔舒缓，经常练习，能够增强体质，增强肾脏功能。一周2～3次，每次30～60分钟。

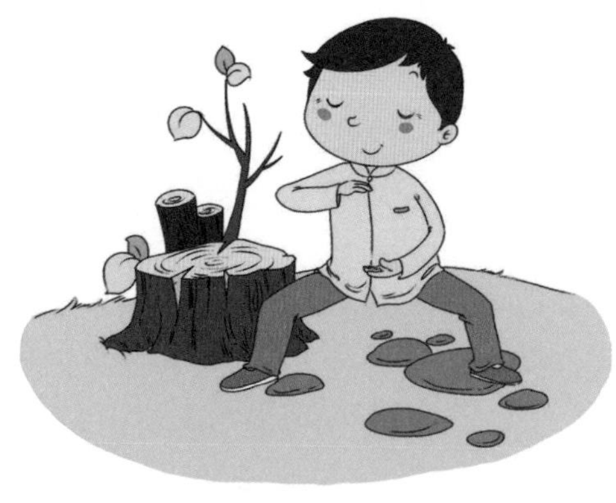

调整作息时间

让自己的作息时间形成规律，最迟在晚上10点半就要休息，尽量不要生气、郁闷、发脾气。

饮食调养

- **肾阳虚宜食食物**

谷物、杂粮类：糯米、籼米等。

蔬菜及菌藻类：韭菜、辣椒、薤白等。

肉类：羊肉、猪肚等。

水产：海参、海虾、鲢鱼、淡菜、河虾等。

其他：肉桂、桃仁、干姜、花椒、莲子等。

仙茅瘦肉汤

材料 仙茅15克，金樱子15克，猪瘦肉500克。

调料 盐、料酒各适量。

做法

1. 将猪瘦肉洗净，切块。将仙茅、金樱子洗净，捣碎，用纱布包好。
2. 将纱布包和猪瘦肉放到锅中，加适量的水，用小火炖至肉熟烂，调入盐、料酒即可。

功效 此汤有补充肾阳气、强壮筋骨、祛除肾内寒湿的功效。适用于因肾阳亏虚而导致的腰膝无力、畏寒肢冷等症状。

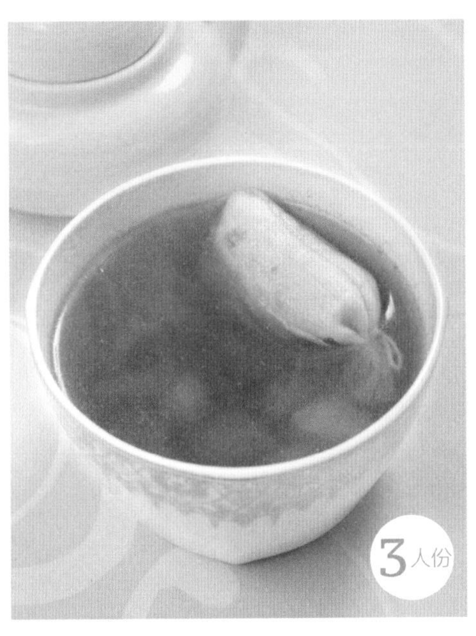

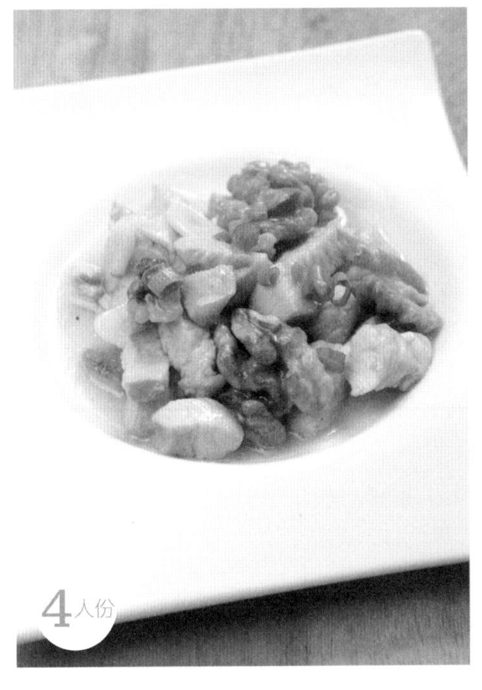

核桃仁鸡丁

材料 鸡丁750克，鸡蛋3个，核桃仁90克，鸡汤适量。

调料 料酒、盐、胡椒粉、白糖、麻油、淀粉、猪油、葱末、姜片、蒜各适量。

做法

1. 将核桃仁用开水浸泡去皮。将鸡蛋去黄留清。鸡丁用盐、料酒、胡椒粉、鸡蛋清、淀粉加水拌匀。
2. 将盐、白糖、胡椒粉、鸡汤、麻油调成汁，将核桃仁用温油炸透。
3. 在锅内倒猪油，加热后放鸡丁，滑透，捞出，沥去油。往锅中再倒10克热油，下葱末、姜片、蒜煸炒，将鸡丁下锅，然后倒入调好的汁，放入核桃仁炒匀即可。

精神矍铄睡眠好
——滋阴补肾

适用人群	肾阴虚者
肾阴虚的表现	眩晕耳鸣、咽干口燥、舌红苔少或无苔、失眠多梦、健忘、倦怠无力、头发干枯、大便干硬、男性遗精早泄、女性月经量少或闭经
适用病症	腰膝酸软、盗汗、阳痿、崩漏等

调养方案

运动锻炼

散步：除饭后半小时之内不宜散步之外，其余时间均可散步，每天步行30~60分钟。

瑜伽：在瑜伽众多体位法中，有很多保养肾脏的动作，如眼镜蛇式、鱼式、肩倒立式、头倒立式等。练习这些动作能刺激肾脏，起到强肾健肾的作用。

其他：打网球、打太极拳、慢跑等。

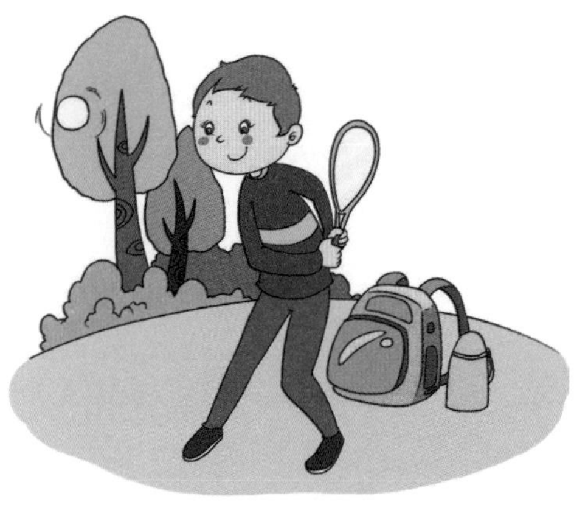

保持良好的心态

中医认为，“怒伤肝”“喜伤心”“思伤脾”“悲伤肺”“恐伤肾”，一个人情绪的好坏，会直接影响到自身雌激素等的分泌。因此，时刻保持良好的心态更有利于身体的健康。

饮食调养

● **肾阴虚宜食食物**

谷物、杂粮类：黑米、谷胚、麦胚、麦片、花生、芝麻等。

蔬菜及菌藻类：紫甘蓝、菠菜、胡萝卜、南瓜、土豆、山药、西红柿等。

水果、坚果：鲜枣。

肉类：哈士蟆、鸡肉、动物肝脏、动物胰脏等。

水产：干贝、鲈鱼、蟹、蛤蜊等。

其他：枸杞子、芡实、红糖、乳制品等。

肾阴虚调养菜谱

川贝炖雪梨

材料 雪梨1个，川贝6克。

做法

1. 将雪梨洗净，挖核，将川贝放入梨中，盖好孔，用白线扎好。
2. 放入锅中，加适量水，炖约1小时，待梨熟烂后，饮汤食用，每日1次，连服3～5天。

功效 滋阴润肺，清热化痰，适用于肺肾阴虚感冒之发热、咳嗽等。

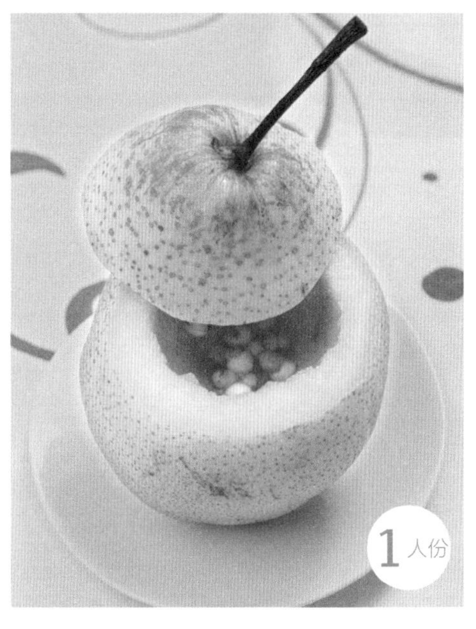

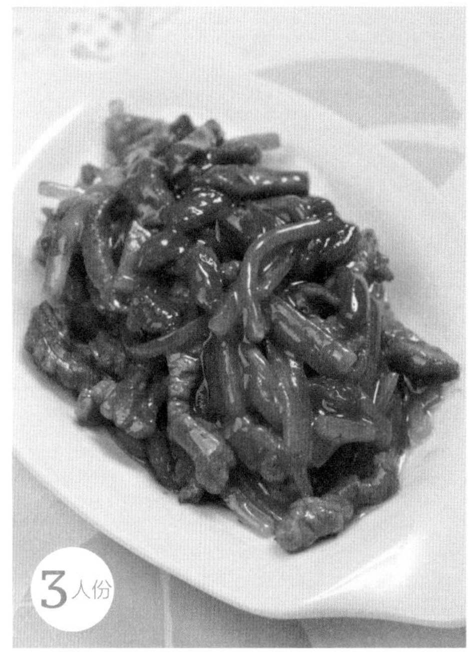

枸杞子肉丝

材料 枸杞子50克，猪瘦肉250克，青笋100克。

调料 植物油、盐、白糖、料酒、芝麻油、酱油各适量。

做法

1. 将猪瘦肉洗净，切丝。青笋切丝。枸杞子洗净待用。
2. 锅内加植物油烧热，再将猪瘦肉丝、青笋丝放入锅中，烹入料酒，加入白糖、酱油、盐搅匀，再放入枸杞子，翻炒几下，淋入芝麻油，炒熟即可。

功效 滋阴补肾，增加性欲。适于体质虚弱的性冷淡、气短乏力、目眩头晕、视物模糊等症。

身体健朗，祛病延年
——养肾益精

适用人群	肾精亏虚患者
肾精亏虚的表现	头晕目眩、腰膝酸软、性功能减退、男子精少、过早衰老、精神呆钝、健忘、五心烦热、儿童发育迟缓、脱发齿松等
适用病症	齿摇松动、耳鸣耳聋、健忘痴呆、骨质疏松、尿频、尿不净、小便失禁、遗精、阳痿以及小儿佝偻病、高血压、男性不育等

调养方案

运动锻炼

晨操：我们要根据个人体力情况而定，开始时做操次数可少些，以后逐渐增加次数，做操中感到全身温热、自觉有汗为度。

羽毛球：羽毛球是最全面运动身体各个部位的运动项目，可加快全身血液循环，提高呼吸系统和心血管系统的功能，调节神经系统，全面提高身体免疫力。每周可打羽毛球 2 ~ 3 次，每次 30 ~ 40 分钟。

其他：打拳、跑步等。

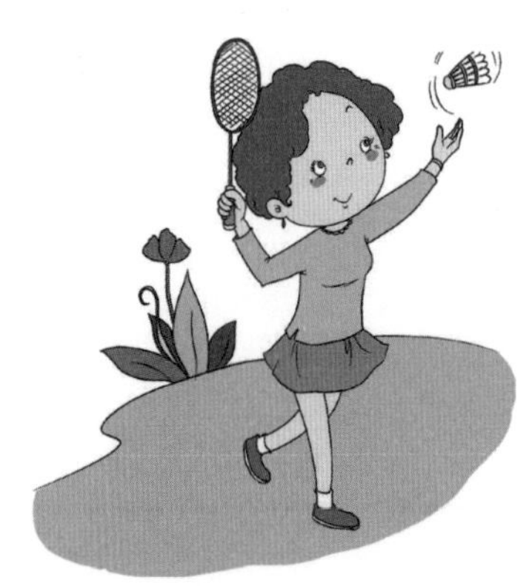

学会放松身心

在生活与工作中要学会放松，不要过度用脑，找时间出去旅游，唱唱歌、跳跳舞，也可以与亲朋好友聚一聚，这些都是放松身心之道。

饮食调养

● **肾精亏虚宜食食物**

谷物、杂粮类：小米、芝麻等。

蔬菜及菌藻类：藕、山药、豇豆等。

水果、坚果：松仁、核桃、桑葚、葡萄、板栗等。

肉类：鸭肉、麻雀肉、鸽子肉、猪肾、羊肾、羊骨、鸡肉等。

水产：鳝鱼、甲鱼、鲈鱼、海参、淡菜、鱼鳔。

其他：枸杞子、莲子、百合等。

肾精亏虚调养菜谱

黄精鳝鱼

材料 鳝鱼250克，黄精、肉苁蓉各30克。

调料 料酒、盐各适量。

做法

1. 将鳝鱼宰杀，清理干净，切成段。
2. 将黄精、肉苁蓉洗净，切片，放入锅中，加水煎2次，合并2次滤液约500毫升。
3. 往锅中放入鳝鱼段、料酒、盐，倒入滤液，煮至鳝鱼熟即成。

功效 补肾精，兴阳道，适用于肾精不足、阴虚火旺型阳痿。

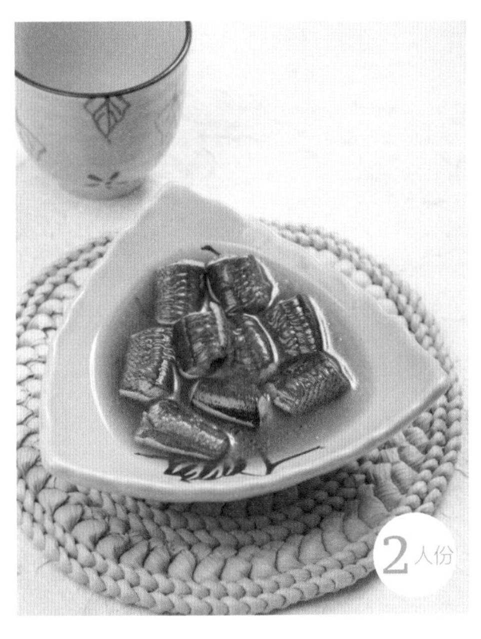

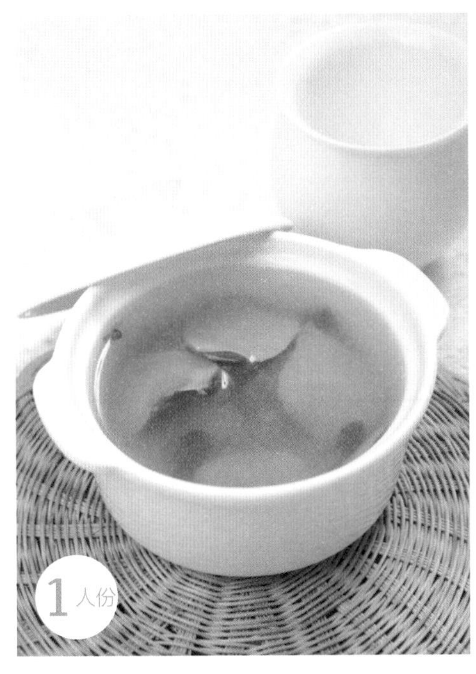

猪腰煲杜仲

材料 猪腰1个，杜仲15克。

调料 胡椒、盐各适量。

做法

1. 将猪腰切开，放入开水中汆一下，捞出，切成几片。将杜仲洗净。
2. 将猪腰、杜仲及胡椒一同放入炖盅内，加入适量清水，盖上盖，炖煮2～3小时，调入盐即可。

功效 适用于肾精不足引起的腰酸痛。

气血充足面色润
——补肾益气

适用人群	肾气虚患者
肾气虚的表现	气短自汗、倦怠无力、记忆力差、面色㿠白、发脱枯悴、月经量过多、小便频数、小便不畅、遗精早泄等
适用病症	死精症、脱发、产后劳伤、肾虚腰痛等

调养方案

运动锻炼

握固：将大拇指扣于手心，指尖位于无名指根部，然后弯曲其余四指，稍稍用力，将大拇指握牢。此法可将精气神固守于体内。

站桩：两脚分开，与肩同宽，两手向前合抱于腹前，与脐同高，两臂抱圆。同时两膝微屈，膝关节稍稍向两旁打开。腰背部略向后拱。此站桩法可补益元气，常做能使肾元充沛、筋骨劲强。

其他：提踵（抬起后脚跟）颠足、脚后跟健走。

别等疲劳才休息

劳累过度的、不注意休息的人最容易出现肾气虚，因此，我们一定要经常休息，而且要在感到疲倦以前就休息。比如，我们在工作时，可每隔 15 ~ 30 分钟起身离开办公桌，伸展一下腰骨，或者到处走走。中午时出去散散步，或者到健身房运动一下，好好积攒下午所需的体力。

饮食调养

- **肾气虚宜食食物**

谷物、杂粮类：小米、糯米、薏苡仁、黑米、黄豆、红薯、芝麻等。

蔬菜及菌藻类：紫菜、藕、胡萝卜、菠菜、韭菜、萝卜、山药、白菜、扁豆、豇豆等。

水果、坚果：核桃、红枣、桂圆肉等。

肉类：鸭肉、鸡肉、猪肚、羊骨、牛骨髓等。

水产：海蜇、甲鱼、虾、泥鳅等。

其他：白果、枸杞子等。

肾气虚调养菜谱

黑豆薏苡仁汤

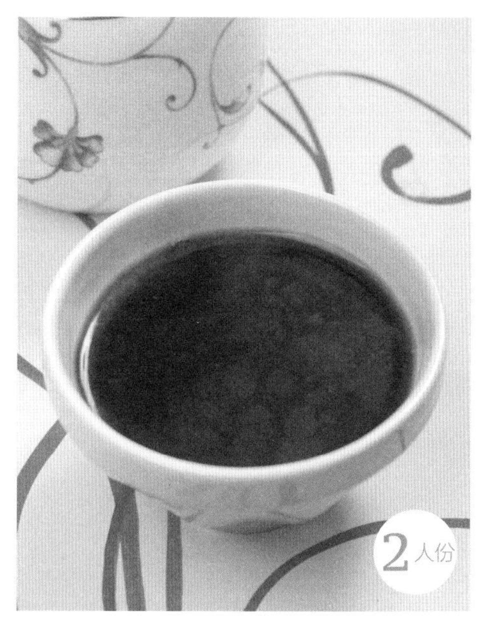

材料 黑豆100克，薏苡仁30克。

做法

1. 将黑豆、薏苡仁分别洗净。
2. 锅置火上，加适量水，放入黑豆、薏苡仁，大火煮沸后，转小火慢煮。
3. 等黑豆、薏苡仁熟烂后，滤渣取汁饮用。

功效 补血益气，改善面色。

香菇炒鸽蛋

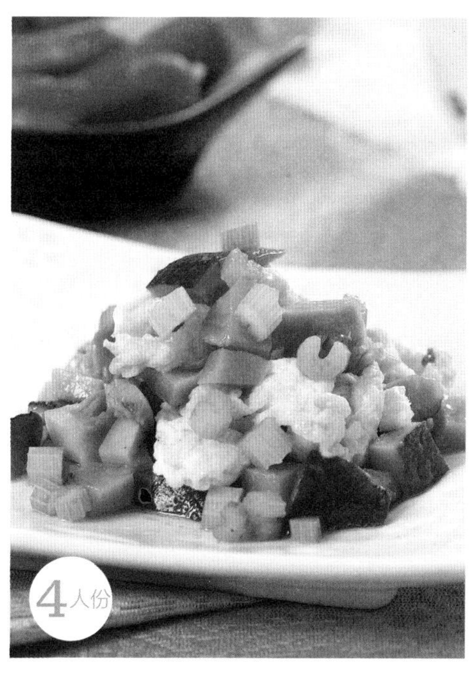

材料 鲜香菇150克，鸽蛋50克，西芹80克。

调料 盐、胡椒粉、植物油各适量。

做法

1. 将鸽蛋打散，加盐调匀。将西芹洗净，焯烫，切丁。将鲜香菇洗净，去柄，焯熟，切丁，待用。
2. 将炒锅置火上，倒油烧热，放入鸽蛋液、西芹及香菇炒匀，加盐、胡椒粉调味即可。

强健肌肉，强壮筋骨

——防治腰痛

适用人群	肾虚腰痛患者
肾虚腰痛的表现	腰脊酸软无力，其痛绵绵、遇劳更甚，逸则减轻、喜按揉等
适用病症	慢性肾炎、肾下垂、腰肌劳损、脊椎结核等

调养方案

运动锻炼

蹬足运动：取仰卧位，尽量屈髋屈膝，足背勾紧。足跟快速向斜上方蹬出，同时将腿部肌肉紧张收缩一下。还原，重复 10 ~ 20 次。

伸腰运动：两脚开立，与肩同宽；腰向后伸，逐渐增大幅度。重复 6 ~ 8 次。

桥式运动：取仰卧位，屈髋、屈膝，双脚平放；吸气，同时收腹，提肛，伸展膝关节，屏气保持 5 秒。呼气还原，反复 6 ~ 8 次。

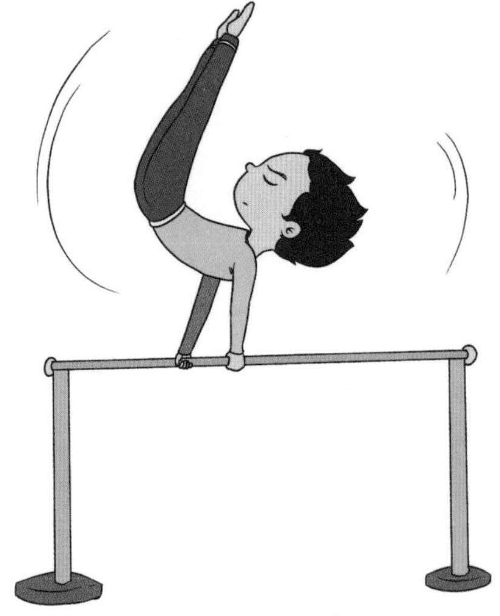

其他：倒走、俯卧撑、哑铃、单双杠运动。

改变生活方式

不适宜穿带跟的鞋，有条件的可以选择负跟鞋（鞋底是前高后低）；站姿、坐姿要正确，应该“站如松，坐如钟”；防止腰腿受凉；避免劳累过度。

饮食调养

- 肾精亏虚宜食食物

谷物、杂粮类：黑米、小米、黑豆、黑芝麻等。

蔬菜及菌藻类：山药、豇豆等。

水果、坚果：核桃、桑葚、板栗等。

肉类：猪肉、羊肉、猪肾、牛骨髓等。

水产：虾、干贝、鲈鱼、海参、淡菜等。

其他：枸杞子、芡实等。

肾虚腰痛调养菜谱

蜜三果

材料 山楂 250 克，白果、板栗各 100 克。

调料 蜂蜜、芝麻油、桂花酱、白糖、碱粉各适量。

做法

1. 将山楂洗净，煮至半熟，捞出去皮核。将板栗洗净，煮熟，剥去外壳。白果取出果肉，放入盘内，倒入适量开水，加入碱粉，去皮洗净，再放入开水锅中，用小火稍煮后捞出。
2. 将白果、板栗放入盘中，加入清水适量，上笼蒸至熟透，取出。
3. 将锅置火上，放入芝麻油、白糖，炒至浅红色，加适量清水，倒入山楂、板栗、白果、蜂蜜、白糖。大火煮沸后，转小火慢熬，待汤汁变稠时加入桂花酱，淋上芝麻油即成。

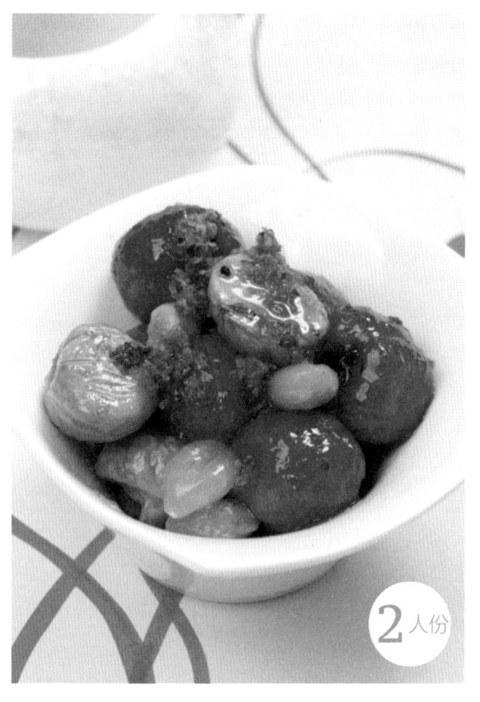
2 人份

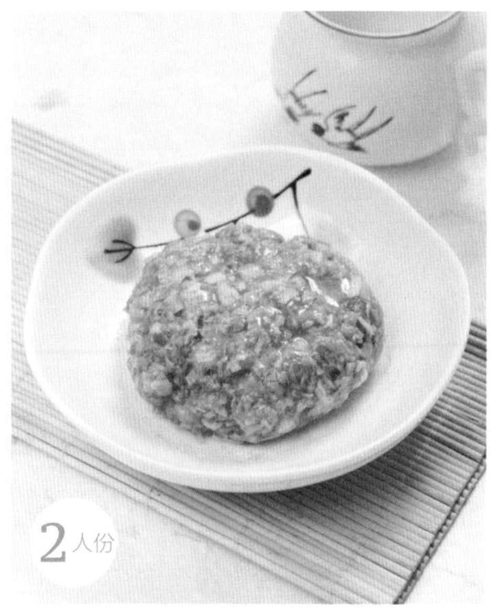
2 人份

金针菜蒸肉

材料 猪瘦肉 200 克，金针菜 50 克。

调料 酱油、豆粉、盐各适量。

做法

1. 将猪瘦肉、金针菜洗净，一起用刀剁成酱，加入酱油、盐、豆粉，搅拌均匀，放入碟内，摊平。
2. 将碟放入蒸锅，隔水蒸熟。

功效 补血养肾，适用于肾虚腰痛、肾虚耳鸣等症。

重拾男人信心
——防治阳痿

适用人群	勃起功能障碍患者
勃起功能障碍的表现	早期：阴茎能自主勃起、但勃起不坚不久；中期：阴茎不能自主勃起、性欲缺乏、性冲动不强、性交中途痿软；晚期：阴茎萎缩、无性欲、阴茎完全不能勃起
适用病症	性生活时，阴茎不能勃起或勃起不坚或坚而不久，不能完成正常性生活；阴茎根本无法插入阴道进行性交

调养方案

运动锻炼

跳绳：由于跳绳的运动量较大，因此必须要采取循序渐进的原则：初学时，跳1分钟即可；3天后可连续跳3分钟；3个月后可连续跳10分钟；半年后可连续跳30分钟。

游泳：由于游泳的运动量较大，要掌握好运动量。要因人而异，量力而行，每次游泳的时间不宜过长。

其他：散步、提肛运动、打篮球、做操等。

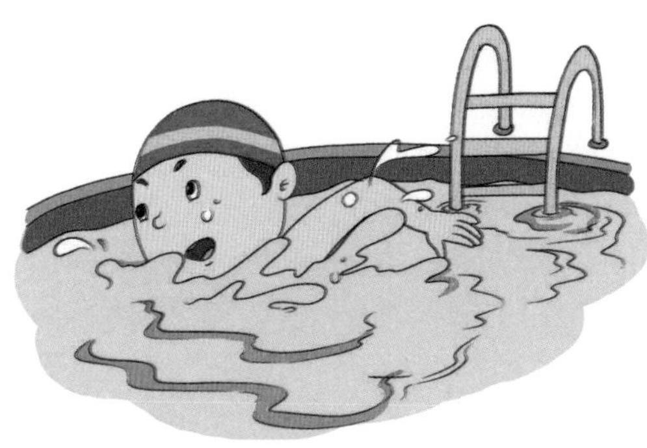

从小事做起，改善阳痿

注意休息、调节工作节奏；心理放松，别把前一次的“失败”当成下一次的“包袱”；性生活时听一些舒缓的音乐，可能有帮助；每天晚上按摩一下关元、气海、足三里穴，每次10分钟左右。

饮食调养

● **阳痿宜食食物**

谷物、杂粮类：大米、小米、荞麦、花生、芝麻、刀豆、蚕豆等。

蔬菜及菌藻类：韭菜、山药、青椒、西红柿、紫甘蓝、菠菜、胡萝卜、豇豆、南瓜等。

肉蛋类：麻雀、鸡肉、羊肾、牛肉、鸡肝、鹌鹑蛋等。

水产：鳝鱼、海参、墨鱼、甲鱼、章鱼、牡蛎、虾、海马、泥鳅等。

阳痿调养菜谱

海米萝卜汤

材料 海米 25 克，白萝卜 1 个（约 1000 克），香菜 10 克。

调料 盐、香油各适量。

做法

1. 白萝卜洗净，削皮，切成丝。
2. 在锅中放清水 250 毫升，放入海米，汤开后放萝卜丝，煮至酥软时放盐，淋入香油，撒上香菜即可。

功效 有补肾益精、养血润燥之功效。

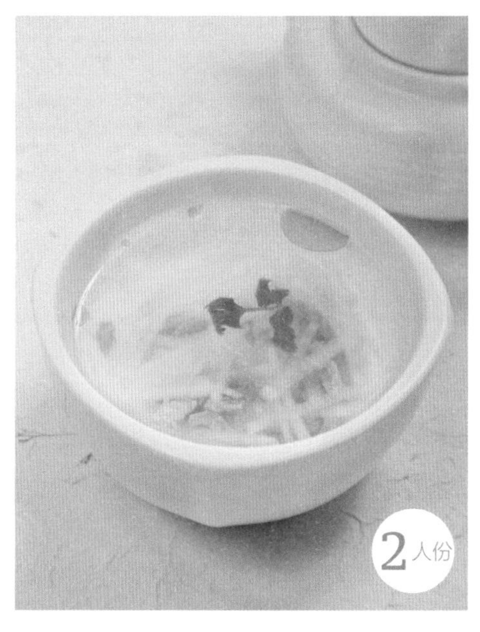

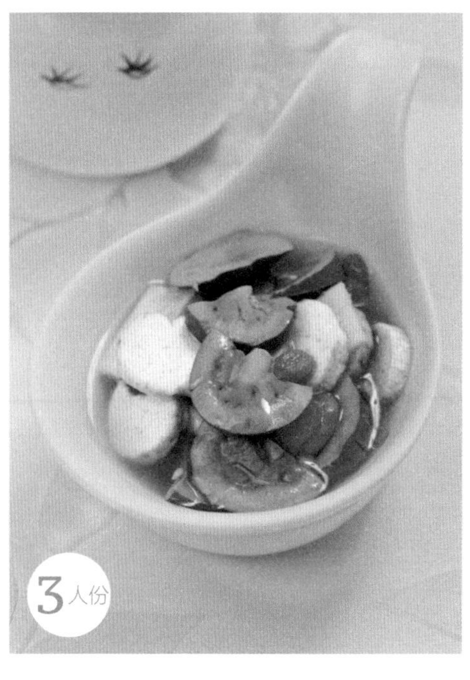

杞药炖牛肾

材料 牛肾 1 个，枸杞子、山药各 20 克，芡实 15 克。

调料 姜片、黄酒、盐、麻油各适量。

做法

1. 将牛肾剖开，除去臊腺，洗净，切片。将芡实洗净，装入纱布袋，扎紧袋口，制成药包。
2. 将牛肾片、药包、枸杞子、山药一起放入锅中，加适量水，大火烧开后，加入姜片、黄酒，小火炖至酥烂。
3. 捡出药包，调入盐，淋入麻油调匀即可。

功效 适用于肾虚遗精、滑精、腰膝酸软等症。

固守元气强精神

——防治遗精

适用人群	勃起功能障碍患者
遗精表现	非性交时发生精液自行泄出，一夜 2 ~ 3 次或每周 2 次以上，或在清醒时精自滑出，伴神疲乏力、精神萎靡、失眠多梦、头晕耳鸣、记忆力减退、腰膝酸软等
适用病症	遗精、滑精

调养方案

运动锻炼

蹲马步：挺胸弓腰，屈膝半蹲，头部挺直，目视前方，两臂向前平举，两膝内夹，使腿部、下腹部及臀部保持高度紧张，持续半分钟后复原。次数不限。

仰卧收腹：仰卧，两臂枕于头后，上体和两腿同时迅速上举，使双手和两脚尖在腹部上空相触。上举时吸气，还原时呼气。每天早晚各 1 次，每次 10 ~ 15 分钟。

洗冷水浴：每天洗冷水浴 1 次，或每晚临睡前用冷水冲洗阴囊 2 ~ 3 分钟。

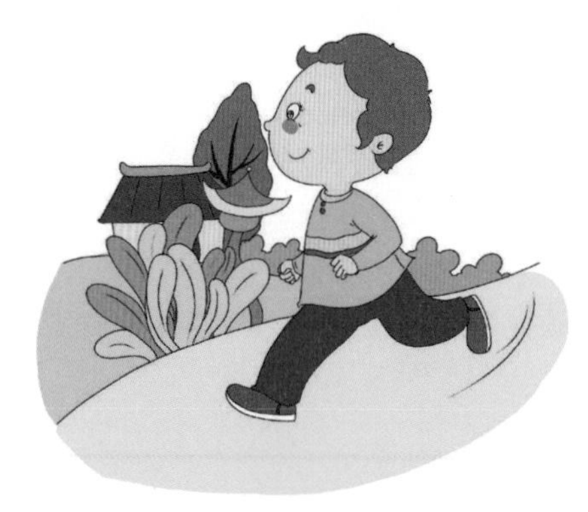

其他：慢跑、散步、提肛运动、仰卧起坐等。

调整睡眠体位

睡眠最好采取侧卧位，避免仰卧，因为仰卧时手压在小腹上，被子也压在腹部，这会使阴茎受到刺激，引起性兴奋而产生遗精。

饮食调养

- **遗精宜食食物**

谷物、杂粮类：黑豆等。

蔬菜及菌藻类：韭菜、银耳、裙带菜、山药等。

水果、坚果：板栗、红枣、核桃、樱桃等。

肉蛋类：鸡肉、牛肉、猪肾、鹌鹑蛋等。

水产：乌鱼、泥鳅、甲鱼、淡菜等。

其他：莲子、枸杞子等。

遗精调养菜谱

冰糖炖莲子

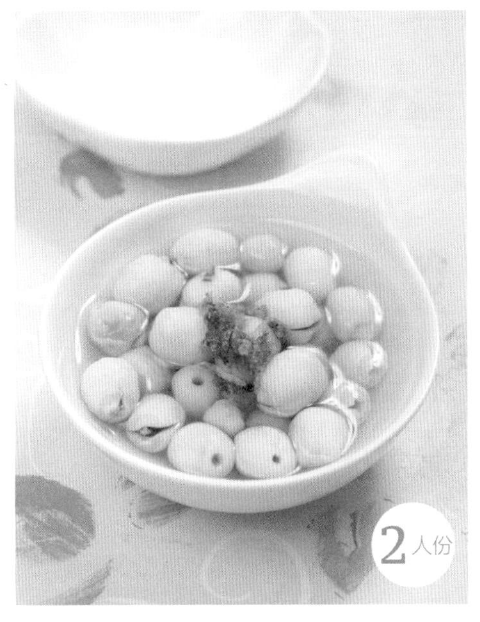

材料 莲子250克。

调料 糖桂花、食碱、冰糖各适量。

做法

1. 将莲子洗净，放入盆中，加入食碱、开水，不断搅打去皮，倒去污水。再加入食碱、开水，搅打1次，去净外皮后捞出，放入清水中，漂尽碱味。削去莲子两头，去莲心，然后放入开水锅中，反复烫3次。
2. 将莲子放入砂锅中，加适量水，大火煮沸后，转小火煮1小时，放入冰糖，煮至冰糖溶化后起锅，加入糖桂花即成。

功效 补脾止泻，养心益肾，适用于遗精等症。

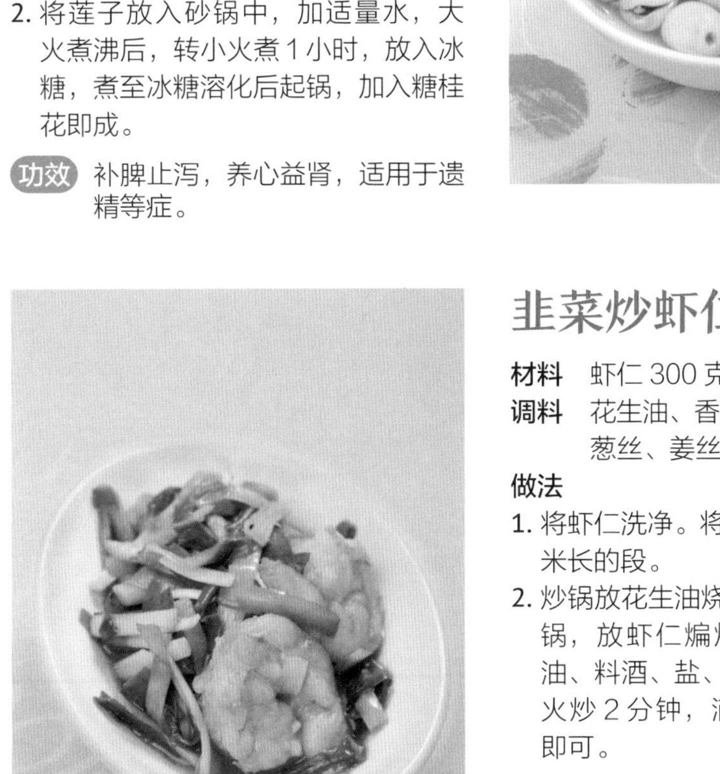

韭菜炒虾仁

材料 虾仁300克，韭菜150克。

调料 花生油、香油、酱油、盐、料酒、葱丝、姜丝、高汤各适量。

做法

1. 将虾仁洗净。将韭菜洗净，切成2厘米长的段。
2. 炒锅放花生油烧热，下葱丝、姜丝炝锅，放虾仁煸炒2～3分钟，加酱油、料酒、盐、高汤稍炒，放韭菜大火炒2分钟，滴上几滴香油，盛盘即可。

功效 补肾壮阳，益精固肾，适用于肾阳虚肾精不固的遗精、早泄、遗尿等症。

靓丽黑发人人羡
——养肾乌发

适用人群	白发症患者
白发症的表现	少白头：最初头发只有稀疏散在的少数白发，大多数出现在头皮的后部或顶部，夹杂在黑发中呈花白状，以后白发逐渐或突然增多 老年性白发：其白发常从两鬓角开始，逐渐向头顶发展。数年后，胡须、鼻毛等也变灰白
适用病症	少白头、老年性白发

调养方案

运动锻炼

按摩头皮：早晨起床后和临睡前，用手掌在头皮上画小圆圈，并揉搓头皮：先从额部经头顶到后枕部，再从额部经两侧太阳穴到枕部。开始每次按摩1～2分钟，以后逐渐增加5～10分钟。

按摩足心：用拇指按揉左右两侧足心涌泉穴，每天按揉2～3分钟。能补肾安神，长期坚持按摩，有显著的养护头发的作用。

其他：勤梳头、按摩涌泉穴、轻叩牙齿等。

保持精神乐观

在工作与生活中，一定要避免精神刺激，解除精神思想上不必要的负担，时刻保持乐观的态度和愉快的情绪。乐观豁达的情绪将有助于我们的头发乌黑浓密。

饮食调养

- 白发症宜食食物

谷物、杂粮类：紫珠米、黑豆、赤豆、青豆、黄豆、黑芝麻等。

蔬菜及菌藻类：胡萝卜、土豆、菠菜、紫萝卜头、紫色包心菜、香菇、西红柿、海带等。

水果、坚果：大枣、黑枣、柿子、桑葚、紫葡萄、核桃等。

肉类：乌骨鸡、猪肝、鸡肝、猪肾、牛肉等。

水产：甲鱼、海参等。

其他：牛奶等。

女贞芝麻瘦肉汤

材料 猪瘦肉60克，女贞子40克，黑芝麻30克。

调料 盐、姜各适量。

做法

1. 将猪瘦肉洗净，切块。将女贞子、黑芝麻洗净。
2. 把全部用料一起放入锅中，加清水适量，大火煮沸后，转小火煲1小时，调味即可。

功效 补肾黑发，益精养颜，适用于须发早白、神疲肤糙、腰酸乏力、眩晕等症。

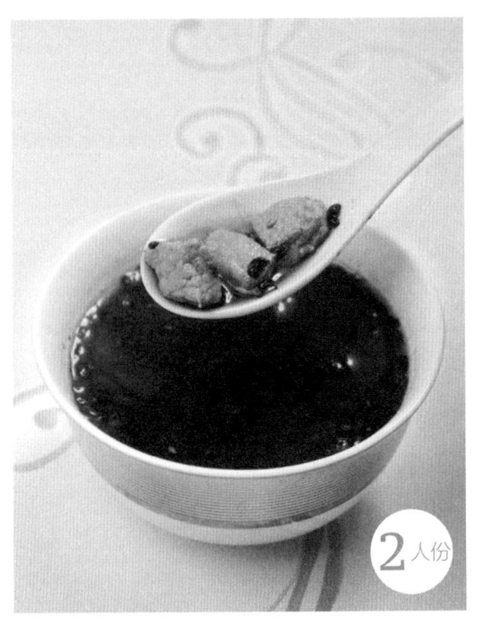

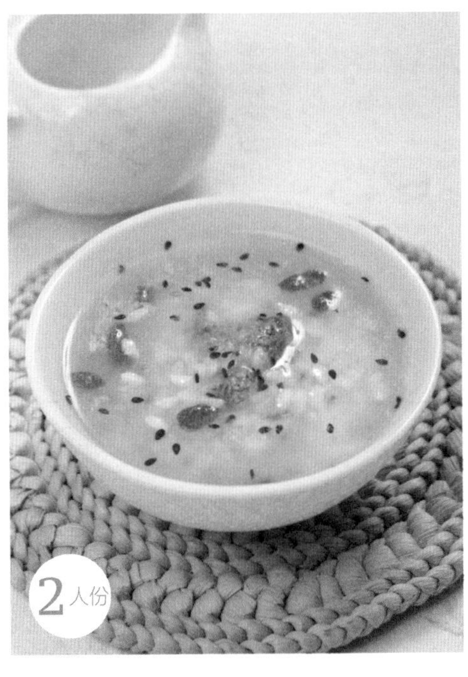

枸杞子黑芝麻粥

材料 黑芝麻 30 克，枸杞子 10 克，大米 100 克。

调料 糖桂花、冰糖各适量。

做法

1. 将枸杞子泡软，洗净。
2. 往锅中加适量水，煮开后，放入大米、黑芝麻。
3. 用小火将粥煮得黏稠后，放入冰糖和枸杞子，再煮15分钟即可。
4. 食用时，浇上一勺糖桂花。

功效 补肝肾，益气血，适用于头发早白、脱发等症。

消水去肿

——养肾利水

适用人群	水肿患者
水肿的表现	头面、眼睑、四肢、腹背，甚至全身水肿。用手指按压皮下组织少的部位（如小腿前侧）时，有明显的凹陷
适用病症	肾炎、肺心病、肝硬化、营养障碍及内分泌失调等

调养方案

运动锻炼

敲击手臂：坐在椅子上，左手握拳，敲击右手外侧，从手腕一直敲击到手臂根部，不要太过用力，敲击 3 ~ 5 次。换手臂敲击。

推按后背：将后背的肉往胸前推，同时用指腹略施力按摩。此法可促进后背部的循环代谢。

按摩小腿：两手握住小腿，大拇指按住小腿前面的胫骨，从下往上按摩，重复 3 次。此法可消除小腿水肿。

尽量卧床休息

平卧可增加肾血流量，提高肾小球滤过率，减少水钠潴留。轻度水肿者可卧床休息与活动交替进行，限制活动量；严重水肿者则应以卧床休息为主，而且应经常变换体位，避免骨隆起部位受压，引起皮肤破损。

饮食调养

● 水肿宜食食物

谷物、杂粮类：薏苡仁、黑米、绿豆、红豆、赤小豆、黑豆、白扁豆等。

蔬菜及菌藻类：洋葱、大蒜、茄子、芹菜、黄瓜、菠菜、香菇、白萝卜、紫菜、海带等。

水果、坚果：西瓜、香蕉、葡萄柚等。

肉类：鸭肉、猪肾、鸡肉、鹌鹑等。

水产：鲤鱼、鲫鱼等。

其他：薄荷等。

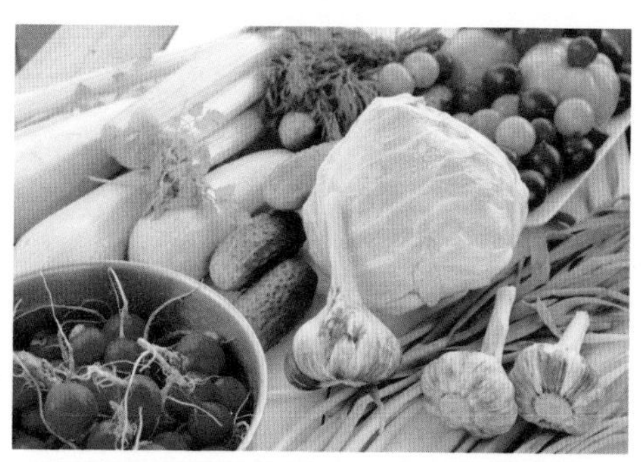

水肿调养菜谱

清炖鲈鱼块

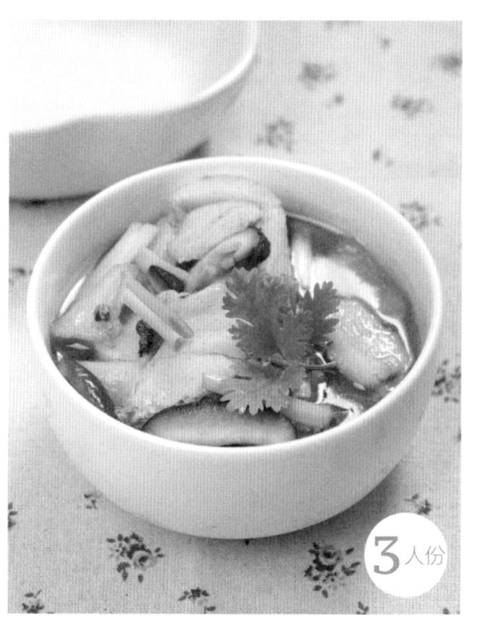

材料 鲈鱼1条，猪肥肉50克，香菇25克，香菜10克，清汤适量。

调料 葱、姜、蒜、花椒、料酒、醋、盐、酱油、麻油、植物油各适量。

做法

1. 将鲈鱼宰杀，清理干净，切块。将肥肉切片。香菜切段。香菇切块。
2. 将锅置火上，放适量油，烧热后放入葱、姜、蒜、花椒，爆香，加入料酒、醋，放入肉片、香菇煸炒。
3. 放入清汤、盐、酱油和鱼块。煮沸后转小火炖1小时，淋上麻油，撒上香菜段即可。

功效 补肝肾、滋阴、益脾胃，适用于腰酸腿软、脾胃虚弱、水肿等症。

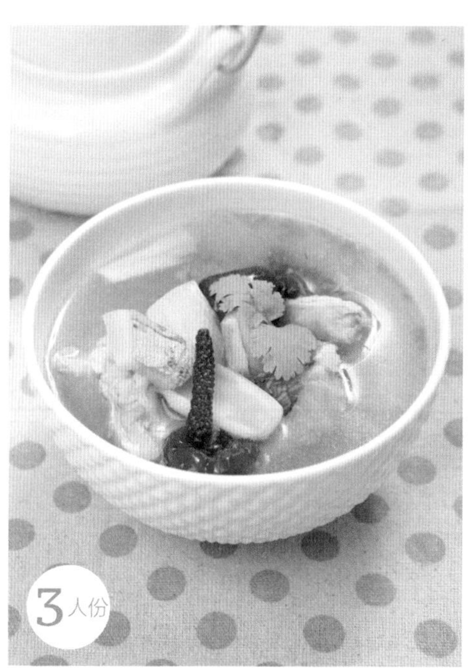

鲤鱼汤

材料 鲜鲤鱼450克，川椒15克，荜拨5克，香菜5克。

调料 姜、葱、醋、料酒各适量。

做法

1. 将鲤鱼宰杀，洗净，切成小块。将姜、葱洗净，拍破。
2. 往锅中加适量水，将鲤鱼、荜拨、川椒、葱、姜一起放入锅中，大火烧开后，转小火炖约40分钟，调入香菜、料酒、醋即可。

功效 利水消肿而减肥。

呼吸通畅不咳嗽

——养肾纳气平喘

适用人群	脾肾阳虚患者
脾肾阳虚的表现	发作性的喘息、气急、胸闷或咳嗽等，少数人还可能以胸痛为主要表现
适用病症	哮喘

调养方案

运动锻炼

划船：划船是一项很好的有氧运动，既可以在室内器械上完成，也可以在专用船上进行，但要掌握好运动量，不可过于激烈。

骑自行车：骑车是一种能改善心肺功能的耐力性锻炼，常骑自行车，可以减少哮喘发作。

踢毽子：踢毽子主要以腿部、脚部运动为主，从而带动全身血液循环，对身体非常有利。不过，踢毽子的时间不宜超过 15 分钟，感觉冒汗了就可以停止。

其他：散步、做操、慢跑、游泳、打球等。

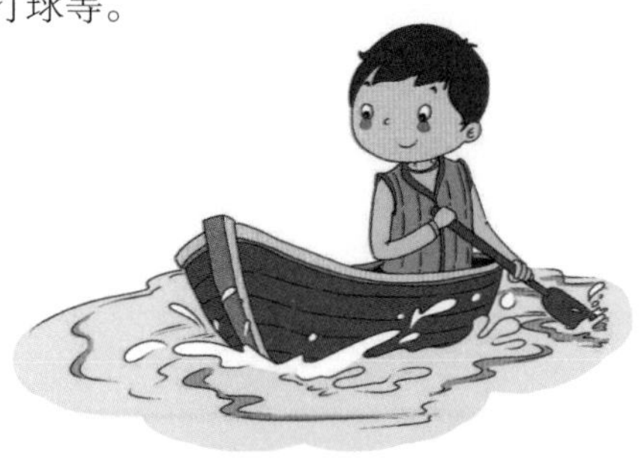

应避免与过敏原接触

在明确引起哮喘的过敏原后，应避免与其再接触。比如，如果是因为房间内的尘埃或螨虫诱发哮喘，就应保持房间的清洁，勤晒被褥，经常开窗户通风，以保持室内空气的清新。

饮食调养

- 哮喘宜食食物

谷物、杂粮类：糯米、大米、绿豆、芝麻等。

蔬菜及菌藻类：萝卜、南瓜、丝瓜、菠菜、芥菜、海带、紫菜等。

水果、坚果：枇杷、甘蔗、菠萝、乌梅、西瓜、苹果、香蕉、板栗等。

肉类：羊肉等。

水产：海蜇、甲鱼等。

其他：蜂蜜、乳品、葵花子等。

杏仁猪肺粥

材料 猪肺 90 克，杏仁 10 克，大米 60 克。

调料 盐适量。

做法

1. 将杏仁去皮尖，洗净。将猪肺洗净，切块，放入锅中汆一下水，捞出，用清水漂洗干净。
2. 将杏仁、猪肺与洗净的大米一起放入锅中，加清水适量，小火煮成稀粥，调味即可。

功效 宣肺降气，化痰止咳，适用于哮喘咳嗽、痰多、呼吸不顺，甚至气喘、喉中哮鸣、胸胁满闷等。

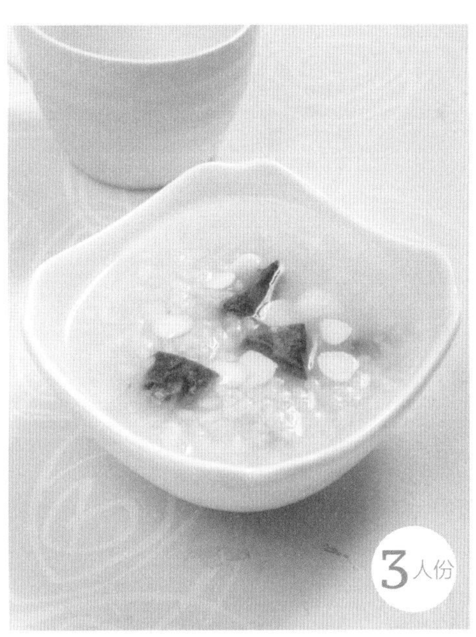

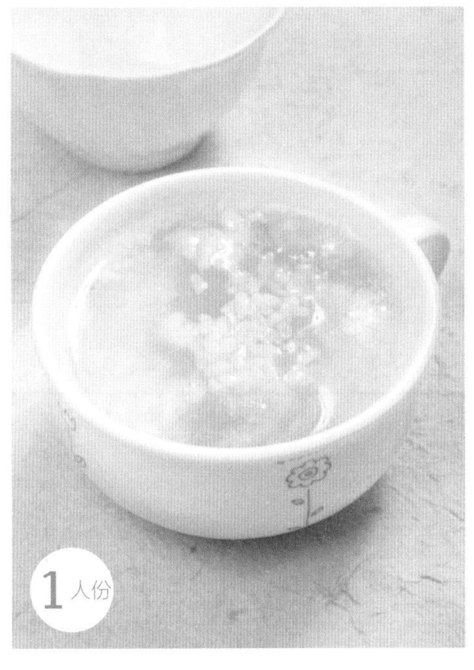

丝瓜蛋膜粥

材料 丝瓜25克，大米30克，鸡蛋膜两张。

调料 盐、麻油各适量。

做法

1. 将鸡蛋膜放入锅中，加适量水煎，取汁。丝瓜切条。
2. 将洗净的大米放入锅中，加入鸡蛋膜汁，再加入丝瓜条煮熟。
3. 调入盐、麻油即可食用。

功效 清热化痰，止咳平喘，适用于热性哮喘患者。

补脑兴阳，增精益髓

——养肾定眩

适用人群	眩晕症患者
眩晕症的表现	感到天旋地转，甚至恶心、呕吐、冒冷汗等，常伴有头痛、血压变化、出汗、面色苍白、耳聋耳鸣、视物模糊、颈项部或肩臂疼痛、上肢麻木、活动受限、意识障碍等
适用病症	贫血、动脉硬化、颈椎病、高血压等

调养方案

运动锻炼

前庭运动：站立，双脚并拢，闭眼 30 ~ 60 秒；两臂向上举，闭眼踏步 50 ~ 100 次；闭眼，将一脚后跟置于另一脚尖前，保持 30 ~ 60 秒；闭眼，单脚独立 30 ~ 60 秒。每天训练 3 次。

头部运动：头部向前屈 30 度，抬起，再向后仰 30 度，然后向左、向右各旋转 30 度。每天训练 10 次，动作不要过急。

转眼球运动：坐位，在视线水平位置前 50 厘米处放一物体，在物体上下左右 30 厘米处各画一标志，然后先上下再左右各注视标志数秒。每天训练 10 次。

保证充足的睡眠

睡眠不足是诱发眩晕症的因素之一。因此，眩晕发作时应注意休息，保证充足的睡眠。充足的睡眠可使眩晕症状减轻或消失。卧床休息还能防止因晕倒而造成的身体伤害。

饮食调养

- **眩晕症宜食食物**

谷物、杂粮类：芝麻等。

蔬菜及菌藻类：旱芹、白菜、紫甘蓝、菠菜、韭菜、青椒等。

水果、坚果：梨、苹果、葡萄、草莓、大枣、桑葚、核桃、松子等。

肉蛋类：鸡蛋、鹌鹑蛋、猪瘦肉、猪脑、羊脑、乳鸽等。

水产：海蜇、淡菜等。

其他：枸杞子、蜂蜜、乳品、葵花子等。

眩晕症调养菜谱

猪腰小米粥

材料 小米100克，猪腰50克。

调料 葱末、姜片各5克，盐适量。

做法

1. 小米洗净。猪腰除筋去膜，洗净，切片，用盐抓匀后用水冲净，反复两次。
2. 锅置火上，倒入适量清水大火烧开，加小米与姜片煮沸后转小火熬煮至粥熟，加入猪腰片煮熟，再加葱末、盐调味即可。

功效 此粥补肾益气，适用于肾虚所致的头晕眼花、视物模糊、腰膝酸痛等。

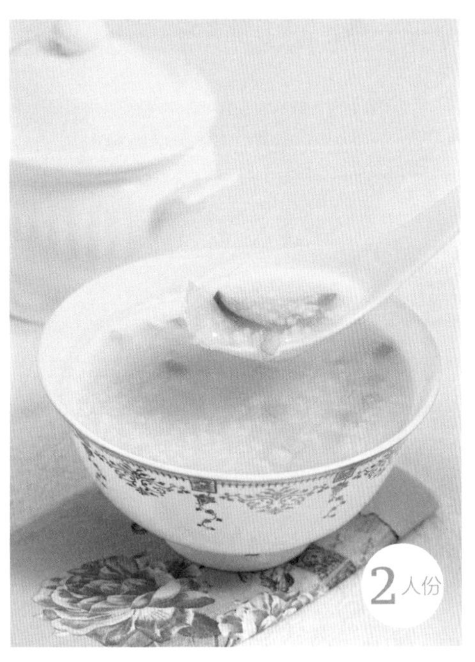

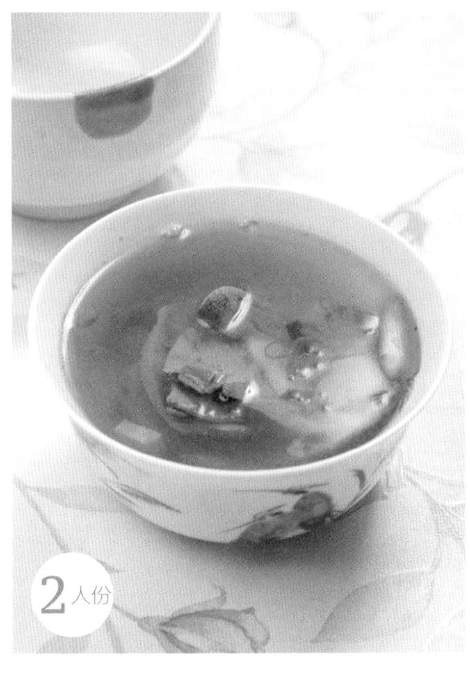

首乌猪肝汤

材料 猪肝250克，白首乌片20克。

调料 葱、姜、黄酒、白糖、胡椒粉、麻油、盐各适量。

做法

1. 将白首乌片放入锅中，加适量水，煮沸后烹入黄酒，焖煮1小时。姜切片、葱切末。
2. 将猪肝洗净，切为薄片，用沸水淋冲一下，与姜片一起投入首乌汤中。
3. 放入盐、白糖，淋入麻油，撒上胡椒粉、葱末即可。

功效 补肝肾、益精血，有解血虚头晕、须发早白之功效。

耳聪神清，明目怡神
——补肾聪耳

适用人群	肝肾阴虚患者
肝肾阴虚的表现	耳鸣：外界无声响时，自觉耳内有响声，如蝉鸣声、汽笛声、嘶嘶声或嗡嗡声等 耳聋：常出现于耳鸣、头疼、头晕等症状之后，出现听力下降。开始时可能只对高频率声音的听力下降，渐渐地对低频率声音的听力也会下降，最后听不见任何声音
适用病症	耳聋、耳鸣、听力下降

调养方案

运动锻炼

蒙耳弹头：用手掌分别压住两只耳朵，用手指轻轻弹击头部，每天弹 10 次以上。此法可改善耳鸣。

挖耳朵：将食指轻轻插入外耳孔，来回转动 20 次。用力要均匀，速度不宜过快，需先左耳后右耳，交替进行。

鼓耳膜：用双手掌捂住耳眼，然后猛然松开，每天做 10 次。此法可延缓听力的衰退。

远离噪声环境

噪声会使耳鸣、耳聋患者的听觉更容易疲劳，因此，一定要远离噪声环境。处于噪声环境时，要使用耳塞、耳罩、隔音帽等防护措施。日常生活中不宜把电子产品的音量放得过大，一般调到 85 分贝左右即可。

饮食调养

- **耳鸣、耳聋宜食食物**

谷物、杂粮类：大米、小米、玉米、高粱米、黄豆、芝麻等。

蔬菜及菌藻类：蘑菇、黄瓜、白菜、萝卜、大蒜、芹菜、菠菜、油菜等。

水果、坚果：苹果、橘子、李子、桃子、香蕉、西瓜、哈密瓜、核桃、榛子、桂圆等。

肉蛋类：猪瘦肉、牛肉、猪肝、鸭肉、鸡肉、鸡肝、鸡蛋等。

水产：青鱼、鲫鱼、黄鱼、鲤鱼、带鱼、牡蛎、蚌、泥鳅。

其他：牛奶、豆腐、豆浆等。

耳鸣、耳聋调养菜谱

聪耳酒

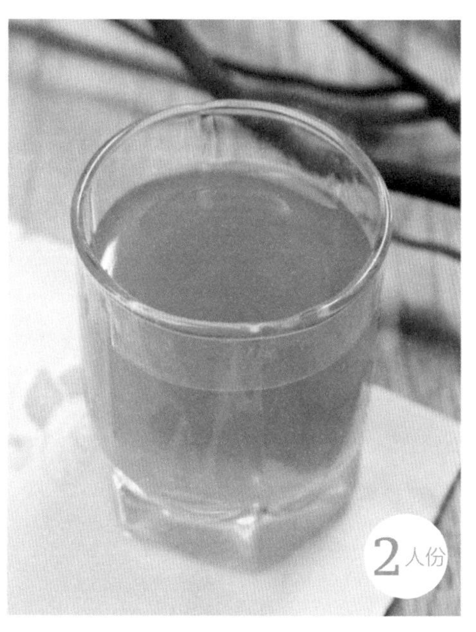

材料 核桃肉 60 克，五味子 40 克，白酒 1000 毫升。

调料 蜂蜜 30 克。

做法

1. 将核桃肉、五味子捣碎，浸入装有白酒的坛中，密封存贮。
2. 隔日振摇 1 次，10 日后过滤，加入蜂蜜，搅匀，放入瓶中存贮。
3. 随量饮用，以不醉为度，每日 1 ~ 2 次。

功效 滋阴补肾，聪耳止遗，适用于肾虚所致的头目眩晕、耳聋失聪、腰膝酸痛、阳痿遗精、小便频繁等症。

猪肾炒韭黄

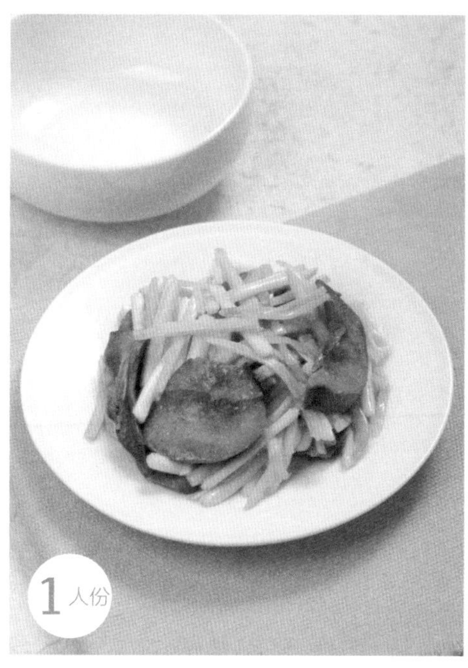

材料 猪肾 1 个，韭黄 100 克。

调料 盐、姜、植物油各适量。

做法

1. 将猪肾洗净，切成薄片。将韭黄洗净，切成小段。姜切丝。
2. 将锅置火上，放入适量油，油八成热时，放入猪肾，炒透后放入韭黄、姜丝。
3. 韭黄熟后，加盐调味即成。

功效 补肾强腰，适用于肾虚腰痛、慢性腰肌劳损、老人肾虚耳鸣、肾虚遗精等症。

水鸭益脑汤

材料 水鸭1只，猪瘦肉100克，山药、枸杞子各15克。

调料 姜、盐各适量。

做法

1. 将水鸭用滚水浸泡，去毛及内脏。
2. 将猪瘦肉放入滚水中煮5分钟，捞出洗净。
3. 洗净山药、枸杞子。
4. 把适量清水烧开，将全部材料放入其中，然后小火慢煲4个小时，加入姜、盐调味即可。

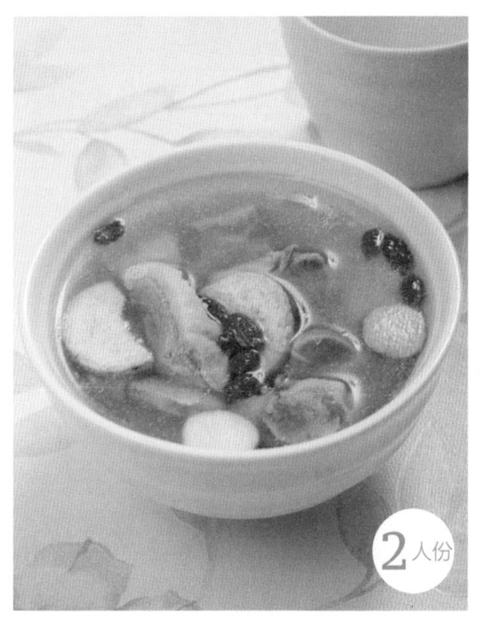

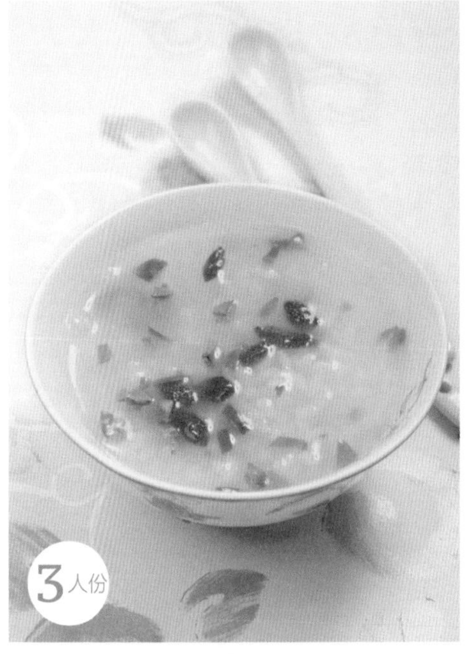

枸杞子羊肾粥

材料 枸杞子50克，大米150克，羊肾1个。

做法

1. 将枸杞子洗净。羊肾去筋膜切碎。大米洗净。
2. 将淘洗干净的大米放入锅中，加水适量煮开。
3. 煮开后，将枸杞子、羊肾放入锅中，煮熟后即可食用。

第6章

男女养肾秘方

肾是男人命根子，肾好命更好

男人护肾先护腰，“腰不好”等于“肾不好”

对男性健康来说，腰有着举足轻重的作用。因为腰不仅是承受上半身重量的支点和连接下半身的中轴，更是中医学认为的“肾之府”，是肾之精气所覆盖的区域。肾精充足则腰脊有力；肾精不足，就会出现腰背酸痛等问题。而且，现代社会快速的生活节奏，过大的工作、生活压力，以及各种不健康的生活习惯，使得男人的身体负担越来越重。许多刚过 40 岁的男人就出现了腰部问题，这种现象很不正常。

护腰就是呵护男性的根本

中医认为“腰为肾之府”。腰不好就相当于肾不好。肾在腰的两侧，在这一位置出现腰酸等症状，首先就是考虑肾虚、肾气不足。对男性来说，护腰就是保护男性的根本。生活中就有一些男性因为腰部外伤而影响到性功能和生育能力。

男性怎样做，才能护好腰

男性要调整自己的生活方式。平时要预防肾脏亏虚，不能熬夜，不能久坐。在寒冷的季节要避免腰部受风、寒、湿邪的侵袭，在炎热的夏季也不要使腰部着凉，以避免肾脏受损而影响或降低肾脏的功能。古人认为，经常活动腰部，可以强腰固肾，增补肾气。

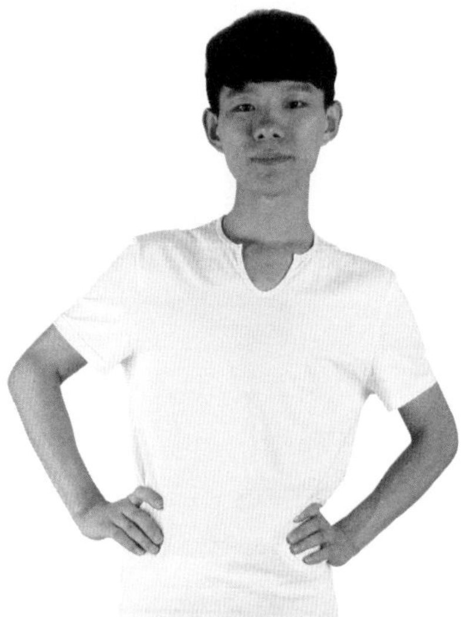

温馨小提示

哪些情况说明男性的腰出了问题

男性朋友一旦出现持续性腰疼，或者伴随咳嗽、喷嚏和排便等使腹压升高的动作，出现腰痛和腿的放射痛，或者活动时疼痛加剧，这些都可能是在提示：腰出问题了。

远离烟酒，守护先天之本

男人最重视的莫过于自己的生殖功能。其中，精子的健康程度也一直在所有男人的关注范围内。要明白，男人的精子数量和质量影响人口的出生率与出生质量。烟酒是男性健康的敌人，因此，想要生出健康聪明的宝宝，一定要呵护先天之本，减少对精子的伤害，这就要从戒烟酒做起。

香烟中的尼古丁能杀伤精子

研究表明，吸烟时的烟雾（包括烟中的尼古丁）是使精子发生突变的主要物质，可影响生殖细胞的成熟和增殖。另外，香烟中的尼古丁以及受尼古丁刺激而释放出的儿茶酚胺等可直接影响精子及类固醇激素的生成。并且香烟中的尼古丁能直接杀伤精子，甚至还会间接影响精子活力，并使精子形态发生异常。所以，想要拥有健康的宝宝，至少要戒烟 3 个月。

酒对男性生育能力的影响比烟大

许多有排尿困难、尿频、血尿等症状的男性，大多数出现了无精子症的倾向，更常见精液质量异常，尤其是精子形态异常、活动率较低。酗酒会导致生殖腺功能降低，使精子中染色体异常，从而导致胎儿畸形或发育不良。

另外，长期饮酒导致慢性酒精中毒的人，其体内雌激素值升高，导致泌乳素上升，而高水平的泌乳素会抑制促性腺激素的形成，从而睾酮合成减少，引起阳痿。

据统计，过量饮酒会使人产生不育的症状，甚至还会导致精液不液化、精子数减少、精子成活率及活力降低、畸形率增高等问题，从而影响生育。

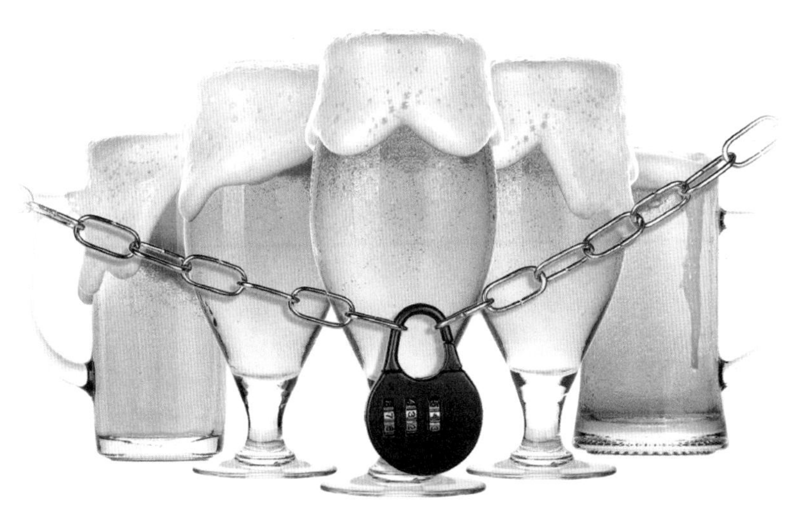

“性”福有度，保肾精就是养肾

“性”福，指的是夫妻性生活时达到高度和谐状态以及获得愉悦的感觉。不少中国人由于传统观念严重，总是对“性”羞于启齿。可是在养生这方面，不能不提房事。

肾精是男人“性”福之源

肾精是男人“性”福之源，所以说男人要想获得和谐的性生活，就要从养肾精开始。房事养生，也叫性生活养生。现在有些年轻人放纵自己的欲望，导致性生活紊乱，时间长了就会伤精耗气，严重破坏身体的阴阳平衡。

过度耗损肾精，不利健康养生

中医认为，肾之精气乃气中之精粹。肾精充足，则男人身体强壮、精力充沛；肾精亏虚，则男人疲软无力、身体衰弱。在房事中过度耗损身体，就会造成“精”的过分消耗，不利于健康和养生。因此，男人要想“性”福，就要做到养精节欲。

男人要多吃点补肾填精的食物

男人应该多吃点补肾填精、益气养血、生精的食物，来提高精子的质量与健康活力，比如山药、黑芝麻、鳝鱼、花生米、泥鳅。

还可以多吃一些有助于心脏健康、降低血压、提高生育能力的食物，如黄豆、燕麦、核桃仁、土豆等。

常见的补肾食物

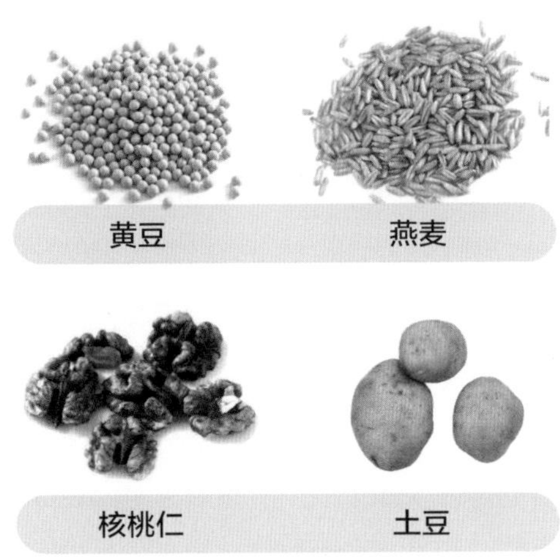

行房事的最佳时间

晚上 10 点为行房事的最佳时间，这时人的心情很愉悦，对身心健康是很有益处的。

温馨小提示

行房事的季节、时令、环境等都有讲究

春季，人体的生殖功能、内分泌相对旺盛，性欲高涨，这时适当的性生活能调节人体气血，对健康有益；夏季，身体处在高消耗时期，要尽量减少房事次数；秋季，万物凋零，房事也要顺应季节收敛，适当保精强肾能够蓄养精气；冬季，主藏，要节制房事，养足肾阳。

男人补肾壮阳多吃姜

按中医理论，生姜被认为是助阳之品，所以受到诸多男性的青睐。男性怎么吃姜才能有效壮阳补肾呢？很多人不知道鲜姜与干姜的吃法是不一样的。

鲜姜：增强食欲，延缓衰老

中老年男性常会因胃寒、食欲缺乏而导致身体虚弱，此时可以时常含服鲜姜片，刺激胃液分泌，促进消化。鲜姜没有干姜燥烈，滋润而不伤阴。每天切 4 ~ 5 薄片鲜生姜，早上起来喝一杯温水，然后将姜片放在嘴里慢慢咀嚼，有温胃祛寒的功效。

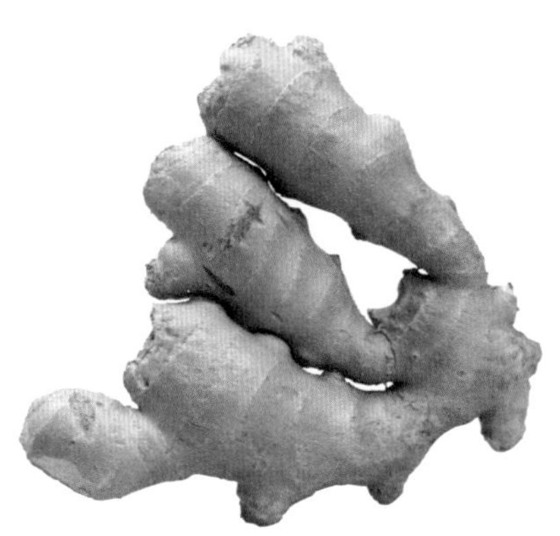

温馨小提示

什么情况下不适合用姜

姜性辛温，常在受寒情况下食用，且用量大了很可能破血伤阴。如果有喉痛、喉干、大便干燥等阴虚火旺症状，就不适合用姜了。

干姜：调理肾虚阳痿

材料 鲈鱼（约 500 克），干姜、枸杞子各 10 克，红枣 4 颗。

调料 料酒、盐各适量。

做法 将鲈鱼腹内收拾干净，加入干姜、枸杞子、红枣同煎，而后加水煮开，加料酒、盐适量调味即成。

用法 空腹时服食，隔日吃 1 次，连服 5 日。

功效 干姜温中散寒，健胃活血；枸杞子滋补肝肾，益精明目；红枣补气活血。此药膳可调理由于肾阳虚引起的阳痿、畏寒肢冷、腰疼、腰膝酸软等。

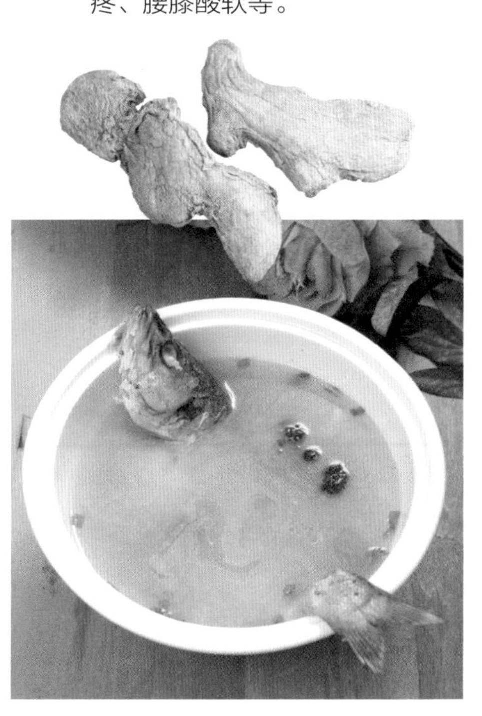

多食植物种子，可补肾壮阳

种子为一个即将萌发的生命贮备能量，是植物中能量最集中的部分，所以吃植物种子具有增加能量、补肾阳的作用。男人补肾，不妨多吃种子。

植物种子益处多

对于经常吃素食的人，可以通过多吃花生、榛子、核桃等来激发生命的活力。建议每天在早餐中加点坚果，如每天吃一两个核桃、两三颗板栗，可以收获不错的补肾效果，也能延缓衰老。

男人常食“五子”

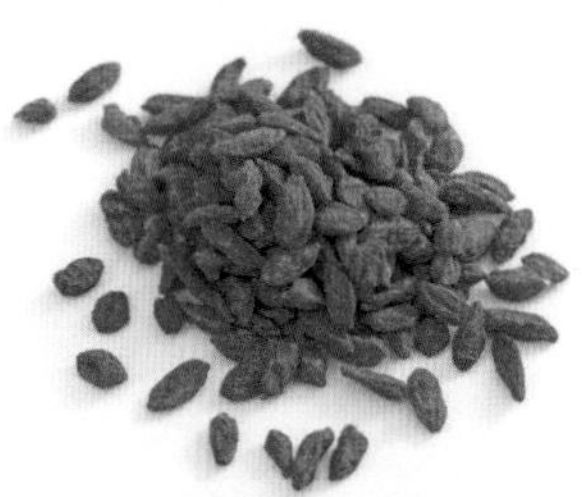

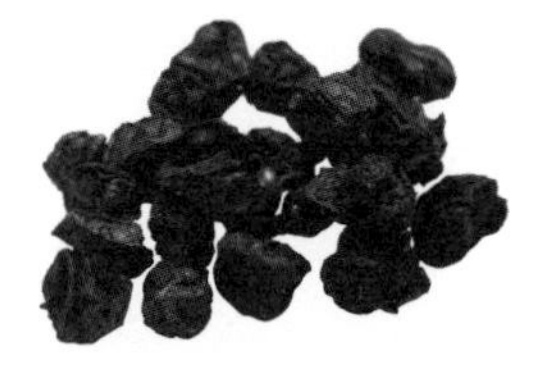

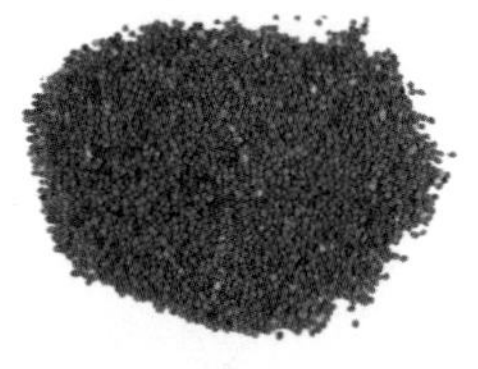

枸杞子

能补肾生精、养肝明目，久服可轻身不老、耐寒暑。用枸杞子清炖牛鞭，是壮骨益精的良药，可治疗阳痿、遗精等症。

五味子

能敛肺滋肾、涩精止泻。特别对肾气不足、遗精、滑精以及脾肾虚寒、热伤气阴、汗出体倦、心烦口渴、心肾阴虚、心失所养、虚烦不眠、心悸多梦、自汗、盗汗的老年患者更有好处。

菟丝子

补阳益阴、固精缩尿、养肝明目、补脾止泻。对患有肾虚不固、遗精滑精、阳痿、早泄、腰酸腿软、肝肾不足、目暗不明、脾虚便溏、消渴的人尤为适宜。

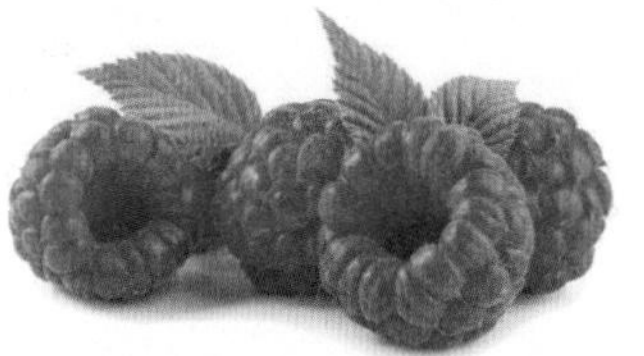

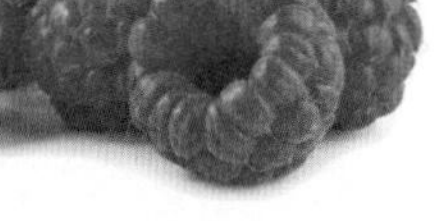

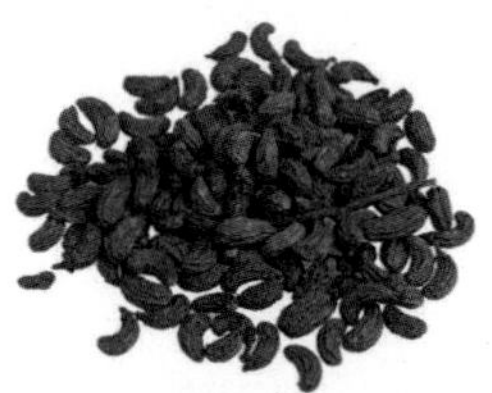

覆盆子

可益肾固精、缩尿、助阳、明目，适用于肾虚不固，遗精、滑精、遗尿、尿频、肾虚、阳痿、肝肾不足、目暗不明者。

女贞子

可滋补肝肾、清退虚热，适用于肝肾阴虚、腰酸腿软、头晕目眩、视力减退、须发早白以及阴虚阳亢、耳鸣、头痛、烦躁失眠等患者。

煮料豆：宫廷补肾秘方

中医认为“肝肾同源”，补肾也能增强肝的生理功能。补肝肾最常用的食物就是黑豆。黑豆的食疗方很多。在宫廷秘方里有一种方法叫煮料豆，补肝肾效果很好，即将黑豆和各种滋补肝肾的中药放在一起煮，可以增强柔肝补肾的功效。

黑豆不仅是一种食品，还是一味补虚中药

根据中医五行理论，肾属水，而黑色也属水，黑色食物可以补肾强身。对于黑豆的补肾功效，明代著名医学家李时珍说：“服食黑豆，令人长肌肤，益颜色，填筋骨，加力气，乃补虚之神秘验方也。”黑豆能滋阴补肾，也具有养肝的作用。这其中有两点原因：其一，肾水可以涵养肝木，肾水足则肝得养；其二，肾精可转化为血，血可以养肝，通过养肾就能够达到肝肾同养的目的。

煮料豆：补肾、乌发、固脱

将黑豆与补肾中药一起煮制，补肾、乌发、固脱的效果更佳。

材料 当归12克，枸杞子15克，牛膝、生地、熟地各10克，首乌20克，白芍、菊花、川芎、甘草、陈皮、白术各3克，炒黄芪5克，黑豆500克。

做法

1. 将准备好的中药和黑豆一起放到砂锅中，加适量清水，小火炖煮。
2. 煮至黑豆熟烂后，去中药，吃豆。分早中晚三次食用，七天为一个疗程。

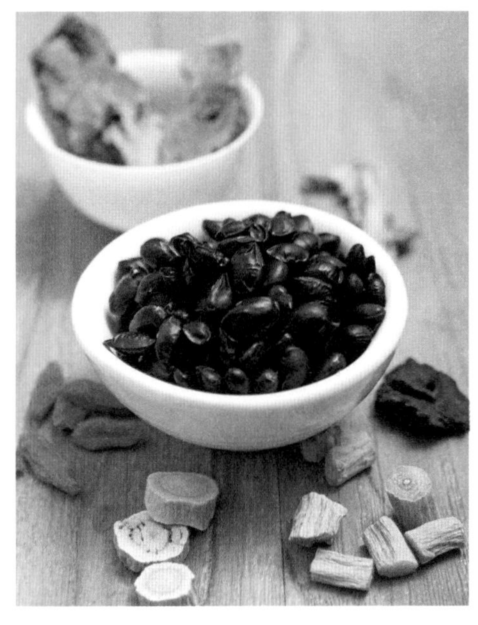

肾主宰女人一生健康

女人肾虚烦恼多

一提起肾虚，很多人都认为是男人的事，其实这是很大的偏见。女人不仅会肾虚，而且表现症状较多。月经、怀孕、生产都与肾有关。

《黄帝内经》中关于女人生命节律的记载

《黄帝内经》中明确记载："女子七岁，肾气盛，齿更发长；二七，而天癸至，任脉通，太冲脉盛，月事以时下，故有子；三七，肾气平均，故真牙生而长极；四七，筋骨坚，发长极，身体盛壮；五七，阳明脉衰，面始焦，发始堕；六七，三阳脉衰于上，面皆焦，发始白；七七，任脉虚，太冲脉衰少，天癸竭，地道不通，故形坏而无子也。"

上述文字说明女人的牙齿、头发、月经、性功能、生殖能力、身材、面容等都是随着肾气的变化而变化的。

女人肾气旺盛的表现

牙齿洁白、秀发乌黑、面容娇好、月经规律、生育能力旺盛等，都是肾气旺盛的表现。

女人肾虚的表现

牙齿稀疏、焦黄甚至脱落，头发花白、焦黄甚至脱落，月经紊乱甚至闭经，性欲减退甚至性功能丧失，怀孕困难甚至不孕，面容憔悴甚至长斑，身材臃肿变形等，这些都可能是肾虚惹的麻烦。

每天自我按摩腰部强肾补肾

两手掌对搓，至手心热后，分别放至腰部两侧，手掌心朝向皮肤，上下按摩腰部，至有热感为止。早晚各1次，每次约200下。

温馨小提示

女人如何预防肾虚

女性跟男性比较，阳气较弱，除了平日要做到劳逸结合、均衡饮食，还要注意保暖，多参与休闲活动，减轻精神压力，释放不良情绪。

肾虚容易让你的容颜慢慢变老

肾是美丽与健康的源泉，肾藏精，而精血同源，因此，只有肾健康了，才能气血俱旺，女人才能拥有如花容颜。

肾的好坏直接决定女性气血是否充足

中医认为，肾中精气充足，女性则面色红润，齿固发黑，耳聪目明，记忆力好，生理周期正常。肾精不足，身体就会元气亏损，容易出现白带清稀，月经不调，痛经，腰膝酸软，甚至还会出现性冷淡、不孕不育、更年期提前、早衰等病症。所以，养好肾是女性保持活力、延缓衰老的重要方法。

温肾填精吃什么

女人从饮食上进行温补比较合适，而且因时、因人、因地而异，要根据不同的季节、体质和气候选择不同的补肾方法。譬如肾虚，应以温肾填精、益肾补血为原则。在冬季，要多食用如牛肉、羊肉等一些偏于温热性尤其是能够温补肾阳的食物，或者吃一些温性水果，如红枣、桂圆、橘子、柿子等，以补血、填精益肾、抵御严寒。

常揉气海穴，不让肾精外泄

女性养精、保精可以多按摩气海穴。气海穴是肾精所藏的地方，在肚脐下 1.5 寸。按摩时，把手掌劳宫穴（在手掌心，当第二、三掌骨之间偏于第三掌骨，握拳屈指时中指尖处）对准气海穴，整个手掌覆盖肚脐（神阙穴）和脐下 3 寸的关元穴之间，顺时针按摩 50 下，逆时针按摩 50 下。每天早晚各按摩 1 次，可以温肾、养精，不让肾精外泄。

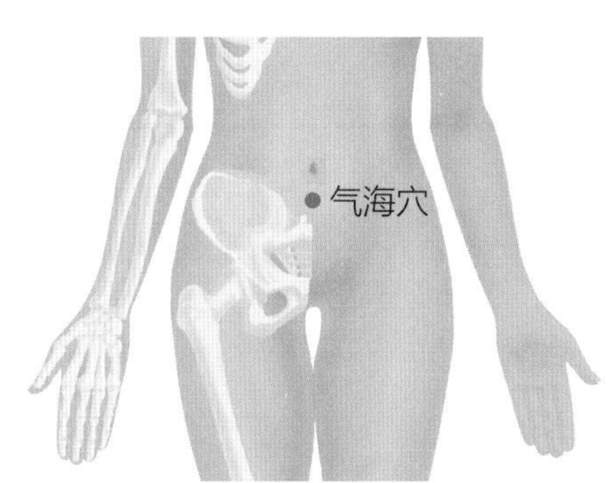

肾养好，让卵巢永远年轻

女性的生殖系统是在精气的呵护下逐渐发育成熟的。长期的精神、工作压力大，会导致肾气不足，卵巢功能低下，损伤肾阴，导致性欲低下。

卵巢是女性的美丽之源

有人把卵巢比作女性的美丽之源。因为它作为女性的性腺，分泌两种主要的类固醇激素：雌激素和孕激素。这些激素有促使阴道、子宫、输卵管等发育成熟，刺激并维持乳房发育、促使骨盆宽大、臀部肥厚、脂肪丰满和毛发分布等女性特征的作用，并有维持性欲等功能。可见，女性的独特特征都与卵巢的健康脱不开关系。

保养卵巢的食物

有一些食物能给卵巢提供营养，多吃这些食物，能够明显降低卵巢病变的发生概率。

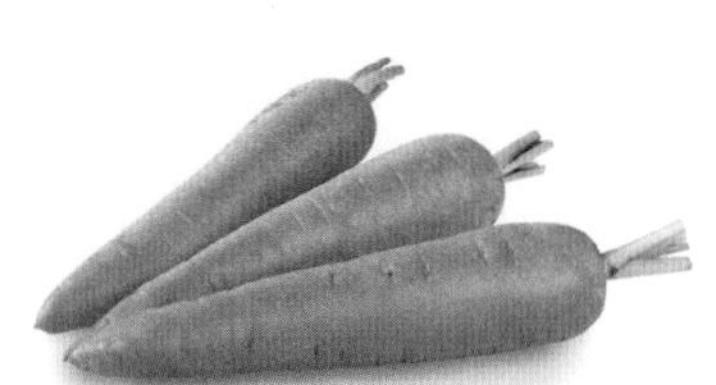

胡萝卜素能保持人体组织或器官外层组织的健康。英国的营养学家发现：每周平均吃5次胡萝卜的女性，其患卵巢癌的可能性比普通女性降低50%。

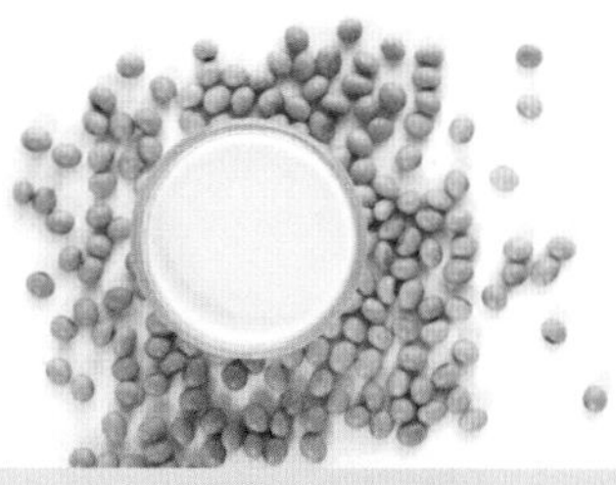

豆浆能够增加雌激素，对保养子宫和卵巢有很好疗效。用黄豆、红豆、黑豆每天打豆浆喝，是很安全的补充植物性雌激素的方式。

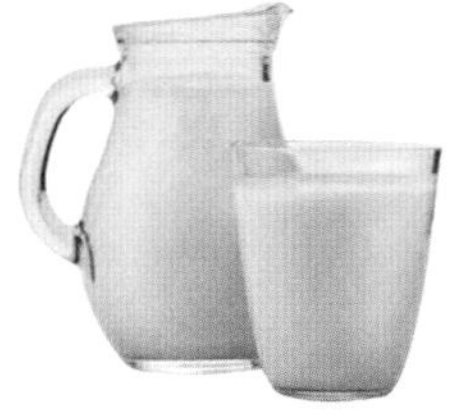

高蛋白质类食物都能为卵巢提供充足的营养物质。

“红豆袋”调理卵巢囊肿、发炎

如果下腹部有瘀血或者盆腔积血，就容易形成卵巢囊肿，甚至引发炎症。红豆有散瘀消炎的作用，可以做个“红豆袋”为自己的卵巢热敷，就能帮助化解肚脐、卵巢及子宫周围的瘀血。具体方法是：

准备500克红豆，将它们放入洗净的布口袋中。把装有豆子的口袋放到微波炉中加热3分钟。把热袋子敷到小腹上，可以配合轻柔的按摩。豆袋的温度以觉得温暖为宜，如果觉得太烫，可以再包裹一块干净的干毛巾。

养好肾，跟黑眼圈说“再见”

黑眼圈的常见表现：眼袋出现阴影，眼眶内下侧出现凹陷阴影，眼皮静脉血流滞涩造成皮肤颜色加深，眼周肌肤瘀血及水肿等。

眼圈黑是肾虚的特征性表现

五色中的黑色和五脏中的肾的五行属性都是水，《黄帝内经》认为“黑属肾”“肾色黑”，所以眼圈发黑是肾虚的表现。

眼圈发黑食物调理

可选食物	黑米、红豆、胡萝卜、西蓝花、油菜、桃、酸枣、猪肉、鲫鱼、鹌鹑蛋
慎选食物	薏苡仁、大料、胡椒、香菜、茭白、洋葱、猪脑、鸭肉

玫瑰红枣枸杞子茶，消除恼人的黑眼圈

将玫瑰花 5 克、枸杞子 5 克、红枣 6 ～ 8 颗一起放入开水中，泡 10 分钟后即可饮用，可重复泡制 2 ～ 3 次。每周服用 5 ～ 7 次，可以美白润肤、活血化瘀，消除黑眼圈。

土豆片敷眼，改善“熊猫眼”

土豆洗净去皮，切成 2 毫米的片敷眼 5 分钟后，用清水洗净。反复坚持，7 天为一个疗程。

按揉膈俞穴，滋养眼睛

膈俞穴为调补阴血的要穴，能滋养眼睛、消除黑眼圈。按摩方法是：用拇指指腹按揉膈俞穴 3 ～ 5 分钟，以有酸胀感为度。

膈俞穴：在背部，第 7 胸椎棘突下，后正中线旁开 1.5 寸。

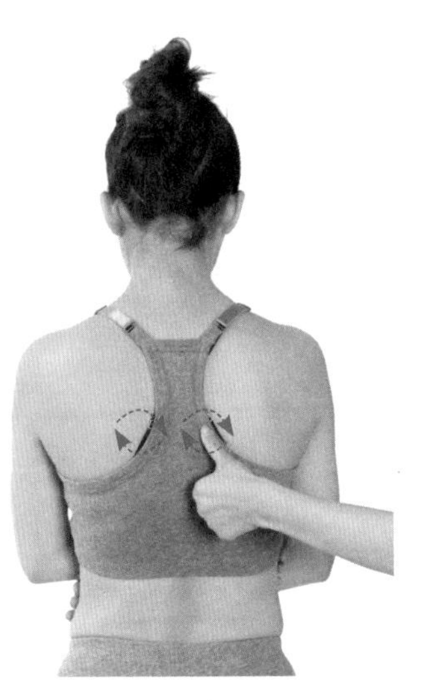

按揉膈俞穴

太溪穴和涌泉穴：秀发乌黑柔顺的秘密

头发是女人的第二张脸，女人要懂得呵护自己的头发，因为健康光亮的头发会增添更多的女人味。

白发脱发都是肾虚惹的麻烦

中医认为，头发的盛衰与肾气是否充盛关系很大。人的一生，从童年、少年、青年、壮年到老年的头发状态演变，均和肾气的盛衰有直接密切的关系。

《黄帝内经》中说“肾者……其华在发”。肾虚就会使发根生长的“土壤”不肥沃，导致毛发生长不旺。一般来说，头发脱落是肾阴虚。所以，女性朋友要想使自己的秀发飘逸、有光泽就要注意补肾。

补肾的好办法：按摩太溪穴和涌泉穴

太溪穴是肾经的原穴，涌泉穴是肾经的井穴，每天按摩就能补肾固发。具体按摩方法是：

晚上睡前用热水泡脚 10 分钟，让脚充分放松后，按揉双脚太溪穴 2 分钟后，再刺激两脚涌泉穴 3 分钟，直到有酸胀和发麻的感觉为止。

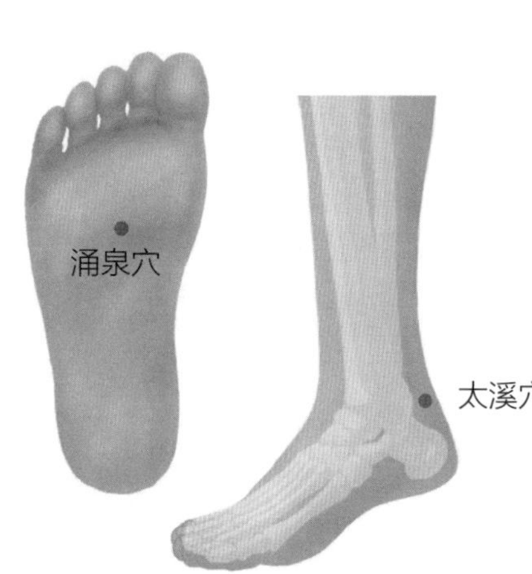

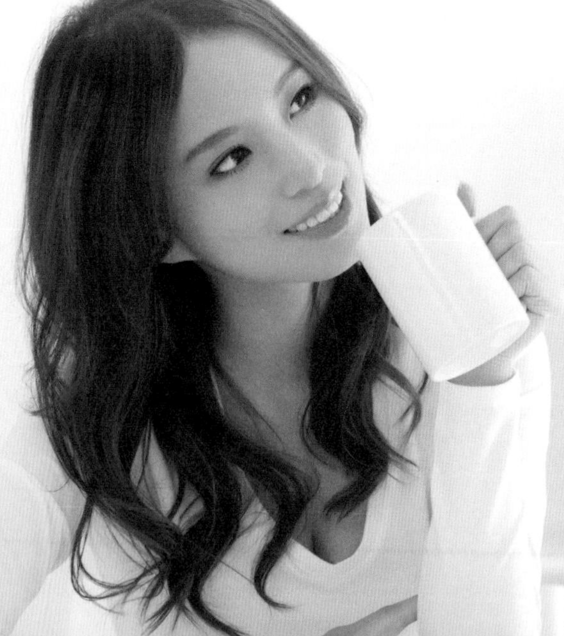

舒肝补肾活血法治疗黄褐斑

黄褐斑，中医又称“肝斑”“黧黑斑”，是一种后天性皮肤病。本病病因较复杂，多与肝、脾、肾功能失调、胞宫失常及冲任损伤有关，可导致气血不调、精血不能上荣于面（虚证）或瘀血凝聚于面（实证）而发病。临床治疗除辨证施治内服中药外，可辅以中药面膜外治，疗效颇佳。

辨证治疗巧祛斑

黄褐斑的治疗多从肝、脾、肾三脏及气血失和进行论治，尤以疏理肝气、活血化瘀、补益肝肾为目前治疗黄褐斑的常用方法。治疗黄褐斑的疗程至少需要三个月，若汤剂服用不便，可在医生的指导下选用逍遥丸、六味地黄丸、杞菊地黄丸等服用。外用药可遵医嘱选择传统的七白膏、杏仁霜、玉容散等。

双手搓面（干洗脸）祛除黄褐斑

其实双手搓面（干洗脸）就是一种面部按摩，此法有疏通经络，活血散瘀的作用，可加速气血运行，使面部血液充盈。具体方法如下：

洗净面部，涂搽祛斑药膏，用手指腹沿皮肤纹理按摩，先两侧面颊，再揉眼周、口周，最后轻轻拍打整个颜面。每次 5 ~ 10 分钟，每晚做 1 次。

消除黄褐斑的桃花白芷酒

初开的桃花 250 克，将白芷 30 克切成薄片，将桃花、白芷片泡入 1000 毫升白酒中，密封瓶口，不时摇动，一个月后即成。每日早、晚饮桃花白芷酒 10 ~ 30 毫升，同时倒少许于手掌心，两手对擦，待手擦热后，来回揉搓面部。坚持一个月以上，即可消除面部黄褐斑。宋代药物学家苏颂说：“酒渍桃花饮之，除百疾，益颜色。”

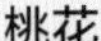

桃花

桃花含有山萘酚、胡萝卜素、维生素等成分，其中山萘酚有较好的美容护肤作用。

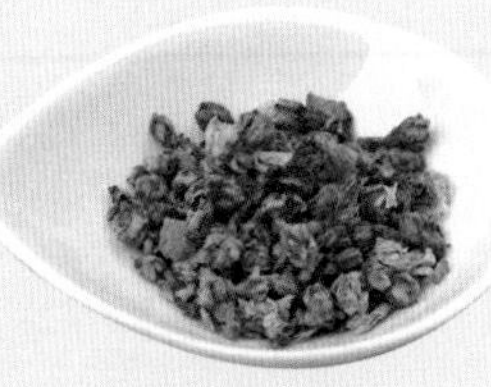

白芷

活血化瘀，美白除斑。

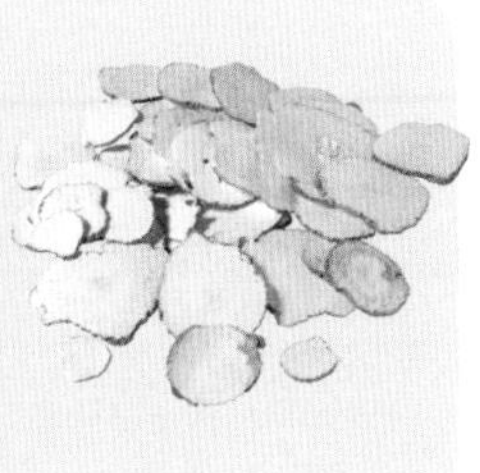

灸关元穴和神阙穴：好唇色胜于任何口红

女人除了迷人的双眼，嘴唇也是很吸引人的地方，性感、红润、靓丽的嘴唇能体现女性之健康、柔美，哪个爱美的女士不想拥有红润而富有光泽的双唇呢？可有些女人的双唇，要么干裂，要么发暗，甚至偏紫色，毫无光泽。而且这些女人的手脚也常是冰凉的，如果赶上下雨或者刮风，唇色就会变成暗紫色。

女性的唇色为什么会发紫发暗

许多女性体质天生就偏寒，所以手脚容易发凉，加上现在流行露脐装、低腰裤和超短裙，使某些女性身体更加寒凉。中医讲，寒主凝滞，体内太寒，血液流动就会变慢，就会形成血瘀；血行变慢，新鲜的血液（也就是动脉血）不能及时补充，就会表现出静脉血的颜色（暗红色，动脉血是鲜红色），所以女性受寒时唇色会发紫和发暗。

温馨小提示

寒凉体质的女性可多晒太阳

寒凉体质的女性最好多晒太阳、多运动，时刻注意保暖，还要多吃一些温热性的食物，如牛羊肉、虾仁、生姜、韭菜等。

恢复红润唇色的好方法：灸关元穴和神阙穴

女性要驱寒就要温阳，最简单的方法是通过灸关元穴和神阙穴，点燃身体内的小火炉。

神阙穴就在肚脐眼的地方，可取少量盐放在肚脐内，上面放一块硬币大小的生姜片，再放一壮（一个艾炷，称为 1 壮）艾绒，点燃。但要注意，当感觉很烫时，可以把姜片拿起来，绕着肚脐上下左右移动。艾灸时间最好选在每天睡觉前，因为这时阳气最少。

关元穴在肚脐正下方四横指处，每天灸 10 分钟，可以隔姜灸，也可用艾条灸。

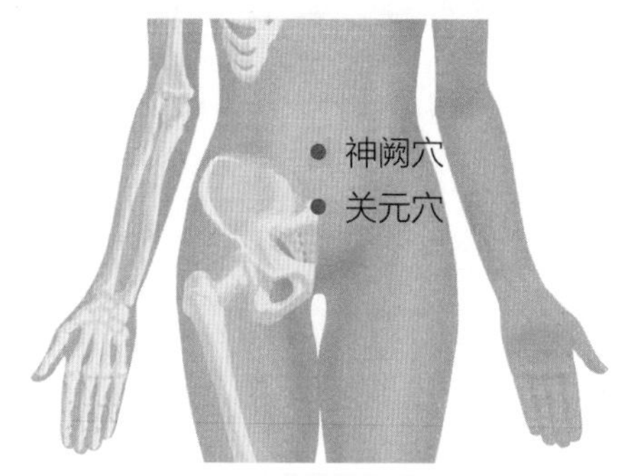

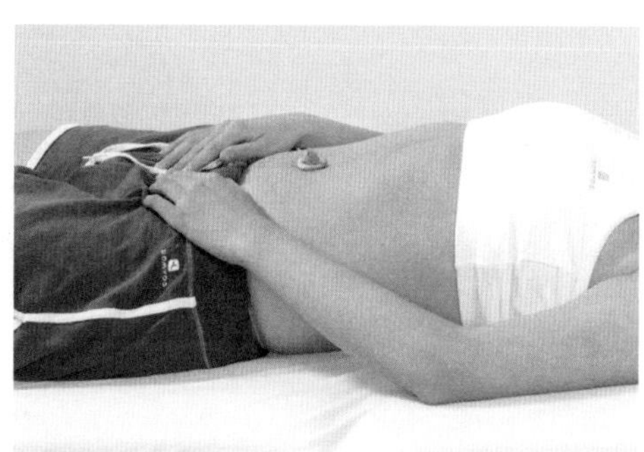

补好肾，告别“男”言之隐

调理遗精，就吃韭菜炒核桃仁

遗精是指在没有性生活时发生射精，常见于青少年男性。按照遗精发生时间，分为梦遗和滑精。有梦而遗精的称为“梦遗”，多在睡眠中发生，病情一般较轻。无梦而遗精，甚至清醒时精液自行流出的叫“滑精”，病情一般较重。

遗精是肾不藏精的表现

遗精首先是肾的问题。因为肾为先天之本，主性与生殖，主藏精。肾对精有贮藏、固摄的作用，精是人体很宝贵的物质，之所以能在体内藏住，不外泄，就是因为有肾的固摄作用。遗精就是典型的肾不藏精的表现，所以调理遗精的主要方式就是补肾固摄。

韭菜炒核桃仁，改善肾虚遗精

材料 韭菜 200 克，核桃仁 30 克。

调料 盐 2 克，植物油适量。

做法

1. 将核桃仁除去杂质，放在烤箱中烤熟。将韭菜洗净，切成长 3 厘米的段。
2. 往炒锅内放适量油加热，将韭菜和烤熟的核桃仁一起放入油锅内翻炒，加少许盐，煸炒至熟透即可。

功效 韭菜有益脾健胃、温肾壮阳、行气活血的功效，能增强人体免疫力和防治多种疾病。核桃仁能补肾固精、强健筋骨，因此适宜肾虚遗精的人吃。

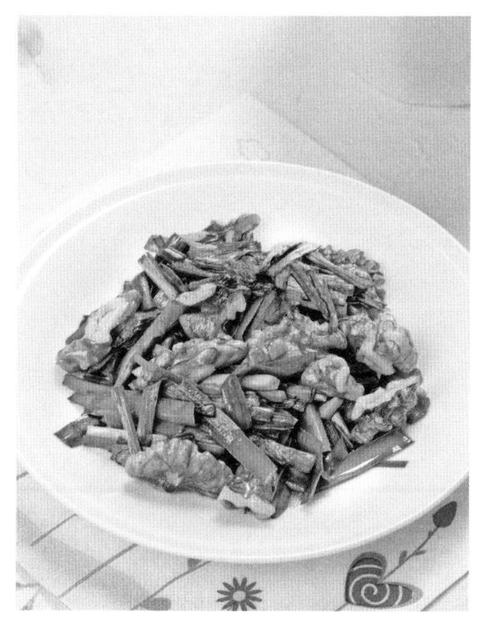

学会按摩，慢性前列腺炎也并非不可治愈

中医认为，前列腺炎与湿热的关系密切，它初始的表现以尿路症状最为多见，如尿频、尿急、尿痛、小便灼烧感、尿道刺痒，尿前、尿后或大便用力时有白色分泌物出现等。

保持清洁

男性的阴囊伸缩性大，分泌汗液较多，而会阴部位通风差，容易藏污纳垢，局部细菌常会乘虚而入，导致前列腺炎、前列腺肥大、性功能下降。因此，坚持清洗会阴部是预防前列腺炎的一个重要环节。

按摩保健

可以在临睡前做按摩，方法如下：仰卧，左腿伸直，左手放在神阙穴（肚脐）上，用中指、食指、无名指三指按揉神阙穴，同时再用右手拇指放在会阴穴部旋转按摩，一共100次。完毕后，换手做同样动作。肚脐的下方有气海、关元、中极各穴，中医认为是中气之所，这种按摩有利于膀胱功能恢复。

另外，也可以单独按摩会阴穴（仰卧屈膝，在会阴部，取两阴连线的中点），以促进会阴处血液循环，起到消炎、止痛和消肿的作用。小便后稍加按摩，还可以促使膀胱排空，减少残余尿量。

温馨小提示

避免受到过多性刺激

对于慢性前列腺炎患者来说，性生活尤其不能过于频繁，当然也不能过少甚至长期禁欲。保持适度、规律的性生活是促进身体康复的有效办法。一般来说，男性每7～10天有1～2次性生活为宜。对于未婚或夫妻两地分居的男性，应尽量避免性刺激，减少性冲动，减轻前列腺充血，使前列腺保持正常的新陈代谢，对炎症的消除有促进作用。

加强体育锻炼

加强下肢运动对预防前列腺炎有着非常重要的作用，每天慢跑或者快走20～30分钟对前列腺有保健作用。

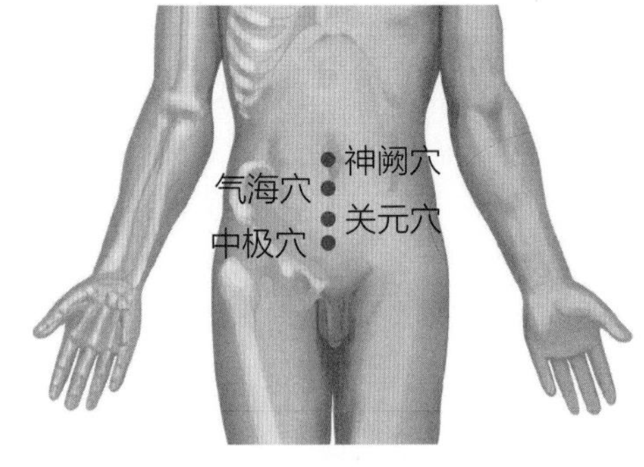

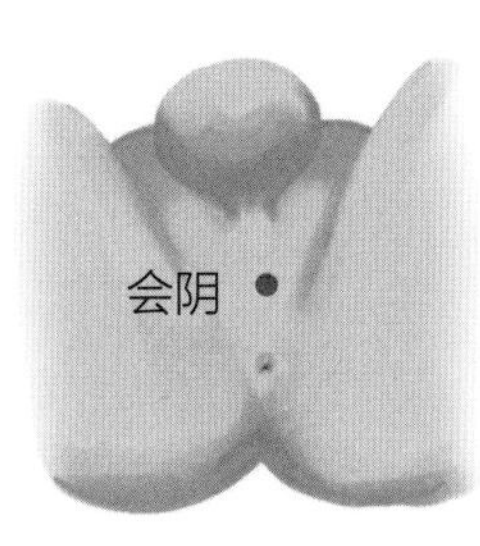

命门穴、会阳穴：调治肾虚阳痿的特效穴

情志刺激、饮食不当、纵欲过度等都会导致体内元阳亏虚或耗伤阴精而发生阳痿，这就是肾虚阳痿。调理肾虚阳痿有两个特效穴，就是命门穴和会阳穴。

命门穴：恢复生殖器的功能

命门穴是人体督脉上的要穴，为人体长寿大穴。命门之火就是人体阳气之本，因此，命门穴是人体生命力的中心，为元气所宿之处，是保健强壮要穴。肾虚阳痿的直接病因就是“命门火衰”，通过对腰部的命门穴进行按压，可以恢复生殖器的功能。

掌擦法：用掌根反复搓擦命门穴，以感觉发热为度，然后将两掌搓热捂住后腰，约 10 分钟即可。

指揉法：用中指尖按于命门穴（拇指附于同侧肋骨下缘），揉按由轻到重，每只手 40 ~ 60 次；再握空拳横擦，每只手 40 ~ 50 次。

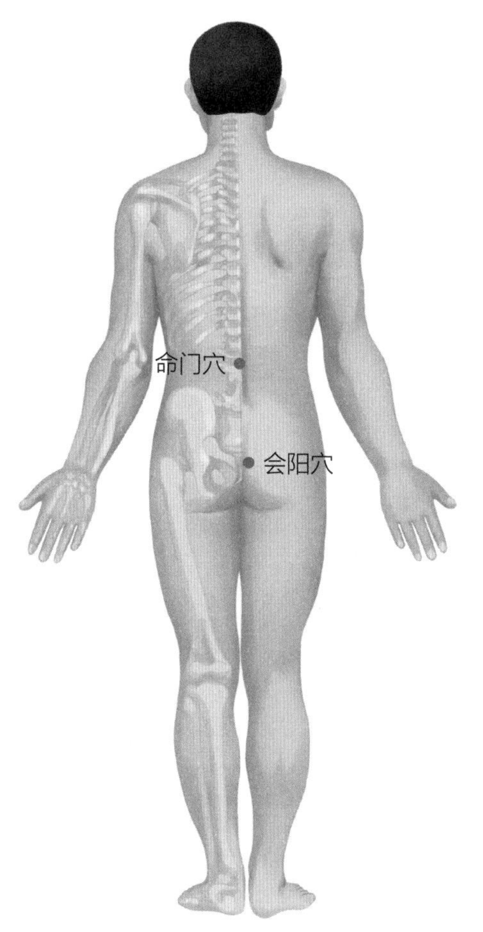

会阳穴：调阴阳，治阳痿

会阳穴属膀胱经，肾与膀胱相表里，刺激会阳穴能够调阴阳，行气血，从而达到调理阳痿的目的。可用艾炷灸 3 ~ 5 壮，或用艾条灸 10 ~ 15 分钟，也可每天对该穴位按摩 10 分钟左右。

温馨小提示

命门穴：在腰部脊柱区，第 2 腰椎棘突下凹陷中。

会阳穴：会阳穴在人体背部，尾骨旁 0.5 寸。

按压足三里穴，调理早泄有特效

早泄是一种常见的男性性功能障碍，指在性生活中射精过快，或阴茎尚未插入阴道就已经射精，无法进行正常的性生活，难以让女方达到高潮的一种疾病。

早泄的本质是肾功能减弱

中医认为，肾虚是造成早泄的根本原因。肾是人的动力源泉，人如果长时间处于体劳或房劳过度的情况下，就会损伤自身的精气，从而出现肾虚症状，常见的表现就是腰膝酸软、精神萎靡、早泄或阳痿等。

按压足三里穴，补肾壮阳治早泄

按压足三里穴有补中益气、补肾壮阳的作用，可辅助调理男性勃起不坚、早泄等症。可用拇指或食指指腹按压足三里穴 3 ~ 5 分钟，以有酸胀感为度。

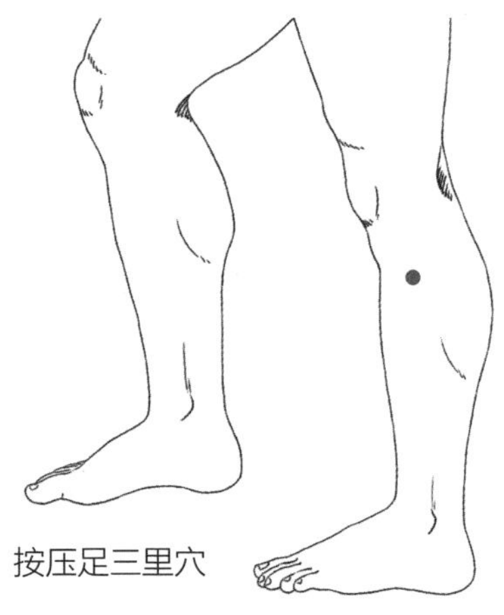

按压足三里穴

中药包外敷治早泄

芡实 15 克，生牡蛎 15 克，莲子肉 8 克，益智仁 10 克，共研细末，装入棉布缝成的布袋中，缝严固定。让患者系于腰部、肚脐、小腹、丹田处，可温补肾气、固肾涩精。

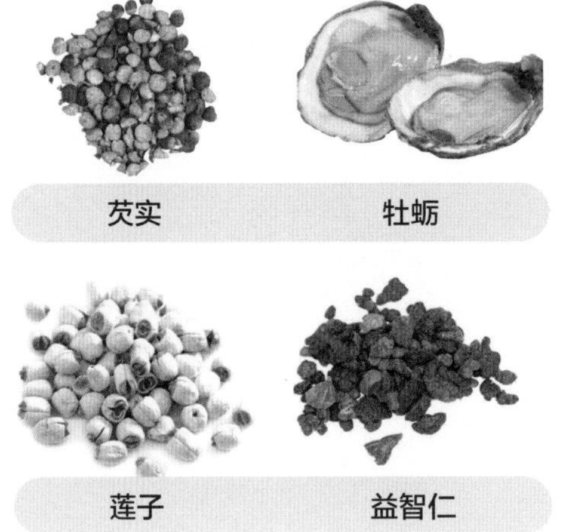

芡实　牡蛎　莲子　益智仁

温馨小提示

鹿角胶粥：补充肾阳，滋补精血

取鹿角胶 5 克，大米 100 克，先将大米放进锅中加水煮熟，再把鹿角胶打碎加入粥中，然后搅拌，让鹿角胶充分溶解到粥中，最后根据个人口味调味即可。

补好肾，告别女人的小烦恼

消灭痛经，生姜水就是最好的武器

痛经指妇女经期及其前后出现小腹或腰部疼痛，甚至痛及腰骶的症状。症状随月经周期而出现，严重者伴有恶心呕吐、冷汗淋漓、手足厥冷甚至昏厥等症状。

月经病和肾息息相关

中医认为："经水出诸肾。"意思是说月经和肾关系最密切。当肾亏虚时，人的气血本身就不足，再加上精神紧张、生活压力等各方面的因素，会继而使得肝气郁结。俗话说，通则不痛，痛则不通。一旦气血瘀滞，就会引发痛经。因此，调理痛经以补肾、健脾、疏肝、调理气血为主。

打通肝经和脾经，远离痛经

脚上有多条人体的关键经脉，足厥阴肝经与足太阳脾经都源于脚上，这两条经脉都与血有关，前者主藏血，后者主统血。当女性处于经期，它们运行不畅、产生淤阻时，就会出现剧烈腹痛，即为痛经的症状。因此，只要让这两条经脉变畅通，痛经就能得以改善。

生姜水泡脚，从源头上调理痛经

生姜水泡脚，用生姜之辛辣发散、宣通郁塞的经络，源头疏通，病因消除，痛经自然就能轻松消除。具体方法是：

每次取生姜 300 克，切成片，下锅加半盆清水后大火煮沸，用小火再煮 10 分钟，煮成浓浓的生姜水，倒入洗脚盆内泡脚。月经前 15 天，每天泡 1 次。

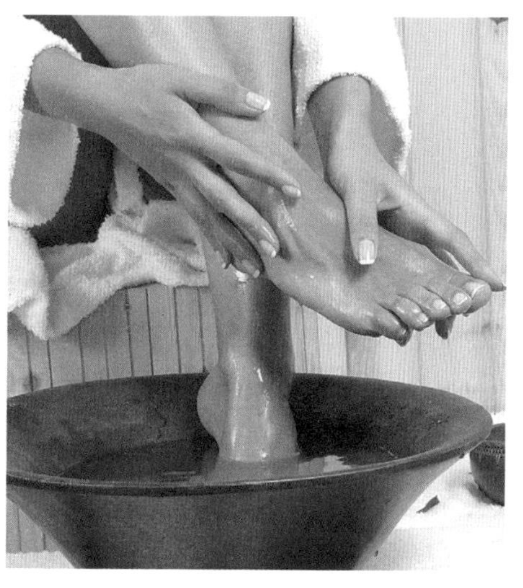

秋冬季喝红茶，让女人告别手脚冰凉

红茶是发酵茶，性甘味温，可帮助胃肠消化、促进食欲，不仅是养胃佳品，还有助于补益身体，积蓄阳气，增强人体的免疫力，特别适合秋冬季节饮用。因此，建议手脚冰凉的女性，不妨在秋冬季适当多喝些红茶。当然，如果能给红茶加些味，那么它补阳的作用也会更强。

糯米红茶：益气养血

糯米富含多种营养成分，是温补强壮的佳品，有补中益气、健脾养胃的作用。将红茶与糯米一起熬煮后饮汁，有益气养血，改善身体虚弱症状的功效，可增强机体免疫力。

材料 糯米 40 克，红茶 6 克。

做法

1. 将糯米洗净后放在锅中，加入适量清水煮。
2. 在煮好的糯米中加入红茶，即可取汁饮用。

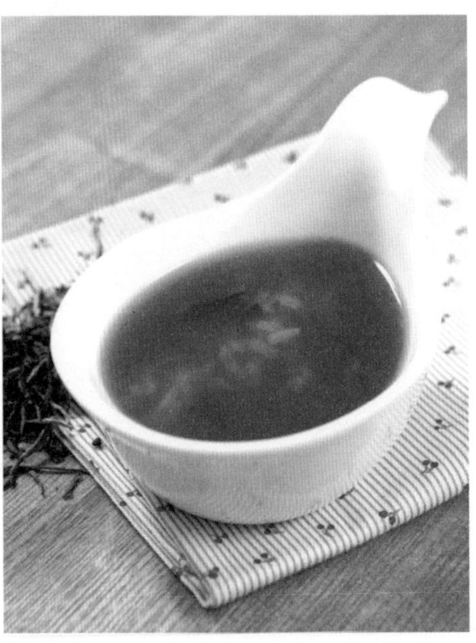

黄芪红茶：补气升阳

黄芪味甘性温，有补气升阳、调理脾胃虚寒的功效，能够有效改善女性身体虚弱。黄芪和红茶搭配可谓绝佳，黄芪补气升阳，红茶养胃蓄阳，冬天将两者一起泡茶饮用，升补阳气的作用更佳。

材料 黄芪 12 克，红茶 3 克。

做法

1. 将黄芪放在锅中，加入适量清水煮 15 ~ 20 分钟 。
2. 在锅内中放入红茶，再一起煮约 5 分钟，即可饮用。

温馨小提示

黄芪为温补性药物，阳热偏胜者不可饮用此茶。

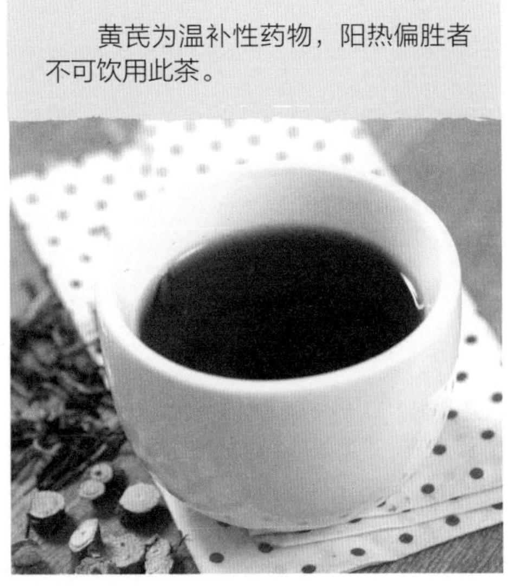

辨证补肾，远离白带烦恼

在正常情况下，阴道和外阴经常有少量分泌物以保持湿润，称之为白带。由阴道黏膜渗出物、宫颈腺体及子宫内膜分泌物组成，且含阴道上皮脱落细胞、白细胞。正常白带呈白色、无气味，其量、质与身体生理状况变化有关。

肾虚型白带病的特点

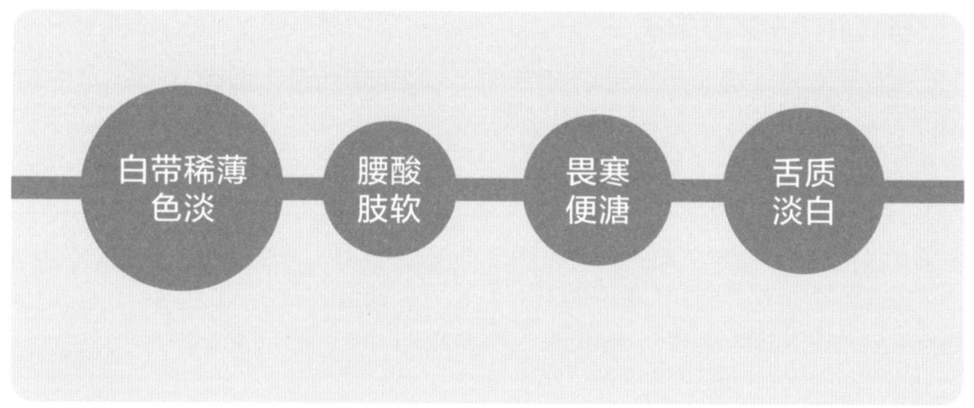

肾虚型白带病用药

可选用中药桑螵蛸、菟丝子、山萸肉、牡丹皮、山药、茯苓、牡蛎等组方，遵照医嘱剂量加水煎服，每日 1 剂。

肾虚型白带病食疗方

山药配莲子具有健脾益气、固涩止带的功效，可用于脾虚有湿或肾虚不固所引起的带下病。选鲜山药 150 克、莲子 50 克、粳米 100 克煮粥，一天分 3 次食完。

温馨小提示

正常白带呈白色透明的鸡蛋清样，既无味，又无刺激性。如分泌过多，且发生气味、色泽、性质的变化，就是异常的白带了。常见的有以下五种：

1. 无色糨糊样白带：像糨糊发黏，量多，常浸染于内裤。
2. 豆渣样白带：量多，状如豆渣呈絮状。
3. 泡沫样白带：呈泡沫状，量多。
4. 脓性白带：呈黄色或绿色。
5. 水样白带：白带清澈如水，常湿透内裤，有一股臭味。

发现变化，应及时到妇科检查和治疗。

女性不孕，补肾暖宫促受孕

不孕症指的是育龄夫妇双方同居两年以上，有正常性生活，在没有采用任何避孕措施的情况下，未能成功怀孕。中医认为，不孕的原因有肾气不足、肝气郁结、脾胃虚弱等。

温暖的子宫更易受孕

中医所说的子宫，不仅是孕育宝宝的那个“房间”，还包括妇科生殖系统和相关的功能。宫寒，全称是子宫寒冷，并不是说子宫腔内的温度低，而是指子宫及其相关功能呈一种严重低下的状态。这种状态在自然界看来，相当于天空中没有了太阳。

女性千万不要吃过多的冷饮、瓜果等寒凉之物，从冰箱里取出的食物最好放置一段时间再吃。在吃冷食之前，先吃一些热的东西垫底。民间有“冬吃萝卜，夏吃姜”的说法，生姜性温，能温中散寒，另外可多吃黑芝麻、核桃、红枣、花生等益气暖宫的食物。

自我按摩穴位固护肾气

女性可经常按摩涌泉穴，对固护阳气、预防宫寒大有益处。除此之外，每隔 3 ～ 5 天，用刮痧板刮拭腰骶部、腹部（包括小腹）至发红发热，也是治疗宫寒的好办法。

多参加运动暖宫

宫寒的人还应适当加强运动，一般来说，宫寒的人偏于安静沉稳。中医认为“动则生阳”，寒性体质者需要通过运动来增加阳气，尤其要参加有氧运动，如快走、游泳、慢跑等。

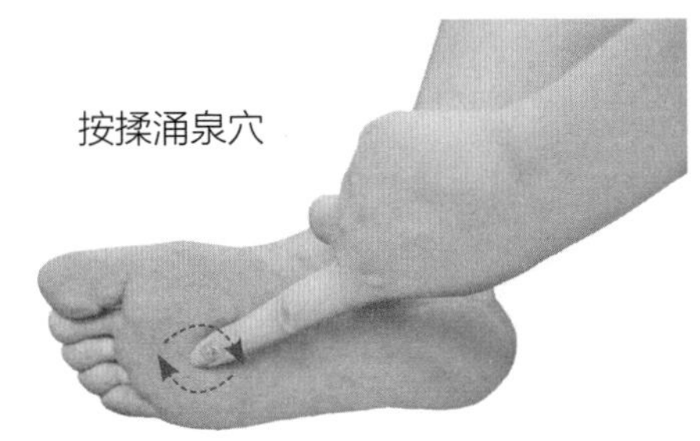

温馨小提示

每周游泳 2 小时，可使宫缩能力提高一成以上。宫缩能力提高了，就能保持子宫内的温度。

第7章

四季养肾法

春季养肾

春季养肾原理

按照金、木、水、火、土五行的说法，春季宜养肝，夏季宜养心，秋季宜养肺，冬季宜补肾，所以大部分人认为，春天是养肝的好时节，而忽视了肾。但是，中医学讲的是，木主肝，金主肺，火主心，水主肾。由于肾属于水，而水能生木，因此，春季养肝也必须要养肾。西医也认为，春天比较容易造成病毒和细菌的感染，很多感染会影响到肾脏。春天各种微生物都很活跃，经过冬天消耗免疫力下降，会产生感染性的疾病，导致体内机制失调后造成损害。所以，在这个季节好好护养我们宝贵的肾，是势在必行的了。

春季养肾方法

春季养肾要注意起居规律、适当运动

1. 春天里人们经常会感到困倦，但不可凭感觉睡觉，而是应该早睡早起，并要经常到室外散步，进行适当的锻炼，呼吸新鲜空气。

2. 保持环境卫生。要注意室内通风，保持室内环境清洁，定期进行室内消毒。

3. 根据气温的变化增减衣服，以免受风寒、潮湿的侵扰，也不要过暖多汗。

4. 不要过度劳累；要及时排泄大小便，保证腑净肠清，不留废毒物质。

5. 要尽量避免去公共场所，以防交叉感染。

温馨小提示

上薄下厚着春衣

早春的特点是乍暖还寒，通常人体的下半部血液循环要比上半部差，很容易受到风寒的侵袭，因此也就是“寒自脚下生”。如果春季不注意下半身的保暖，天一热就忙着减衣服，稍不注意就会着凉、感冒、发热，甚至还会在上了年纪之后出现膝关节疼痛，逐渐发展为膝关节骨质增生，重者还会出现膝关节积水、肿胀及伸不直等病症。所以，我们穿春衣时，要学习树木的生长方式，最好采取上薄下厚的方法。

春天不仅要捂下半身，还要加强下半身的锻炼，以促进血液循环。

春季养肾饮食四原则

1. 要多吃含丰富蛋白质、维生素以及锌等微量元素的食物，以提高机体免疫力。

2. 要多食用一些偏碱性的食物，因为如果体液偏酸性，会导致人体免疫力下降。

3. 要多吃含水分较多的食物，同时保证一日 1500 毫升以上的饮水量，这样有利于减少细菌繁殖的机会，达到冲洗尿路的目的。

4. 春季气温适中，而肾又喜温，因此要多食用温性食物。

春季一日饮食方案

饮食方案	主要菜谱	功效
早餐 牛奶 1 袋， 小米粥 1 份， 小菜适量。	**小米粥** **原料：**小米 50 克。 **步骤：** 1. 小米淘洗干净。 2. 1500 毫升水倒入锅中，烧开，再倒入小米，小火熬至米软烂即可。	小米具有开肠胃、补肾虚的功效，非常适合春季食用。
中餐 米饭 1 份， 葱爆牛肉 1 份， 油淋青菜 1 份， 西红柿蛋汤 1 份。	**葱爆牛肉** **原料：**瘦牛肉 250 克，葱白 150 克。 **配料：**植物油、大蒜、姜末、生抽、料酒各 10 克，熟芝麻 5 克，盐 3 克，香油 4 克，淀粉 2 克。 **步骤：** 1. 瘦牛肉洗净，切片，加入淀粉、生抽、料酒、盐腌制 30 分钟。将葱白斜切成段。 2. 植物油倒入锅中，至油热时放入葱白、大蒜、姜末爆炒。 3. 倒入腌好的牛肉，炒到牛肉变色。 4. 放入盐、料酒、生抽、熟芝麻，翻炒几下，再淋入香油翻炒出锅即可。	大葱温通阳气，牛肉温补肾阳，因此这道菜有补虚养身、健脾开胃和减肥瘦身之效。
晚餐 米饭 1 份， 淡豆豉葱白炖豆腐 1 份， 凉拌马兰头 1 份。	**淡豆豉葱白炖豆腐** **原料：**淡豆豉 10 克，葱白 5 克，嫩豆腐 2 块。 **步骤：** 1. 葱白洗净，切成末。嫩豆腐用清水略冲。 2. 嫩豆腐放入锅中，加适量水，略煮。 3. 放入淡豆豉、葱白末，用小火煨煮 5 分钟即可。	葱白和豆腐都是春季养肾的佳品，此菜能祛风利尿，对因肾虚所致眼睑水肿有很好的疗效。

夏季养肾

夏季养肾原理

盛夏时节，自然界生机勃发、万物生长，阳气充旺，因此，也应顺时保养肾，维护自身的阳气，从而增强体质、修复自身。

夏季养肾方法

夏季养肾要注意不贪凉、保持心情愉快

1. 不能过于避热趋凉。在乘凉时，最好找个阴凉的地方，比如湖边或者树林。睡觉时要特别注意盖好腹部。

2. 少待在空调房，如果使用空调需注意控制好温度，一般宜在 26℃左右，千万不能贪凉失大。

3. 要少吃生冷食物，防止腹泻。夏季食物容易变质，人如果吃到变质的食物，会引发腹泻。腹泻会导致感染性肠胃炎，也会通过各种渠道感染肾脏，引起炎症，诱发肾脏功能衰竭。所以，夏季要吃新鲜水果、蔬菜。

4. 保持愉快的心情。夏季气候炎热，会让人觉得烦闷和焦躁，而保持乐观的情绪与豁达开朗的心态可提高免疫功能。心气好才能肝气足、肾气足。所以，夏季养肾，保持一个愉快的心情是有必要的。

温馨小提示

四种人如何消暑

1. 老。夏天，老人尽量待在相对凉爽的屋子里，以减少外界阳光直接照射在身上，出汗后要多喝水，及时补充水分，但不能狂饮。饮食要以清淡素食为主，吃些西红柿、青菜等富含维生素的蔬菜，喝绿豆汤、金银花水等清凉防暑的饮料。

2. 弱。是指婴幼儿，因为他们的身体各系统还不够完善，体温调节的功能还相对较差。因此，夏天要为其穿上薄的棉质单衣，如果流汗要马上擦干，尽量不吹冷风。

3. 病。病人体质较差，因此夏天进食要以均衡营养、降温去火为前提。豆浆就是不错的选择。豆浆性平味甘，有生津润燥之效。

4. 孕。孕妇一个人吃，两个人吸收，而且怀孕后体力消耗很大，身体处于一种极度虚弱的状态，如果逗留在通风不良、温度较高的室内，很容易中暑。

夏季养肾饮食三原则

1. 少喝啤酒多喝水。啤酒喝得过多，会使尿酸沉积导致肾小管阻塞，损害肾脏；多喝水可以冲淡尿液，让尿液快速排出，从而保护肾脏。饮水量一般宜保持在每天 1500 毫升左右，出汗多时，还应酌情增加。

2. 多喝粥。夏季最好的滋补方式就是喝粥，如瘦弱之人可喝白术山药粥，能健脾补肾，强壮肌肉；忙碌之人可喝莲子芡实粥，能健脾补肾，养心安神；嗜酒之人可喝莲藕绿豆粥，可减少酒精对肝的损害。

夏季一日饮食方案

饮食方案	主要菜谱	功效
早餐 牛奶 1 袋， 樱桃西米粥或 山药枸杞子粥 1 份， 小菜适量。	**樱桃西米粥** **原料：**樱桃 150 克，西米 80 克。 **配料：**桂花卤少许，白糖适量。 **步骤：** 1. 樱桃洗净，去核，用白糖腌渍，备用。将西米洗净，用凉水浸泡半小时。 2. 锅置火上，放入适量清水，烧开后加入西米、樱桃，大火煮沸后，转小火煮至西米浮起，呈稀粥状。 3. 加入白糖、桂花卤烧开，待樱桃浮在西米粥的面上即成。	樱桃可调中补气，益脾活血，滋肝养肾，祛风除湿，并有促进血红蛋白再生的作用，故此粥可益气补肾、生津止渴、滋润皮肤，适合夏季食用。
中餐 米饭 1 份， 爆炒鹌鹑 1 份， 蚌肉炖老鸭 1 份， 当归生姜羊肉汤 1 份。	**当归生姜羊肉汤** **原料：**羊肉 500 克，生姜 30 克，当归 20 克。 **配料：**黄酒、调料各适量。 **步骤：** 1. 羊肉洗净，切块。 2. 羊肉放入锅中，加适量水，再加入当归、生姜、黄酒及调料，炖煮 1 ~ 2 小时即可。	羊肉可补体之虚，益肾之气，故此汤可补肾固阳、养血固精。
晚餐 米饭 1 碗， 淮杞甲鱼汤 1 份， 肝胰扒海参 1 份。	**淮杞甲鱼汤** **原料：**甲鱼 200 克，淮山药 15 克，枸杞子 10 克。 **配料：**盐、姜、白酒各适量。 **步骤：** 1. 甲鱼宰杀，洗净，去肠脏。将淮山药洗净，切块。将枸杞子洗净。 2. 甲鱼块、淮山药块、枸杞子一起放入锅中，炖 2 小时。 3. 加入适量姜、盐、白酒即可。	甲鱼滋阴清热，可以治疗阴虚火旺，还有软坚散结作用，故此汤可健脾补肾、养阴生血。

秋季养肾

秋季养肾原理

根据中医五行理论，秋季属金，对应肺，也就是说，一年四季中，秋季是金气最旺盛的季节。同时，按照五行相生的理论，金生水，而水对应肾，因此，在金秋季节，属性为水的肾脏是可利用能量最足的脏器。如果在这个季节对肾脏进行适当的养护，这对我们肾的保养能起到事半功倍的效果。《黄帝内经》中说："圣人不治已病治未病，不治已乱治未乱，此之谓也。"意思是说，养生需要未雨绸缪，不能渴而凿井。秋季补肾，这正好符合治未病的说法。

温馨小提示

秋季进补前要先调理脾胃

秋季要进补，为冬季养肾打基础。但秋季进补要让身体适应补品，所以要调整脏腑功能，增强免疫力。让身体尽量适应渐渐寒冷的天气，预防冬季各种疾病的发生。所以，要给脾胃一段调整适应的时间，就像运动员在正式比赛之前要先做一些准备运动，以免拉伤肌肉一样。

秋季养肾方法

秋季养肾要注意早卧早起、节欲养精

1. 睡眠是最好的补肾良药。俗话说："药补不如食补，食补不如觉补。"意思就是安稳地睡个好觉胜过服补药。四季睡眠，春夏应"晚卧早起"，冬季应"早卧晚起"，而秋季则应"早卧早起"，最好在日出前起床，不宜太晚。

2. 做好保暖。虽然说要"春捂秋冻"，但是"一场秋雨一场寒，十场秋雨要加棉"，"秋冻"也要有个"度"，既要坚持"秋冻"，又要确保不因受寒而伤身。我们一定要灵活多变，当天气变化比较平缓时或是气候较暖和的中午，少穿一点衣服是可以的。但一旦有强冷空气活动，造成气温急剧下降或者早晚气温非常低，就应该及时、适当地增衣保暖。

3. 节欲养精。《黄帝内经》说"春夏养阳，秋冬养阴。""秋冬养阴"就是要求人们在秋冬之季，顺应自然界秋收冬藏的规律，重视蓄养阴精。秋季气候寒凉肃杀，人们应该顺应自然主收主敛的规律，"收敛神气"，对性生活应有所节制，避免房劳伤肾，达到"保精"的目的。

秋季养肾饮食三原则

1. 秋季养肾吃“黑五类”。黑色入肾，黑色食物一般含有丰富的微量元素和维生素，“黑五类”包括黑米、黑豆、黑芝麻、黑枣、核桃等 5 种食物。

2. 少吃寒凉食物。秋季不适合吃太多阴寒食物，如西瓜、黄瓜等寒凉食物尽量少吃，生蔬菜最好过个火，烫一烫再吃。

3. 多饮水。俗话说：“人是水浇成的。”水乃生命之本。秋天干燥，要及时补充水分。每天清晨锻炼前和晚上临睡前应各饮水 200 毫升，早餐和午餐之间，午餐和晚餐之间各饮水 800 毫升。另外，要根据活动量大小、出汗多少，适当增加饮水量。

秋季一日饮食方案

饮食方案	主要菜谱	功效
早餐 牛奶 1 袋， 桂圆板栗粥或 枸杞子粥 1 份， 小菜适量。	**桂圆板栗粥** **原料：**板栗 10 个，桂圆肉 15 克，大米 50 克。 **配料：**白糖少许。 **步骤：** 1. 板栗去壳，切碎。 2. 大米和板栗一起放入砂锅中煮粥，粥将成时放入桂圆肉，食用时调入少许白糖即可。	板栗可补脾健胃、补肾强筋。桂圆可滋阴补肾、养心润肺。二者一起煮粥食用，非常适合秋季养生。
中餐 米饭 1 份， 海参炖鸭肉 1 份， 韭菜炒淡菜 1 份， 紫菜青瓜汤 1 份。	**海参炖鸭肉** **原料：**鸭肉 200 克，海参 50 克。 **配料：**盐适量。 **步骤：** 1. 鸭宰杀，漂洗干净，切片。将海参泡发，切片。 2. 鸭肉和海参一起放入砂锅中，加适量水，大火煮沸后，转小火炖煮两小时左右，中途注意加水，防止烧干。 3. 待鸭肉熟烂后，调入盐即可。	鸭肉可大补虚劳、滋五脏之阴、清虚劳之热。海参为肾阴肾阳双补之品。二者搭配，具有很强的滋补功效。
晚餐 米饭 1 份， 杜仲腰花 1 份， 山药虾皮豆腐汤 1 份。	**杜仲腰花** **原料：**猪腰 1 对，杜仲 12 克。 **配料：**葱、姜、盐各适量。 **步骤：** 1. 杜仲放入锅中，加适量水煎，过滤备用。猪腰去内膜，切为腰花。 2. 杜仲药液做调料汁，与腰花一起，加葱、姜、盐爆炒后食用。	猪肾可以壮腰补肾。杜仲可补肝肾、强筋骨。二者合用，有补肝益肾、强腰的作用。

冬季养肾

冬季养肾原理

《黄帝内经·素问·四气调神大论》中说："冬三月，此谓闭藏，水冰地坼，无扰乎阳。"冬三月草木凋零，兽藏虫伏，是自然界万物闭藏的季节。五脏之中，肾是主藏的脏腑，在肾脏中藏有充足的精气，我们的身体才能健康。若肾脏虚弱，则无法调节机体适应严冬的变化，更无法为春季的到来提供物质基础。现代医学研究认为，肾气与人体免疫功能有着密切的关系。冬季养肾不仅能增强人体抵御寒冷的能力，而且还可提高人体免疫力和抗病力，延缓衰老。因此，冬季养生以护肾为主。

温馨小提示

冬季要早卧晚起

养生讲究天人相应，到了冬天，原来无孔不入的水现在也不流动成了冰，开始闭藏，大地的闭藏更是到了极限，都到了闭藏丰盈以至于开裂的地步，这个阶段，人也要顾及阳气的闭藏，所以，冬季有"早卧晚起"的说法，就是要等到太阳出来阳气日渐升腾的时候再起床，阳气闭藏好了，身体才能够保持温暖，阳气充足还可以帮助我们去消化一些"冬补"之物。

冬季养肾方法

冬季养肾要注意起居规律、适当运动

1. 适度运动对养肾大有裨益，可使肾中精气更为充盛。比如散步、慢跑、打球、做操、练拳、舞剑等，都是适合冬季的锻炼项目。

2. 冬季应"早睡晚起"，因为早睡可以保养人体阳气，保持温热的身体，而晚起则可保养人体阴气。

3. 冬季，人处于"阴盛阳衰"状态，因而加强背部保暖，有助于肾的阳气升发，故冬季应穿一件棉背心或毛背心，以护肾阳。

冬季养肾饮食三原则

1. 饮食宜少咸增苦。咸味入肾，冬天肾气比较旺，如果再多吃一些咸味食品，肾气会更旺，从而极大地伤害肾脏。因此，在冬季要少食咸味食品，多吃些苦味食物，以补益心脏。适宜食用的食物有猪肝、羊肝、圆白菜、莴苣、橘子等。

2. 冬季宜食温性食物。比如，核桃、枸杞子、羊肉、黑芝麻、桂圆肉、大枣、橘子、柿子等。寒凉性质的食物要少食，在吃螃蟹等寒凉食物时，建议佐以加温后的黄酒，并放入姜丝，以助驱寒。

冬季一日饮食方案

饮食方案	主要菜谱	功效
早餐 姜汁甜牛奶1杯，腊八粥或海参粥1份，小菜适量。	**腊八粥** **原料：**圆糯米150克，绿豆、红豆、腰果、花生、桂圆、红枣各25克。 **配料：**陈皮1小片，冰糖75克。 **步骤：** 1. 所有材料用水泡软，洗净。 2. 锅中加适量水，放入所有材料，煮开后，转中火煮30分钟， 3. 调入冰糖，即可食用。	此粥甜爽可口，营养丰富，是冬季常食的一种粥品。
中餐 米饭1份，板栗焖猪肉1份，刀豆炒香菇1份，首乌当归鸡汤1份。	**板栗焖猪肉** **原料：**板栗600克，猪肉片500克。 **配料：**生粉、酱油、蒜头各适量。 **步骤：** 1. 猪肉片洗净，放入生粉、酱油腌制。将蒜头洗净，切片。板栗用沸水煮熟捞出，去壳去内皮，洗净。 2. 锅置火上，下入蒜片爆香，放入猪肉片，炒至变色。 3. 放入板栗，翻炒几下，加适量水，焖熟即可。	板栗可健脾益胃、补肾强腰、强筋骨。猪肉可滋阴润燥，补肾养血。二者搭配，有补肾养血、强筋健骨之功效。
晚餐 米饭1份，地黄鸡1份，干豇豆拌肚丝。	**地黄鸡** **原料：**乌鸡1只，生地黄250克，麦芽糖150克。 **步骤：** 1. 将乌鸡宰杀，清理干净。将生地黄洗净，切成细条，与麦芽糖混合调匀，塞入乌鸡腹内，缝合切口。 2. 将乌鸡置于蒸锅内蒸熟，不额外加盐、醋等调料。	乌鸡益气补血、滋阴清热、补肝益肾。生地黄可滋阴凉血。二者合用，有填精补髓、滋阴益肾之功效。适用于腰膝酸软，足跟作痛，体倦乏力，盗汗食少等症。

睡眠也是补肾良药

俗话说得好:“药补不如食补，食补不如觉补。”所以，睡眠也是补肾良药。一个人若是睡眠不足或者睡眠质量不好，就会感到精神萎靡不振、注意力不集中、头痛、眩晕等，一个人如果长期缺乏睡眠，处于过度疲劳当中，机体就会产生耗气伤血的病理变化，损及五脏。心劳则血损，肝劳则神损，脾劳则食损，肺劳则气损，肾劳则精损，所以，一定要睡眠充足。

睡眠的时间

四季睡眠，春夏应“晚卧早起”，秋季应“早卧早起”，冬季应“早卧晚起”。最好在日出前起床，不要太晚。一般睡眠时间为每天 8 小时左右，体弱多病者可以增加睡眠时间。

睡眠的方向

睡觉要头北脚南。地球是个大磁场，人在睡眠的时候，大脑会受到磁场的干扰。睡觉时采取头北脚南的姿势，使磁力线平稳地穿过人体，最大限度地减少地球磁场的干扰。

睡觉姿势

睡觉时姿势以弓字形的效果为好，向右侧卧负担轻。由于人体的心脏在身体左侧，向右侧卧可以减轻心脏承受的压力，同时双手避免放在心脏，以免因噩梦而惊醒。

睡觉的时间段

无论是“夜猫子型”的人还是“早睡早起型”的人，都应该找准自己的生物钟，提高睡眠休息的效率。中医认为，子时（晚 11 点至凌晨 1 点）、午时（昼 11 点至 13 点）两个时辰是每天温差变化最大的时间，这段时间人体需要适当休息。

睡眠的环境

在卧室里应该尽量避免放置过多的电器，以确保人脑在休息过程中不受到太多的干扰。

第8章

中医理疗有绝招

养肾保健按摩法

肾脏功能是否正常，对健康有着举足轻重的作用，同时中医理论认为，"肾气有余，气脉常勇"是延年益寿的首要条件。所以平日对肾的固护在人体生命活动中确实占有重要的位置。我们可以通过一些简单的按摩方法和技巧来达到补肾养肾的目的，具体操作方法如下：

补肾养心的方法

养肾的按摩疗法 1

选穴： 肾俞穴。

方法： 肾俞穴位于人的腰背部，在与肚脐同一水平线的脊椎左右两侧两指宽处。按摩时，先将双掌摩擦至热，然后将掌心贴于肾俞穴，摩擦 8 ~ 10 分钟，或者直接用手指按揉肾俞穴，直至出现酸胀感，且腰部微微发热为止。

功效： 疏经益气，补肾益精，对于腰痛、肾脏疾病、高血压、低血压、耳鸣、精力减退等都有保健治疗作用。

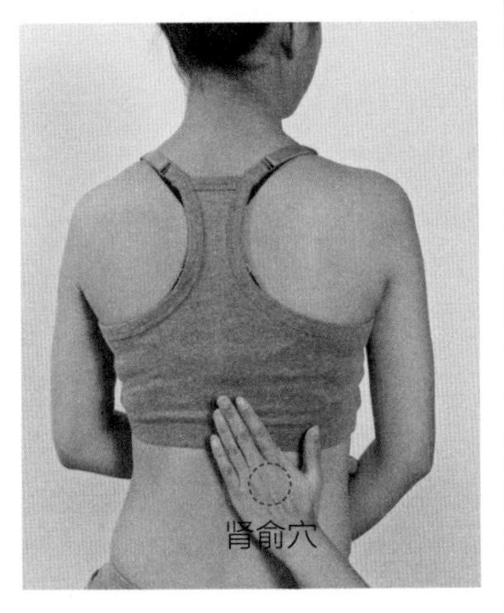

养肾的按摩疗法 2

选穴： 涌泉穴。

方法： 涌泉穴位于脚底中线前 1/3 交点处。按摩时，先用温水泡泡脚，再将两手擦热，用左手心按摩右边的涌泉穴，右手心按摩左边的涌泉穴，每次 100 下以上，以搓热双脚为宜。

功效： 益精补肾，强身健体，可使肾精充足、耳聪目明、精力充沛、性功能强盛、腰膝壮实不软、行走有力。

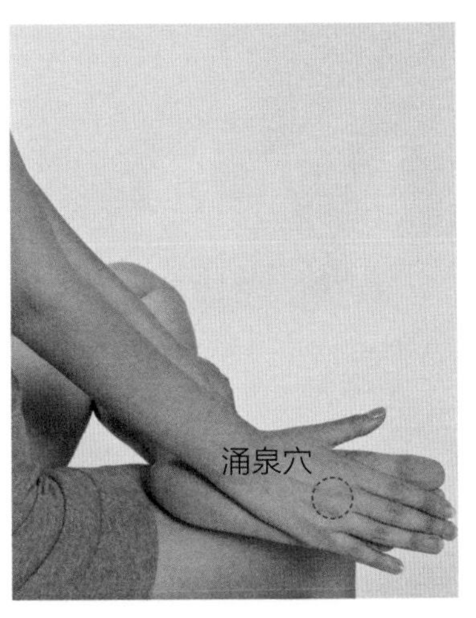

养肾的按摩疗法 3

选穴： 太溪穴。

方法： 太溪穴位于足内侧，内踝后方与脚跟骨筋腱之间的凹陷处。按摩时，一只手拇指指端点按太溪穴，先揉按 2 ~ 5 分钟，再一按一松连做 5 分钟。按摩时，力量要柔和，不可用力过大。

功效： 太溪穴为足少阴肾经的原穴，既补肾阴，又补肾阳，刺激它有明显提高肾功能的作用。

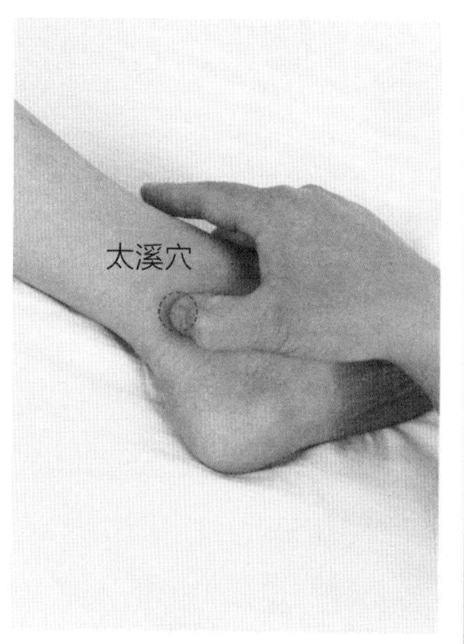

养肾的按摩疗法 4

选穴： 腰眼穴。

方法： 两手掌搓至发热，放于腰部，手掌贴向皮肤，上下按摩，有热感为止，早晚各 1 次，每次 200 下。两手握拳，用两拇指掌关节的突出部位，向内做环形旋转按摩 5 ~ 10 分钟，早、中、晚各 1 次。

功效： 适用于因肾亏所致的腰肌劳损、腰酸背痛等症。

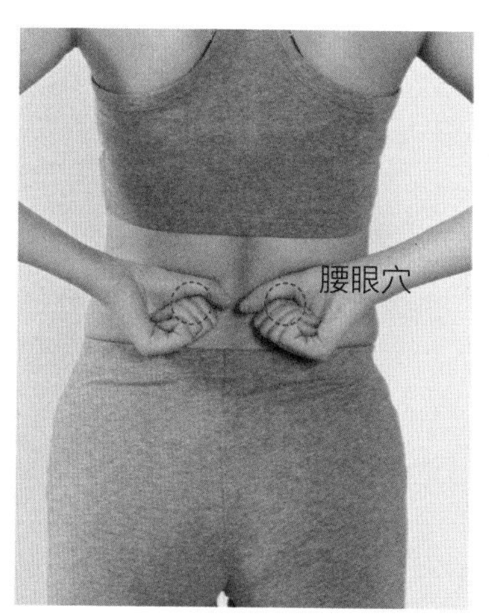

养肾的按摩疗法 5

部位： 腹部。

方法： 取坐位，吸气，用力憋气 3 ~ 5 秒，同时收缩腹肌，以增加腹部压力，如此反复有节奏地进行锻炼。

功效： 利用腹压的升高和降低来挤压按摩肾脏，对肾脏是一种具有节奏性的冲击，有补肾固精、通经活血之效。

药浴疗法能护肾

药浴亦称“水疗”，就是中草药加水煎煮，取药液洗浴的一种方法，其形式多种多样，洗全身浴称“药水澡”，局部洗浴有“烫洗”“熏洗”“坐浴”等。药浴疗法源远流长，历史悠久。早在殷商时期，宫廷中就盛行用药物进行沐浴，以防治疾病。中医认为，人体内脏和体表各组织器官是一个有机的整体，药浴液中的有效成分会作用于全身肌表，并经吸收，循行经络血脉，内达脏腑，由表及里，从而达到舒通经络、通行气血、调整阴阳、协调脏腑、活血化瘀、祛风散寒、消肿止痛、清热解毒、调养全身的功效。

养肾护肾的药浴方

生姜茱萸方

配方：生姜 150 克，吴茱萸 100 克，花椒 80 克，肉桂、葱头各 50 克。

用法：将药物用纱布包裹，放入热水浴池 30 分钟后，进入浴池洗浴 20 分钟，每日 1 次；或将药液煎好，放入 36 ~ 40℃的浴水中，在浴水中浸泡 20 分钟。

功效：适用于肾虚腰痛，腿膝无力、遇劳更甚、卧则减轻者。

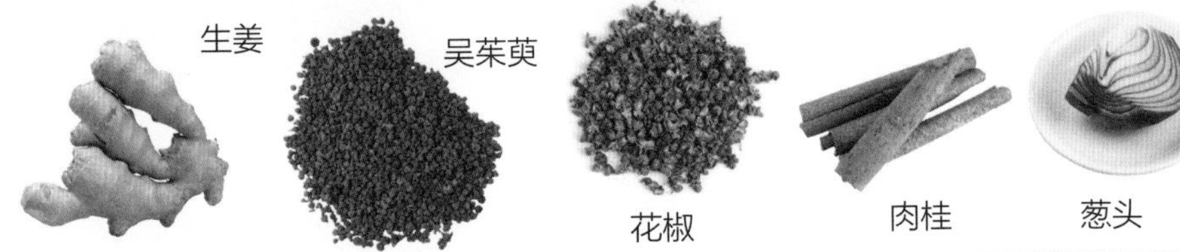

薄荷荆芥方

配方：薄荷 100 克，荆芥 100 克，黄连 30 克，肉桂 30 克。

用法：将药物用纱布包裹、扎口，放入浴缸内，冲入热水，待水温适宜后即可入浴；或将药液煎好，放入浴水中淋浴。

功效：可镇静除烦，促进睡眠，适用于慢性肾衰病人失眠、烦躁等症。

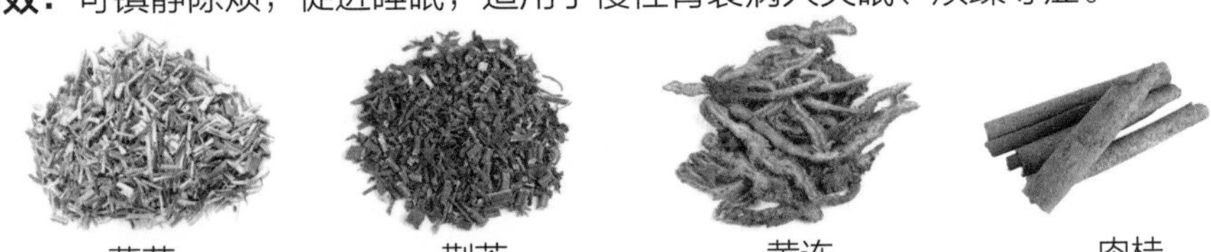

麻姜方

配方： 麻椒 20 克，生姜 10 克。

用法： 将药物放入锅中，加清水 1000 毫升，煮沸 20 分钟，晾温，浸泡阴茎 30 分钟，可同时用拇指、食指、中指垂直挤压阴茎龟头 30 次，使阴茎胀大。每周 3 次。

功效： 可延长勃起时间，提高控制射精的能力。

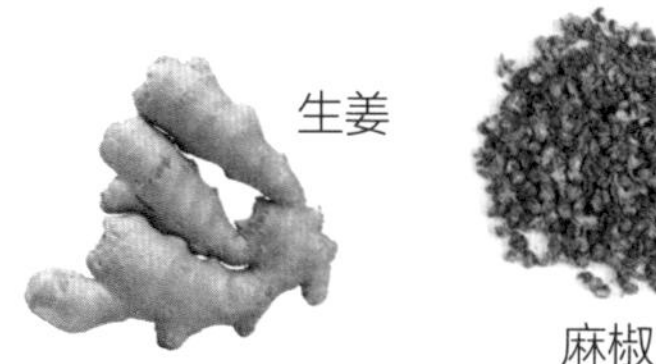
生姜　麻椒

仙灵蛇倍方

配方： 淫羊藿 30 克，蛇床子、五倍子各 20 克。

用法： 将药物放入锅中，加清水 1000 毫升，煮沸 20 分钟，晾温，浸泡阴茎 30 分钟，可同时用拇指、食指、中指垂直挤压阴茎龟头 30 次，使阴茎胀大。

功效： 长期坚持，可有效缓解勃起障碍。

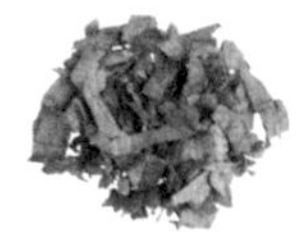
淫羊藿

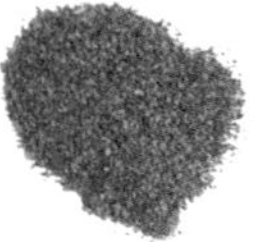
蛇床子

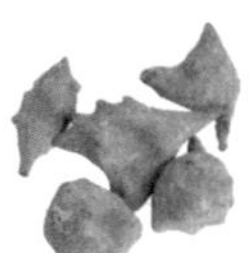
五倍子

菊花钩藤方

配方： 菊花 100 克，钩藤 100 克，川芎 10 克。

方法： 将药物用纱布包裹、扎口，放入浴缸内，冲入热水，待水温适宜后即可入浴；或将药液煎好，放入浴水中淋浴；或以纱布包裹，放入浴缸内，冲入热水浸泡，调水温，入浴。

功效： 本方可减轻慢性肾衰病人头晕，降低血压。

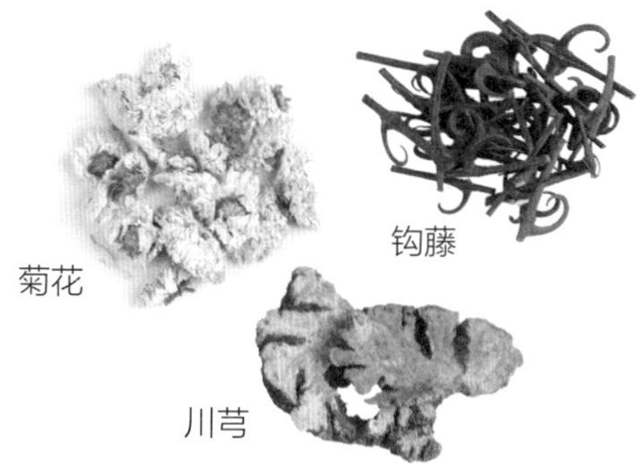
钩藤　菊花　川芎

肉附芍参方

配方： 肉桂、附子、赤芍、人参、丁香、山茱萸、淫羊藿、巴戟天、蛇床子、金樱子、透骨草、大青盐、韭菜籽各适量。

方法： 将药物放入锅中，加水煮沸 20 分钟，晾温后，用部分药液熏洗阴部，然后加水浴身。

功效： 温肾壮阳，有壮阳强身、活血通络等功效。

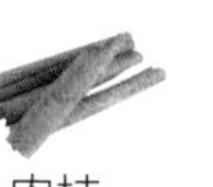
肉桂

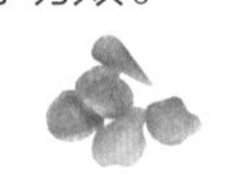
附子

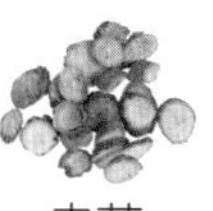
赤芍

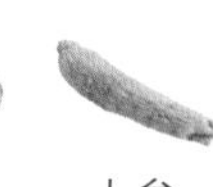
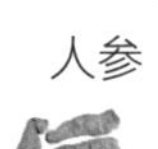
人参

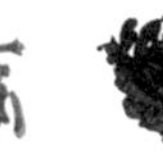
丁香

山茱萸

淫羊藿

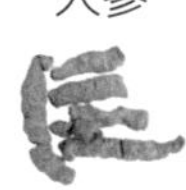
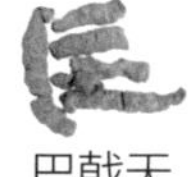
巴戟天

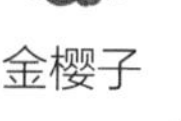
蛇床子

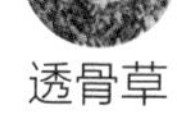
金樱子

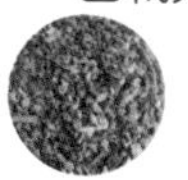
透骨草

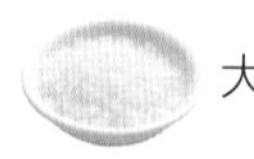
大青盐

韭菜籽

艾灸护肾作用大

艾灸疗法，是指利用艾叶作为原料，制成艾绒，在人体体表的腧穴和特定穴位上方烧灼、温熨，借灸火的热力以及药物的作用，通过经络的传导，以起到温阳补气、疏通经络、消瘀散结、补中益气、扶正祛邪的一种治疗方法。现代医学研究证明，艾灸相关穴位，可以调整人体脏腑功能，促进新陈代谢，提高免疫力，增加白细胞、红细胞数量和吞噬细胞的吞噬功能，艾灸疗法确有温肾固精、强筋健骨、防病治病的效果。

艾灸护肾的穴位组合

肾虚的艾灸疗法 1

选穴： 命门穴。

方法： 命门穴位于人体的腰部，当后正中线上，第二腰椎棘突下凹陷处，约与肚脐在同一水平处。艾灸命门穴时，将艾条点燃的一端，对准命门穴，放于距离命门穴 2 ~ 3 厘米处，以局部有温热感而不灼痛为宜，每次灸 30 ~ 60 分钟，每个星期灸 1 次。

功效： 强肾固本，温肾壮阳，强腰膝，适用于阳痿、遗精、腰痛、肾寒阳衰、行走无力、四肢困乏、腿部水肿等症。

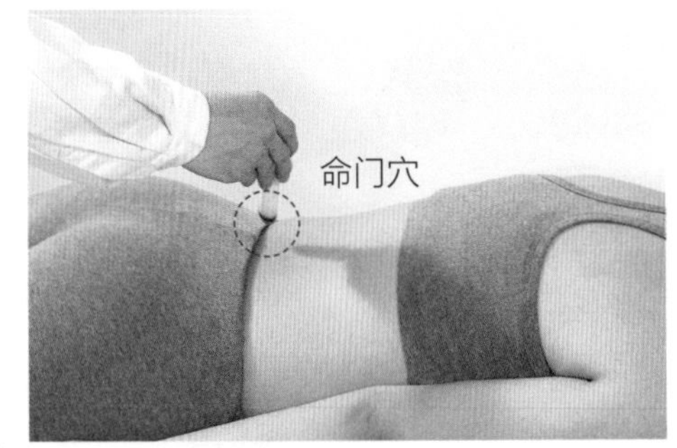

肾虚的艾灸疗法 2

选穴： 涌泉穴。

方法： 涌泉穴位于人体足底，足前部凹陷处第二、三趾趾缝纹头端与足跟连线的前 1/3 处。施灸时，对准涌泉穴，距离 3 厘米左右高度，让患者局部有温热感，使皮肤出现红润为止（防止被烧伤）。10 天为 1 疗程，中间休息 2 ~ 3 天，再进行第 2 疗程。若治疗过程中患者配合热水泡足 10 分钟后再灸，效果更佳。

功效： 能滋阴潜阳、宁心安神，有引火归元之妙，且有增精益髓、补肾壮阳、强筋壮骨的功效。

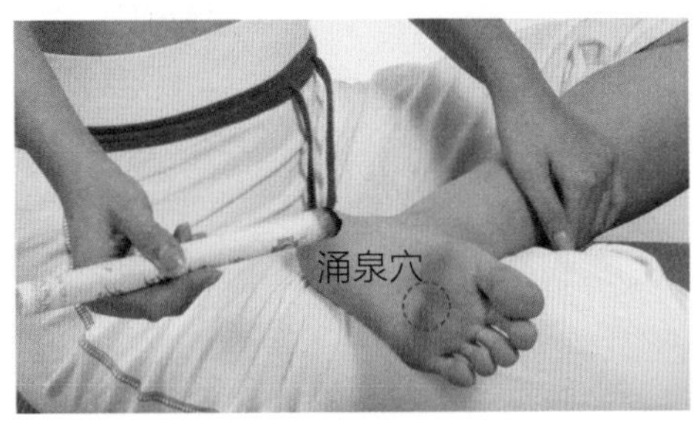

肾虚的艾灸疗法 3

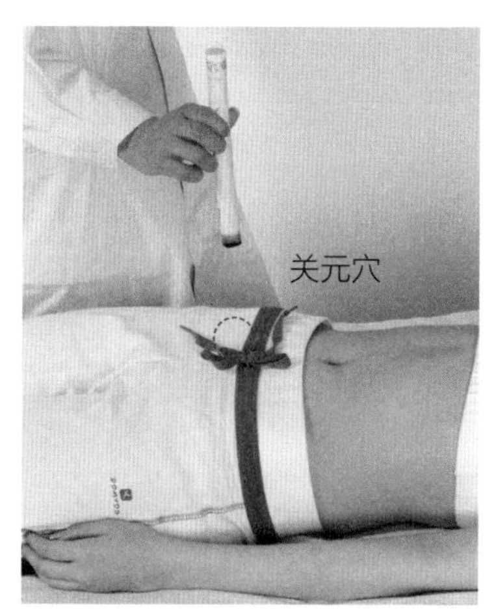

选穴： 关元穴。

方法： 要找到关元穴很简单，从肚脐向下量出四指宽的距离，就是关元穴。艾灸时，将点燃的艾条对准关元穴熏烤。艾条距离皮肤2～3厘米，感觉皮肤温热但并不灼痛。每次灸20分钟左右，以灸至局部皮肤产生红晕为度，隔日灸1次，每月连续灸10次。

功效： 散风寒、补阳气，适用于尿频尿多、小便混浊、消瘦乏力、腰膝酸软、肢冷阳痿等阴阳两虚症状。

肾虚的艾灸疗法 4

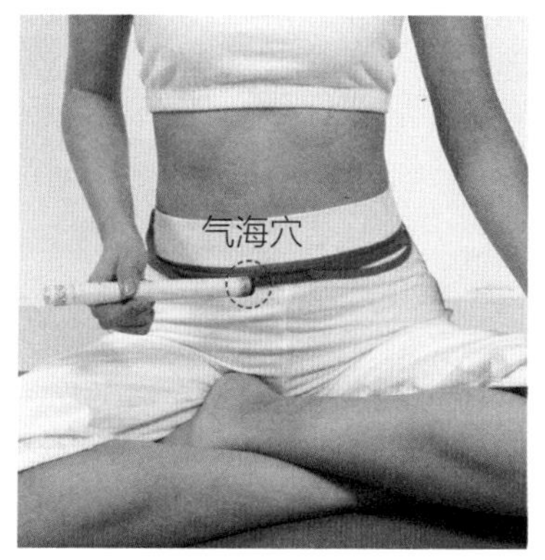

选穴： 气海穴。

方法： 气海穴在肚脐下方两横指处。艾灸时，将点燃的艾条对准气海穴熏烤。艾条距离皮肤2～3厘米，感觉皮肤温热但并不灼痛。每次灸10～15分钟，以灸至局部稍有红晕为度，隔日或3日1次，每月10次。

功效： 温阳益气、化湿理气，可以助元气、促进肾精。

肾虚的艾灸疗法 5

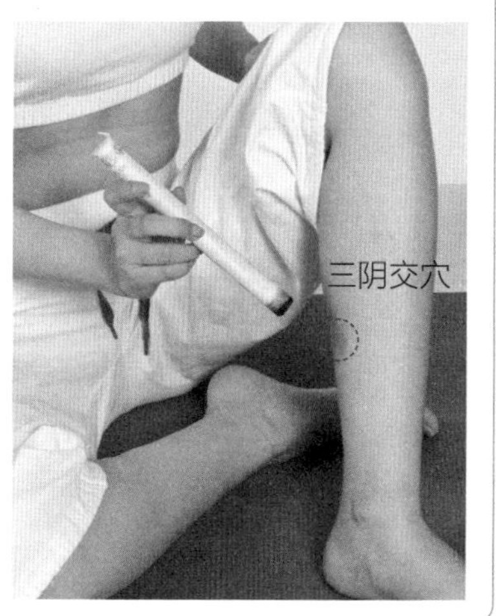

选穴： 三阴交穴。

方法： 三阴交穴位于人体小腿内侧，脚踝骨的最高点往上三寸处（自己的手横着放，约四根手指横着的宽度）。艾灸时，将点燃的艾条对准三阴交穴熏烤。艾条距离皮肤约2～3厘米，感觉皮肤温热但并不灼痛。每次灸10～20分钟，以灸至局部稍有红晕为度，隔日或3日1次，每月10次。

功效： 补益阴精、健脾固肾，适用于女性腰膝酸软、白带增多、月经不调等症。

刮痧养肾好处多

刮痧是中医传统的自然疗法之一，它是以中医皮部理论为基础，用牛角、玉石等器具在皮肤相关部位刮拭，以达到疏通经络、畅通气血、活血化瘀、消肿止痛之目的。中医认为，万病由痧起。现代医学研究证明，刮痧有扩张毛细血管、增进血液循环、增加汗腺分泌的功效。其保健作用可以总结为："刮刮颈，不生颈椎病；刮刮胸，气管畅通；刮刮背，骨质不增、腰不疼；刮刮四肢，全身轻松。"

刮痧养肾的穴位组合

肾虚的刮痧疗法 1

选穴：太溪穴、复溜穴。

方法：刮痧时，用刮痧板从复溜穴刮到太溪穴，手法要灵活，用力要均匀，由轻渐重，边刮边蘸油水。刮到皮肤潮红，稍有充血即可，每个部位刮痧时间不要超过 10 分钟。

功效：补肾益阴，温阳利水，疏通肾经。

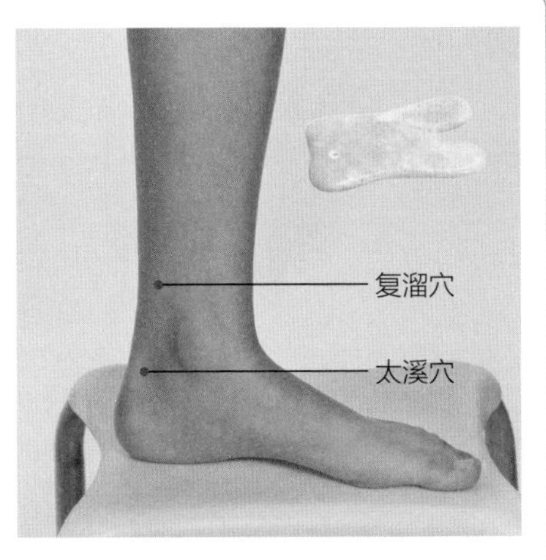

肾虚的刮痧疗法 2

选穴：脊柱两侧，下腹部，腹股沟处，膝弯区，小腿内侧区。

方法：刮痧时，先刮脊柱两侧，刮至出现痧痕为止，然后刮下腹部、腹股沟处、膝弯区、小腿内侧区。

功效：补肾益精，适用于肾虚气弱精衰所致的腰膝无力、头晕耳鸣或早泄、阳痿等症。

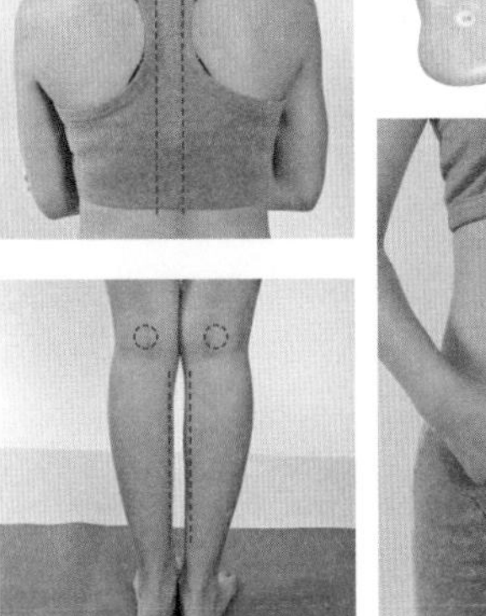

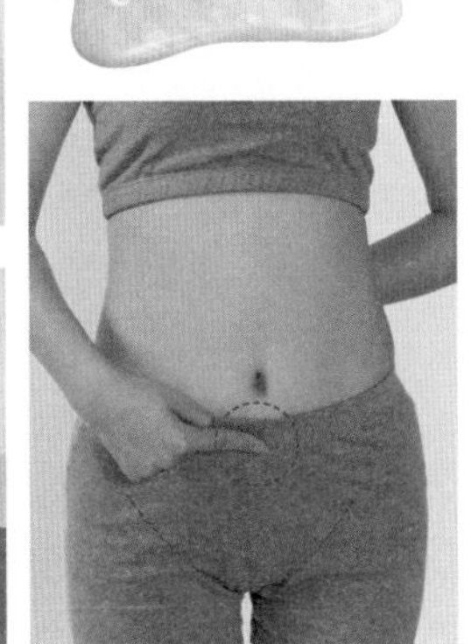

肾虚的刮痧疗法 3

选穴： 肾俞穴、膀胱俞穴、气海穴、中极穴、阴陵泉穴、委阳穴、然骨穴、足三里穴。

方法： 刮痧时，先刮背部肾俞至膀胱俞，再刮腹部气海至中极，然后刮下肢内侧阴陵泉、然骨，最后刮下肢外侧委阳、足三里，刮至出现痧痕为止。

功效： 强腰补肾，适用于肾虚不足所致的腰痛水肿、阳痿遗精等症。

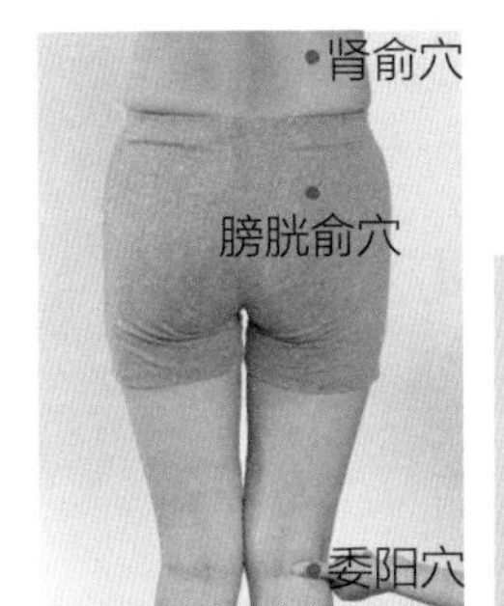

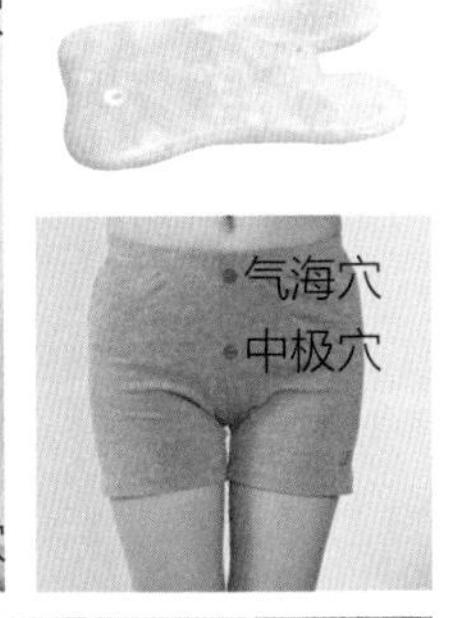

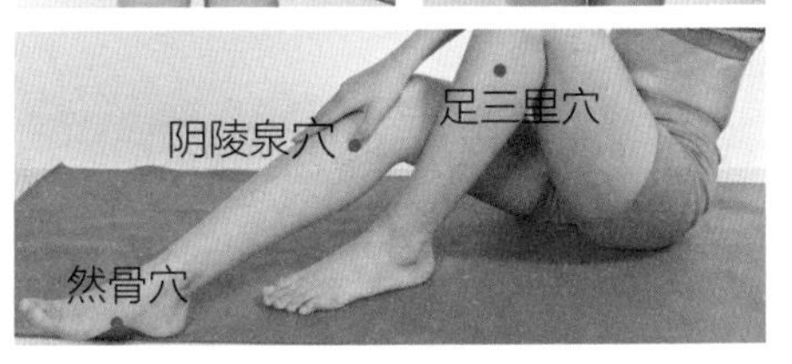

肾虚的刮痧疗法 4

选穴： 涌泉穴。

方法： 先用温水泡脚 15 分钟左右，擦干脚，在脚底抹上刮痧油，以涌泉穴为中心，先左脚后右脚进行刮痧，以感到酸、麻、胀、痛的感觉为度，每次刮拭 10 ~ 20 分钟。

功效： 养肾强肾。

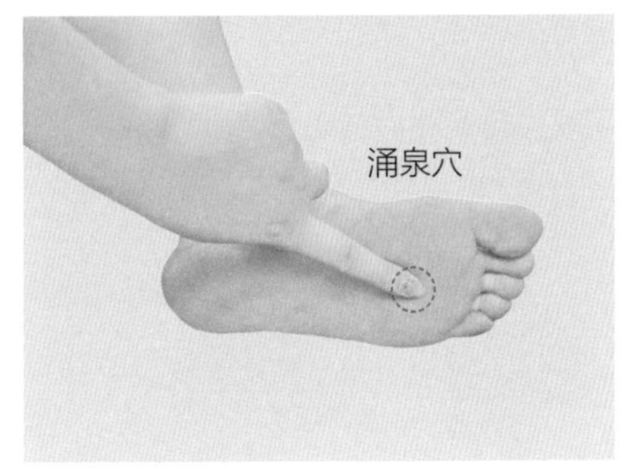

肾虚的刮痧疗法 5

选穴： 肾俞穴、三焦俞穴、膀胱俞穴、中极穴、气海穴、关元穴、足三里穴、阴陵泉穴、太冲穴。

方法： 刮痧时，先刮背部肾俞、三焦俞、膀胱俞，再刮腹部的中极、气海、关元，然后刮小腿部的足三里、阴陵泉至足上的太冲，刮至出现痧痕为度。

功效： 强腰补肾，适用于肾虚不足所致的腰痛水肿、阳痿遗精等症。

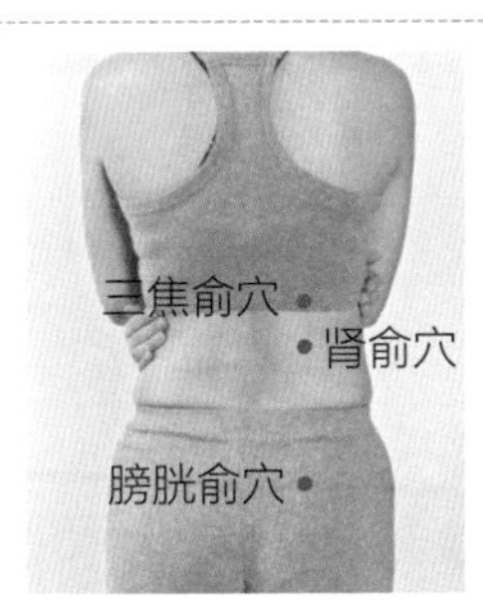

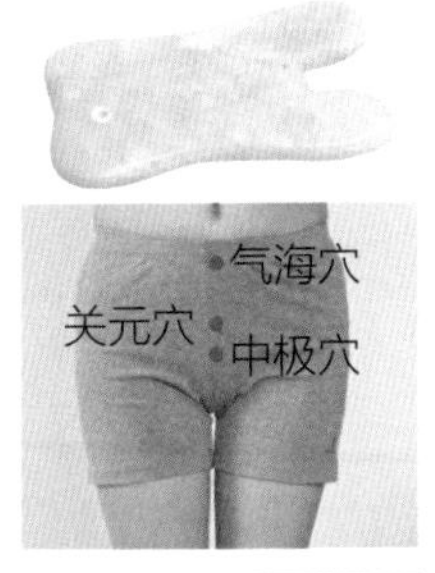

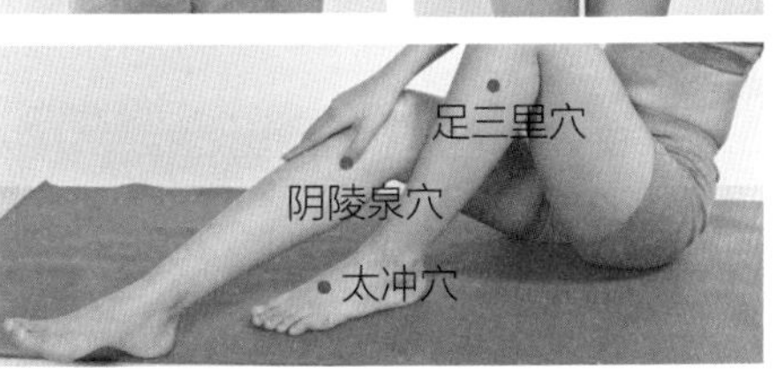

中药泡脚可护肾

民谚中说："热水泡脚，如吃补药；中药泡脚，胜吃补药；天天吃只羊，不如中药泡脚再上床。"其实，这是有一定道理的。中医认为，诸病从寒起，寒从足下生。在热水泡脚的同时，如果能在水中加上合适的中药，皮肤便可以利用在温水作用下的强渗透能力，充分吸收中药成分，疏通筋骨关节，改善体内的水分分布和血液循环，温肾补肾，起到养生祛病的作用。

养肾护肾的中药泡脚方

麻黄桂枝方

配方： 麻黄、桂枝、山药、连翘、川芎、大黄、丹参、苦参、生黄芪、枸杞子、白花蛇舌草各 20 克。

用法： 将药物用纱布包裹，放入热水浴池 30 分钟后，进入浴池洗浴 20 分钟，每日 1 次；或将药液煎好，放入 36 ~ 40℃的浴水中，在浴水中浸泡 20 分钟。

功效： 适用于慢性肾衰竭早中期。

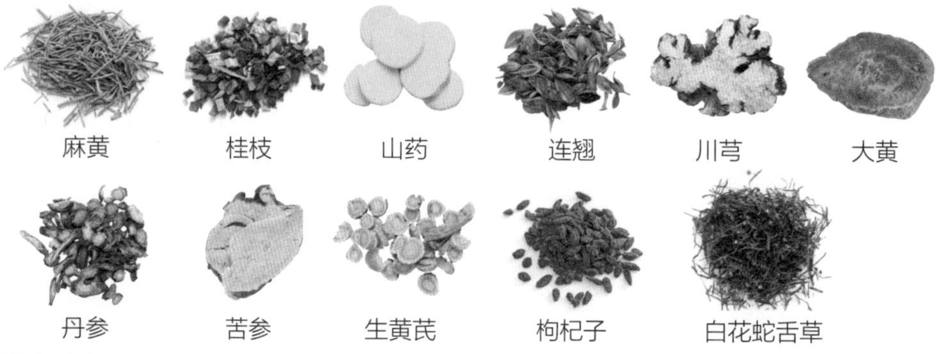

麻黄　桂枝　山药　连翘　川芎　大黄

丹参　苦参　生黄芪　枸杞子　白花蛇舌草

花椒桂皮方

配方： 花椒、桂皮各 15 克。

用法： 将药物用纱布包裹，放入热水浴池 30 分钟后，进入浴池洗浴 20 分钟，每日 1 次；或将药液煎好，放入 36 ~ 40℃的浴水中，在浴水中浸泡 20 分钟。

功效： 适用于慢性肾衰竭早中期。

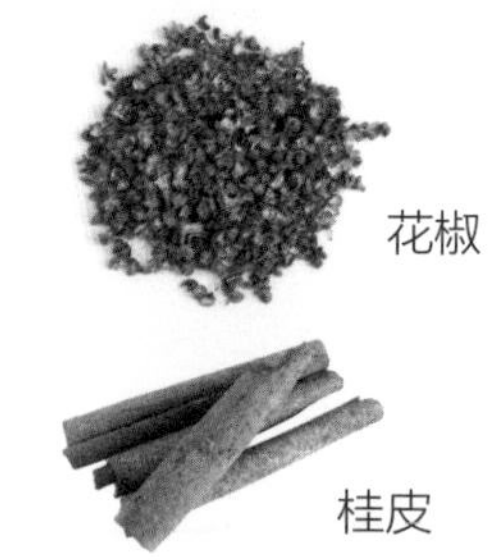

花椒

桂皮

巴戟苁蓉方

配方： 巴戟天、肉苁蓉、杜仲、怀牛膝各30克。

用法： 将以上几种药一起水煎取汁，兑入泡脚水中泡脚。每天1次，每次20～30分钟。

功效： 适用于腰膝冷痛、四肢冰冷、小便清长、夜眠不安等肾阳虚症状。

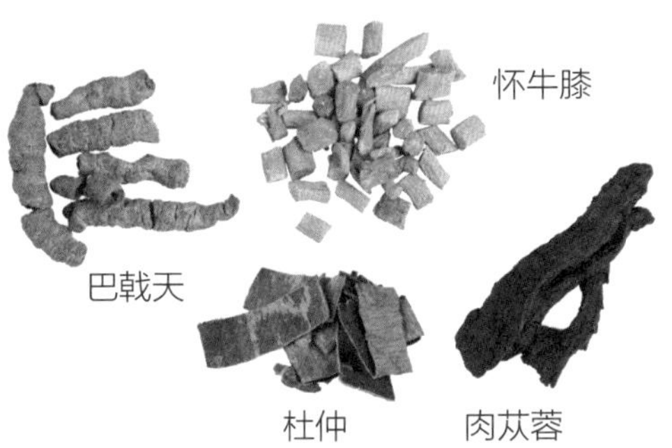

当归赤芍方

配方： 当归、赤芍、红花、川断各20克。

用法： 将以上几种药物一起水煎取汁，兑入泡脚水中泡脚。每天1次，每次20～30分钟。

功效： 活血补肾。

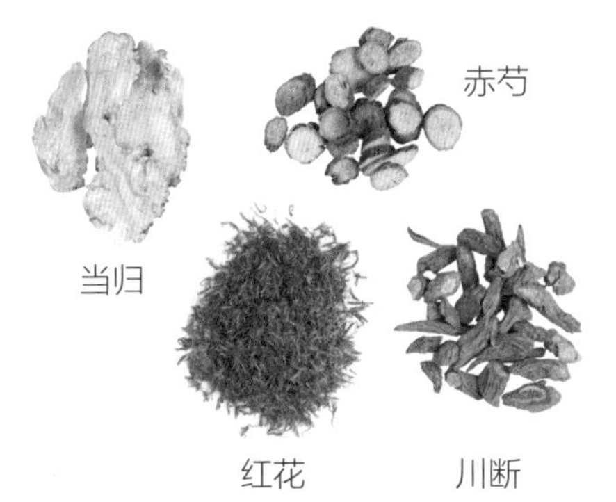

仙鹤芡实方

配方： 仙鹤草40克，芡实、女贞子、桑葚各30克，狗脊15克，知母、黄柏各12克，黄芩、牡丹皮各10克。

用法： 将以上几种药物一起水煎取汁，兑入泡脚水中泡脚。每天1次，每次20～30分钟。

功效： 适用于遗精、早泄等症。

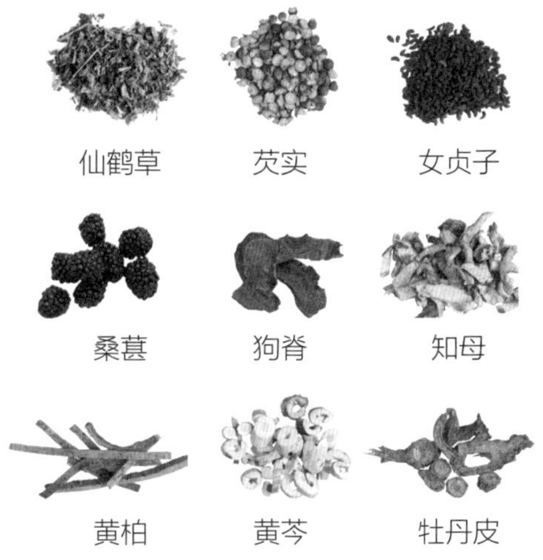

盐水方

配方： 盐适量。

用法： 将盐倒入桶中，加入热水，待盐溶解，水温降至40℃时，将双脚浸入水中。每天1次，每次浸泡20～30分钟。

功效： 促进血液循环，补肾、抗衰老。

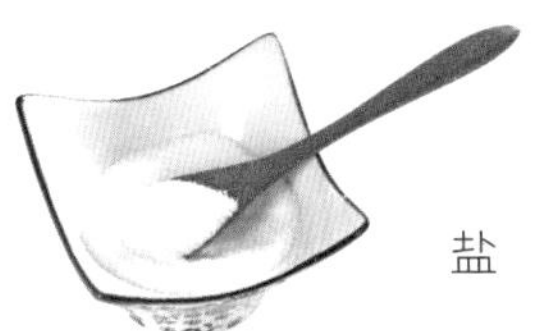

拔罐护肾益处大

拔罐疗法，是指利用燃烧、蒸汽、抽气等方式将罐中空气排出，利用负压使其吸附于皮肤造成瘀血现象的一种治病方法。民间有一种说法叫“要想身体安，火罐经常沾”。肾虚、肾病患者若拔火罐，可以疏通经络、行气活血、祛除瘀滞、调节阴阳，起到扶正祛邪、治愈疾病的目的。

拔罐养肾的穴位组合

肾虚精亏的拔罐疗法 1

选穴： 关元穴、三阴交穴。

方法： 采用单纯拔罐法。拔火罐，留罐 15 ~ 20 分钟。隔日 1 次，10 次为 1 个疗程。

功效： 此方对于因肾虚精亏而导致的遗精有很好的疗效。

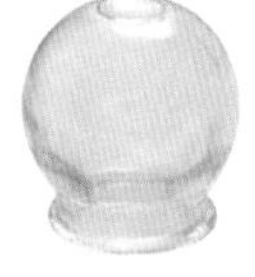

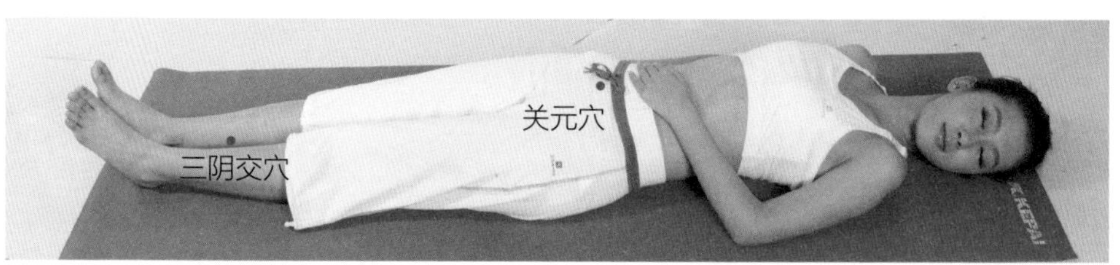

肾虚精亏的拔罐疗法 2

选穴： 肾俞穴、气海穴、关元穴、三阴交穴。

方法： 采用灸罐法。先拔火罐，留罐 20 分钟，起罐后再用艾条灸 10 ~ 15 分钟。每日 1 次。

功效： 此方对于因肾虚精亏而导致的阳痿有很好的疗效。

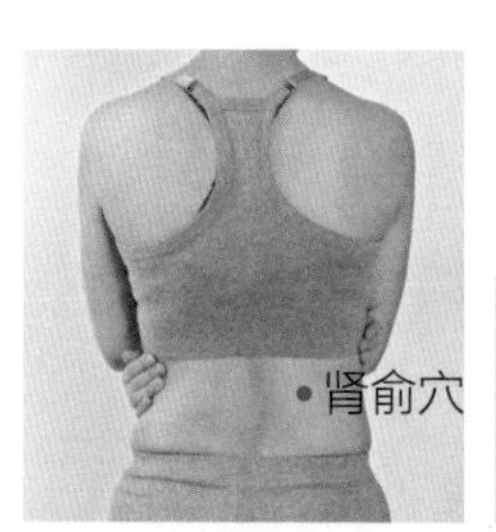

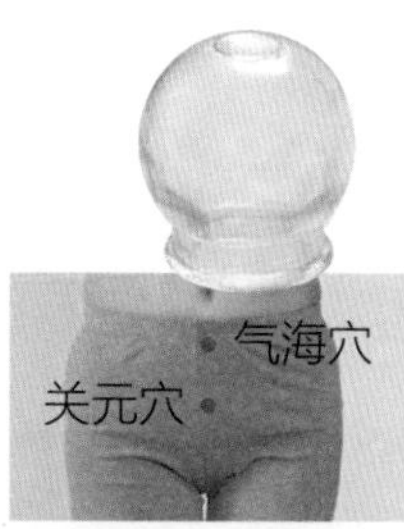

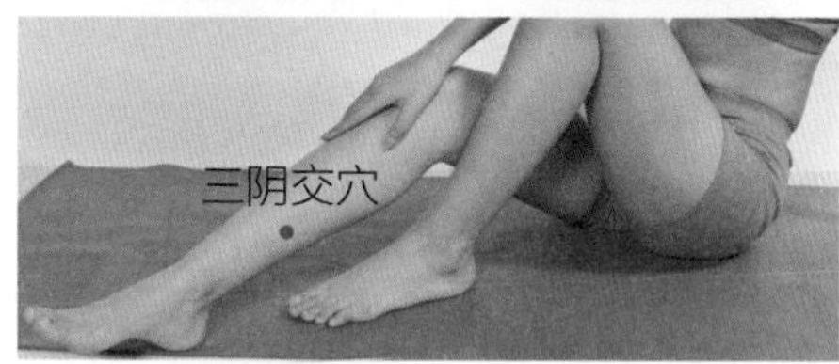

肾虚精亏的拔罐疗法 3

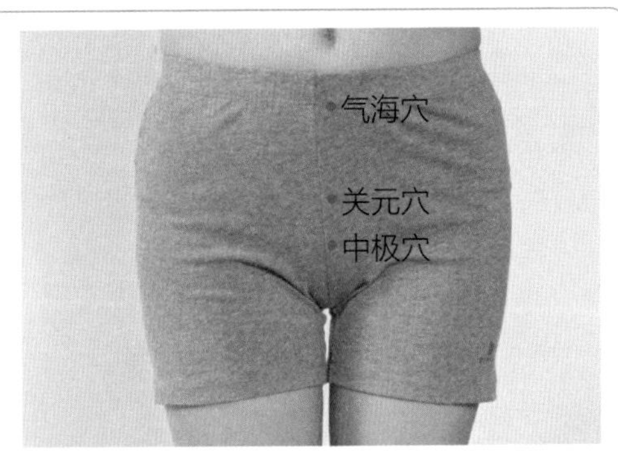

选穴： 气海穴、中极穴、关元穴。

方法： 采用单纯拔罐法。先拔火罐，留罐 15 ~ 20 分钟，每天 1 次，10 次为 1 个疗程。

功效： 此方对于因肾虚精亏而导致的遗精有很好的疗效。

肾虚精亏的拔罐疗法 4

选穴： 内关穴、关元穴、神门穴、大赫穴、心俞穴。

方法： 采用针刺后拔罐法。先在穴位上用毫针进行轻刺激，针刺后拔罐 15 分钟，起罐后，再用艾条灸治 5 ~ 10 分钟，隔日 1 次，10 次为 1 个疗程。

功效： 此方对于因肾虚精亏而导致的遗精、早泄有很好的疗效。

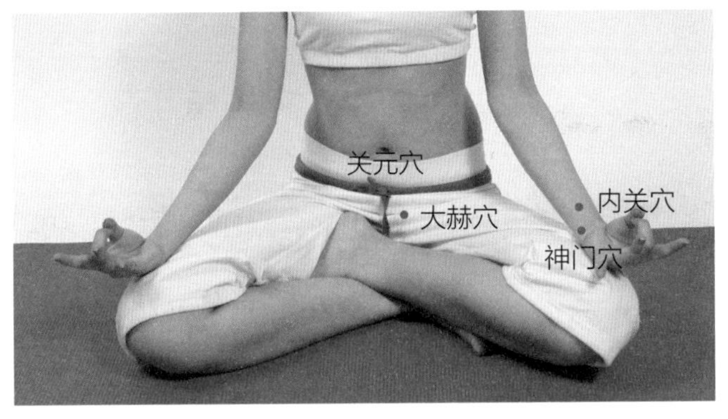

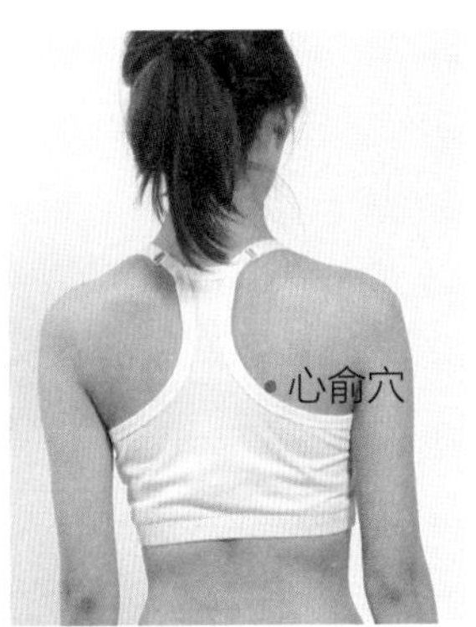

肾虚精亏的拔罐疗法 5

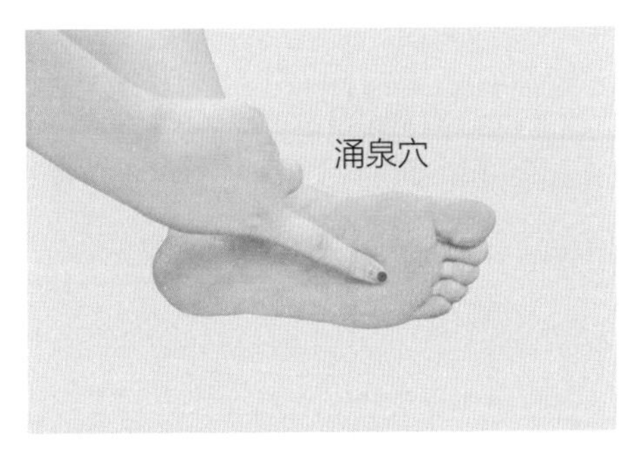

选穴： 涌泉穴。

方法： 先将穴位消毒，再拔火罐，留罐 10 ~ 15 分钟，每天 1 ~ 4 次。

功效： 此方可使肾精充沛，有固齿乌发、聪耳明目、延缓衰老的作用。

肾气不足的拔罐疗法

选穴： 肾俞穴。

方法： 先将穴位消毒，再在穴位上拔罐，留罐 10 ~ 15 分钟，每天 1 ~ 4 次。

功效： 可补益肾气，疏利膀胱气机，行气止痛。

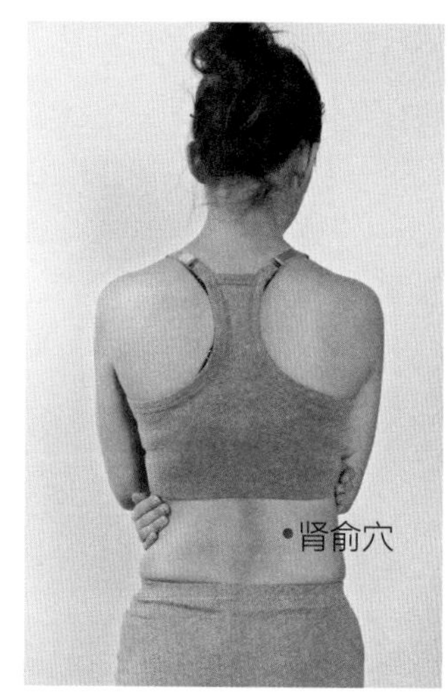

气滞血瘀型肾绞痛的拔罐疗法

选穴： 肾俞穴、京门穴、水道穴、气海穴、委中穴。

方法： 采用留罐法。取以上穴位留罐 15 ~ 20 分钟。

功效： 此方可行气去瘀，适用于肾绞痛，如腰痛如绞，下引小腹，频频发作，甚至尿血等症。

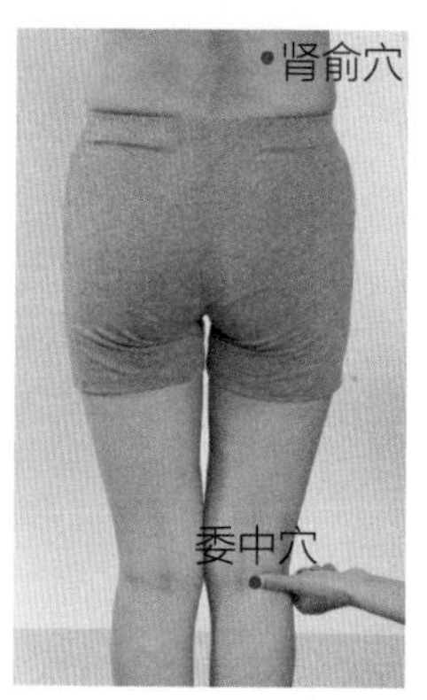

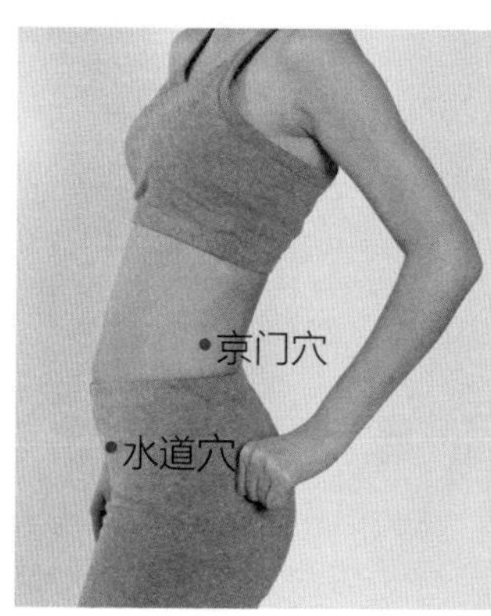

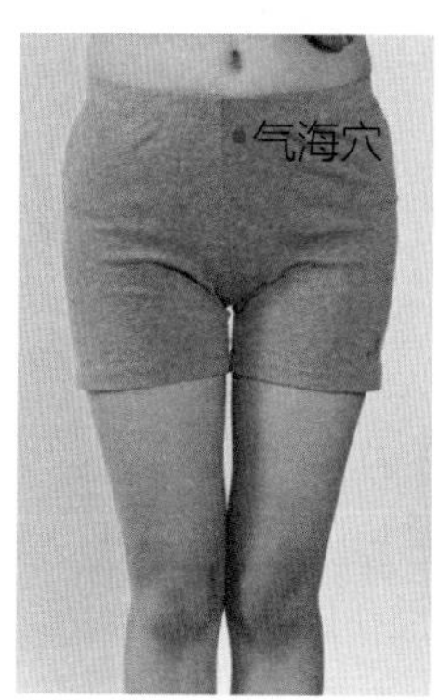

第9章

养肾中成药

滋阴补肾的六味地黄丸

主要成分

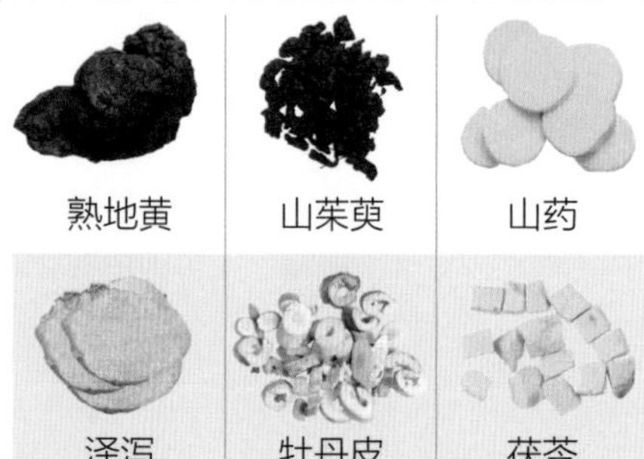

养肾功效

六味地黄丸有滋补肾阴、抗衰老、抗疲劳、增强免疫力、改善肾功能等功效，它能排出体内尿素，改善人体排泄功能，从而避免人体存积过多尿素。同时，它还能有效改善男子性功能，治疗性腺功能障碍，促进性激素分泌，提高精子的质量。

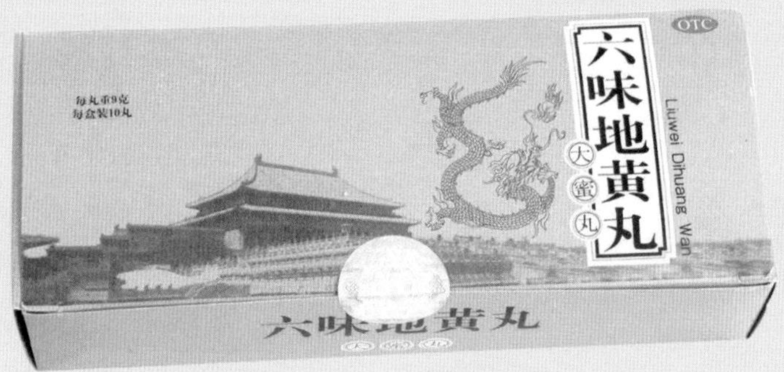

对症养肾

用于治疗肾阴亏损、头晕耳鸣、腰膝酸软等肾阴虚症状。

服用禁忌

1. 六味地黄丸是治疗肾阴虚的中成药，肾阳虚的患者应避免服用，否则病情会加重。
2. 脾胃不好的肾阴虚患者不宜长期服用六味地黄丸，因为服用后会影响消化功能。
3. 肾阴虚患者感冒发热或者腹泻者，不宜服用此药，否则极易使病情加重，最好等病愈后再服用此药。
4. 痰多并伴有咳嗽的肾阴虚患者也不宜服用。

滋养肾脏的杞菊地黄丸

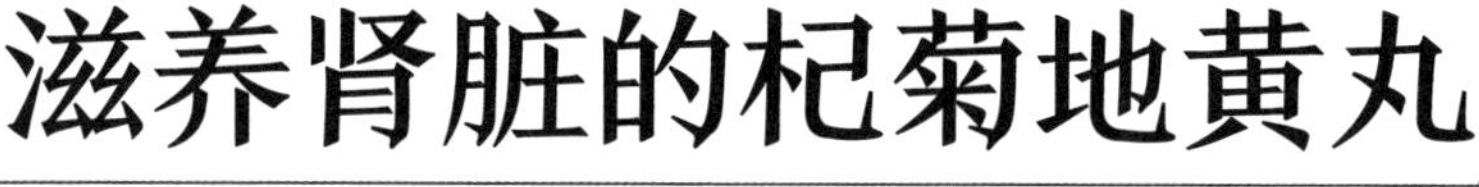

主要成分

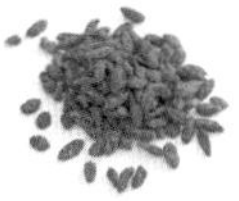

枸杞子 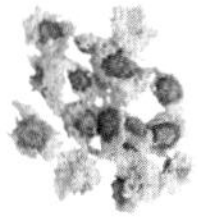　菊花 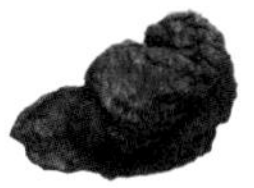　熟地黄

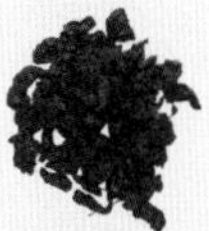

山茱萸（制） 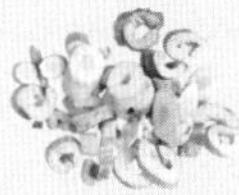　牡丹皮 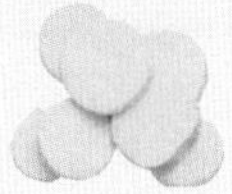　山药

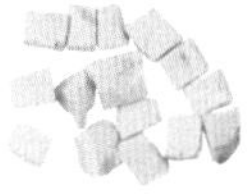

茯苓 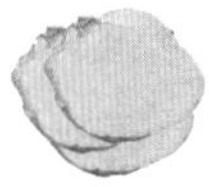　泽泻

养肾功效

杞菊地黄丸是滋补类药物，由六味地黄丸加枸杞子、菊花而成，枸杞子可补肾益精，养肝明目；菊花善清利头目，宣散肝经之热。二者与六味地黄丸合用，有滋阴补肾、养肝明目的作用。

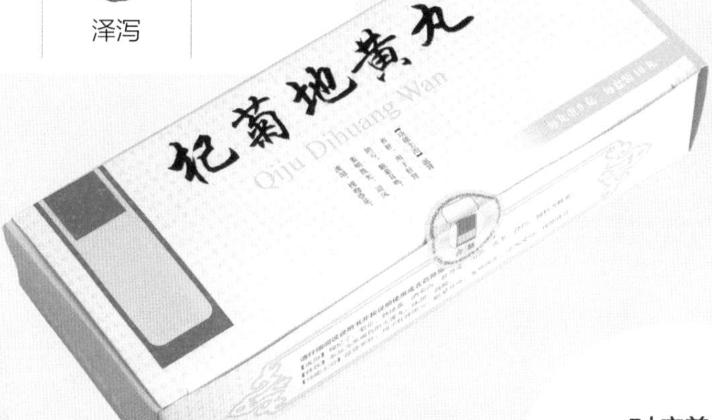

对症养肾

用于治疗肝肾阴亏、眩晕耳鸣、羞明畏光、迎风流泪、两目昏花、视物模糊等症。

服用禁忌

1. 感冒发热者不宜服用杞菊地黄丸，否则病情会加重。高血压、心脏病、肝病、糖尿病、肾病等慢性病严重者应在医生指导下服用。
2. 服药期间忌食酸性、生冷及不易消化的食物。

滋肾养肺的麦味地黄丸

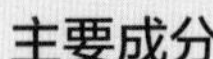

主要成分

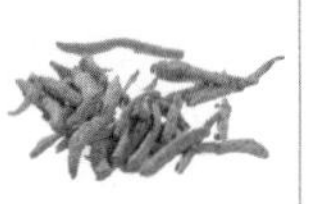

麦冬

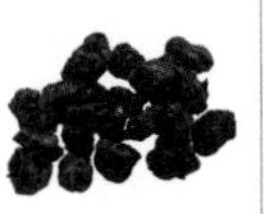

五味子

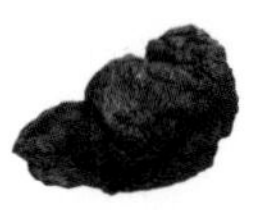

熟地黄

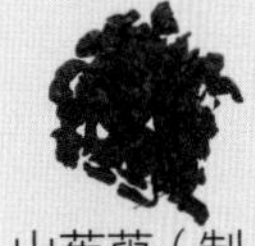

山茱萸（制）

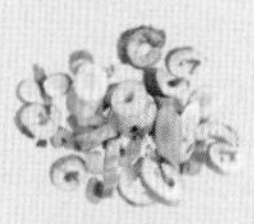

牡丹皮

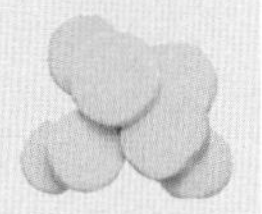

山药

茯苓

泽泻

养肾功效

麦味地黄丸又名八仙长寿丸，源于明代医学家龚廷贤的《寿世保元》。麦味地黄丸属于补益剂，它是以六味地黄丸为基础，加上麦冬、五味子而成。麦冬可清养肺阴，解热除烦，滋养强壮；五味子可滋肾、敛收肺气。二者与六味地黄丸合用，有滋肾养肺之功效。

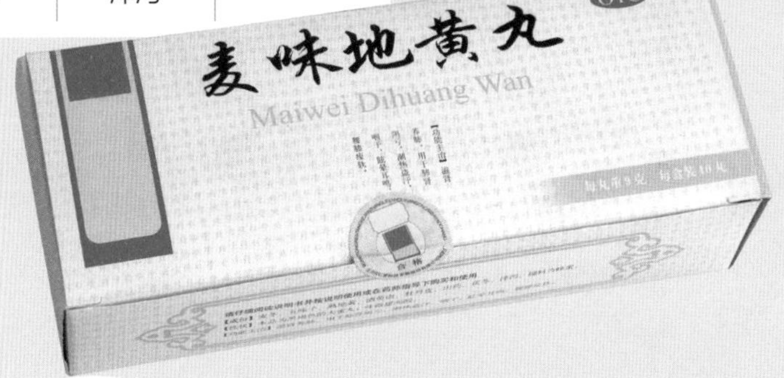

对症养肾

用于治疗肺肾阴亏、潮热盗汗、咽干咯血、眩晕耳鸣、腰膝酸软、消渴等症。

服用禁忌

1. 感冒发热者不宜服用麦味地黄丸，否则病情会加重。高血压、心脏病、肝病、糖尿病、肾病等慢性病严重者应在医生指导下服用。
2. 服药期间忌食辛辣、油腻及不易消化的食物。

养肾清热的知柏地黄丸

主要成分

知母　黄柏　熟地黄

山茱萸（制）　牡丹皮　山药

茯苓　泽泻

养肾功效

知柏地黄丸源于明代医学家张景岳的《景岳全书》，原名为滋味八味丸，是在六味地黄丸的基础上，加上知母和黄柏而成。知母可清热泻火，生津润燥；黄柏可清热燥湿，泻火除蒸。二者与六味地黄丸合用，加强了滋阴补肾、清热降火的作用。

知柏地黄丸

Zhibai Dihuang Wan

OTC

对症养肾

用于治疗阴虚火旺、潮热盗汗、口干咽痛、耳鸣遗精、小便短赤、甲亢、糖尿病等症。

服用禁忌

1. 知柏地黄丸的作用是补肾阴兼清热，是凉性的，感冒风寒未除之前，不宜服用凉寒之药，否则会加重病情。
2. 有怕冷、手足凉、喜热饮表现的虚寒性病症患者不宜用知柏地黄丸。
3. 因为阴虚是本，火旺是标，所以知柏地黄丸只能暂用，虚热症状消失后应改用六味地黄丸。

滋补肾阴虚的左归丸

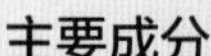

主要成分

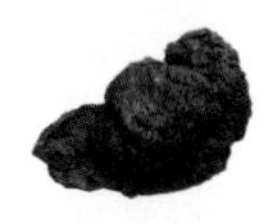
熟地黄

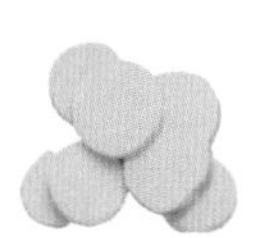
山药

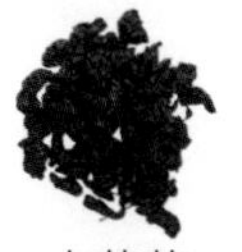
山茱萸

龟板胶

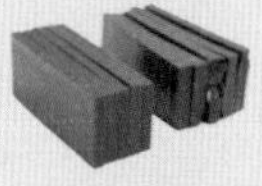
鹿角胶

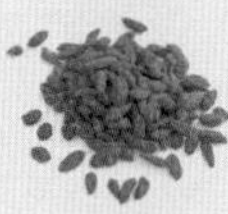
枸杞子

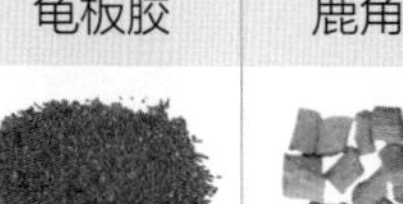
菟丝子

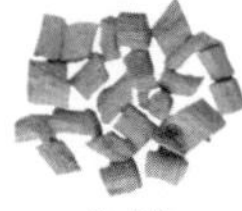
牛膝

养肾功效

左归丸源于明代医学家张景岳的《景岳全书》，其中熟地黄滋肾填精；山药补脾益阴，滋肾固精；山茱萸养肝滋肾，涩精敛汗；龟、鹿二胶，为血肉有情之品，峻补精髓；枸杞子补肾益精，养肝明目；菟丝子、牛膝益肝肾，强腰膝，健筋骨。八味合用，有滋阴补肾、益精养血之功效。

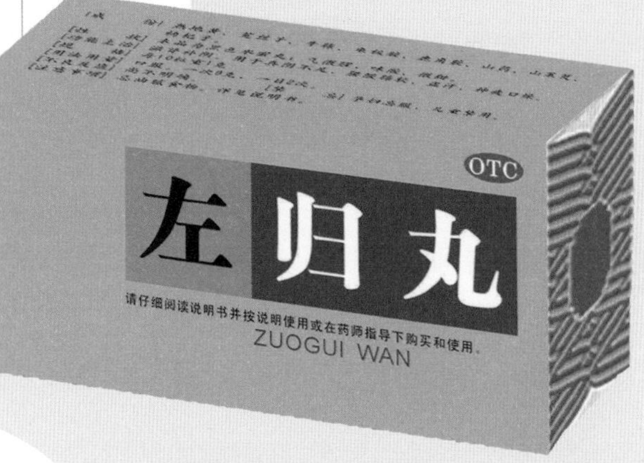

对症养肾

用于治疗腰酸腿软、头晕眼花、耳聋失眠、遗精滑泄以及老年性慢性支气管炎、高血压病、阿尔茨海默病、慢性肾炎、腰肌劳损、不孕症等肾阴不足、精髓亏虚者。

服用禁忌

1. 脾虚泄泻者慎用左归丸，因为左归丸中的药物以阴柔滋润为主，久服常服，容易滞脾碍胃。
2. 感冒期间不宜服用，因为左归丸是补药，补药不利于感冒治疗。
3. 服药期间忌食油腻食物。

温补肾阳的右归丸

主要成分

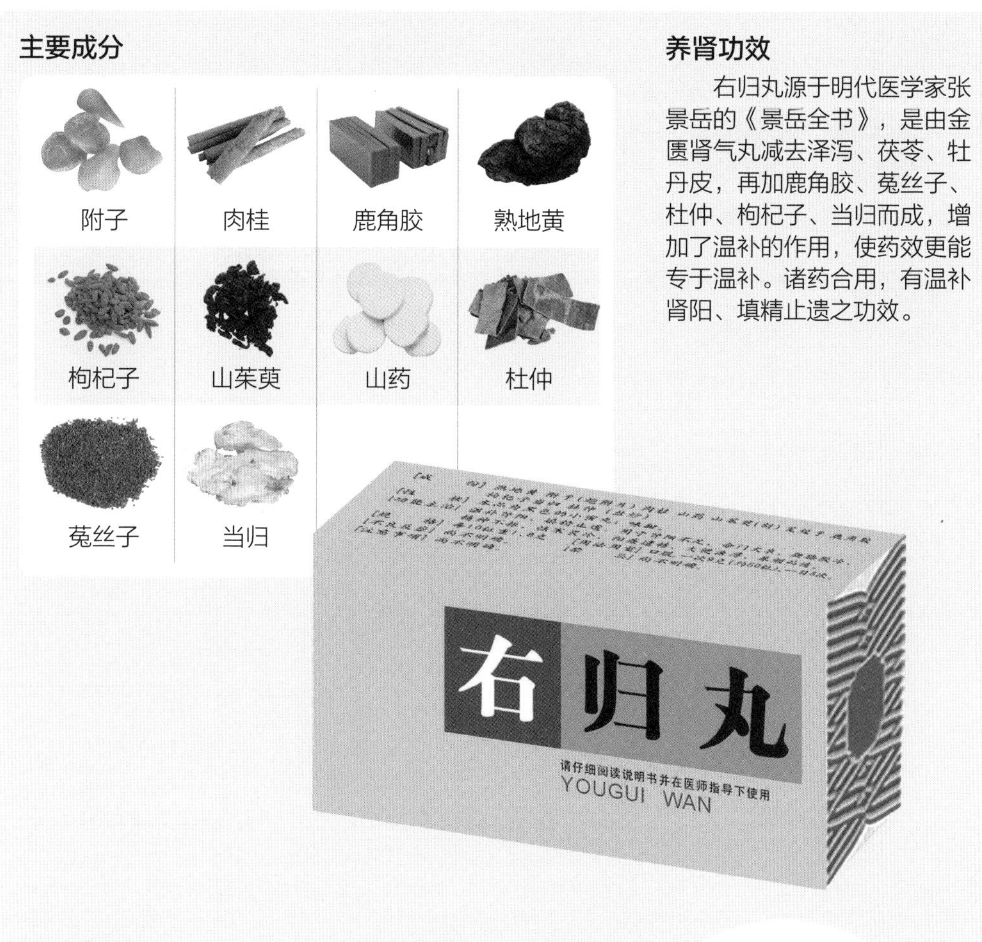

养肾功效

右归丸源于明代医学家张景岳的《景岳全书》，是由金匮肾气丸减去泽泻、茯苓、牡丹皮，再加鹿角胶、菟丝子、杜仲、枸杞子、当归而成，增加了温补的作用，使药效更能专于温补。诸药合用，有温补肾阳、填精止遗之功效。

服用禁忌

1. 有湿热或实热者，如舌苔厚腻、小便黄赤者，不宜服用右归丸。
2. 服用此药期间不宜食用生冷食物。

对症养肾

用于治疗肾阳不足、畏寒肢冷、阳痿遗精、腰膝酸软、疲惫乏力、尿频尿急等症。

滋阳降火的大补阴丸

主要成分

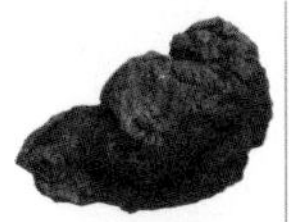
熟地黄

龟板胶

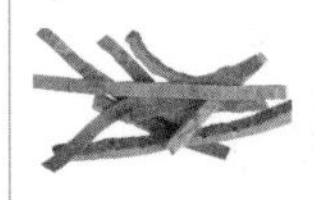
黄柏

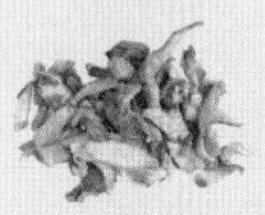
知母

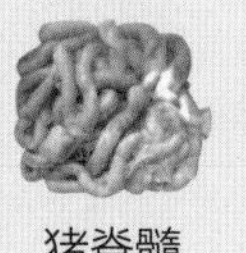
猪脊髓

养肾功效

大补阴丸，又叫大补丸，源于元代医家朱丹溪的《丹溪心法》，为滋阴降火的常用中成药。药中熟地黄、龟板胶可滋阴潜阳，壮水制火；黄柏、知母可清热泻火，滋阴凉血；猪脊髓助熟地黄、龟板胶滋补精髓，兼治黄柏之燥。诸药合用，有滋阴填精、清热降火之功效。

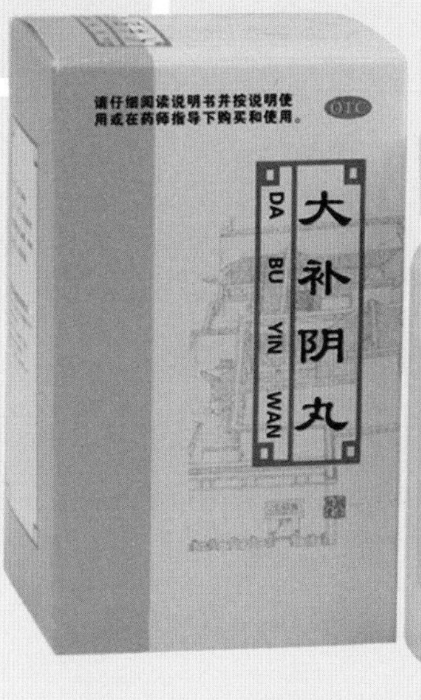

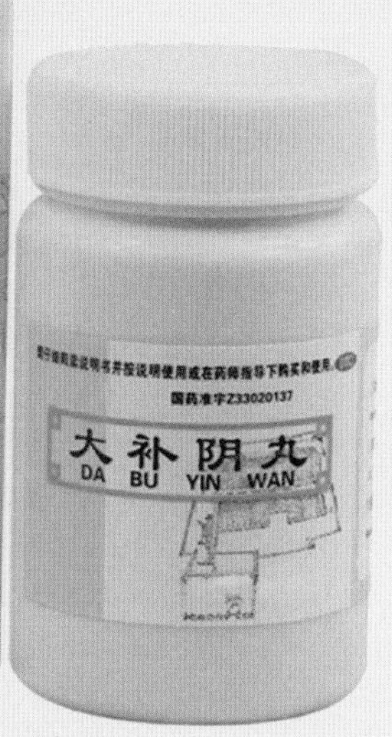

对症养肾

用于治疗阴虚火旺、潮热盗汗、咳嗽咯血、耳鸣遗精、心烦易怒以及肺结核、肾结核、甲状腺功能亢进、糖尿病等症。

服用禁忌

1. 大补阴丸是治疗阴虚火旺的药物，气虚发热者及火热实证者不宜服用。
2. 感冒者不宜服用，以免表邪不解。大补阴丸滋腻而寒凉，凡脾胃虚弱、痰湿内阻、脘腹胀满、食少便溏者不宜服用。
3. 服药期间，不宜食用辛辣、油腻的食物。

肾阳不足用金匮肾气丸

主要成分

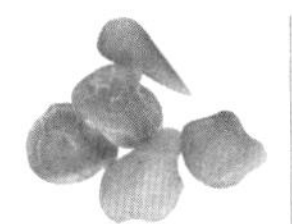
附子

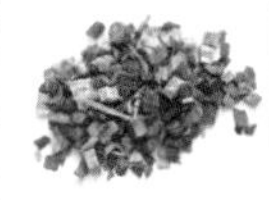
桂枝

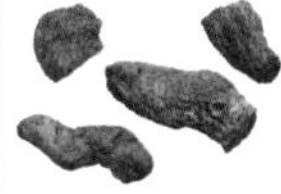
干地黄

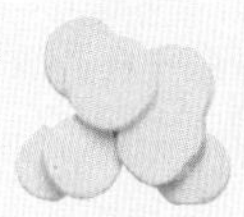
山药

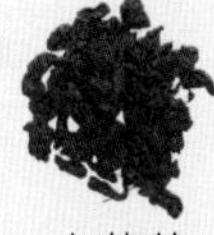
山茱萸

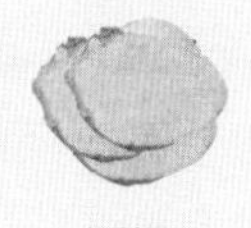
泽泻

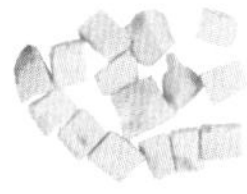
茯苓

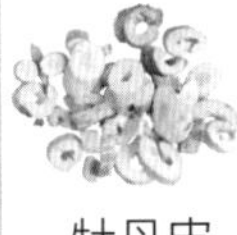
牡丹皮

养肾功效

金匮肾气丸，又叫八味肾气丸，八味地黄丸或桂附地黄丸，源于汉代医学家张仲景的《金匮要略》，是补肾阳的代表方，由六味地黄丸加附子、桂枝而成。此药以附子、桂枝为主药，意在鼓舞亏虚的肾中阳气，补命门之火，引火归元；地黄等六味药物可滋补肾阴，促生阴液。诸药合用，有温补肾阳、化气行水之功效。

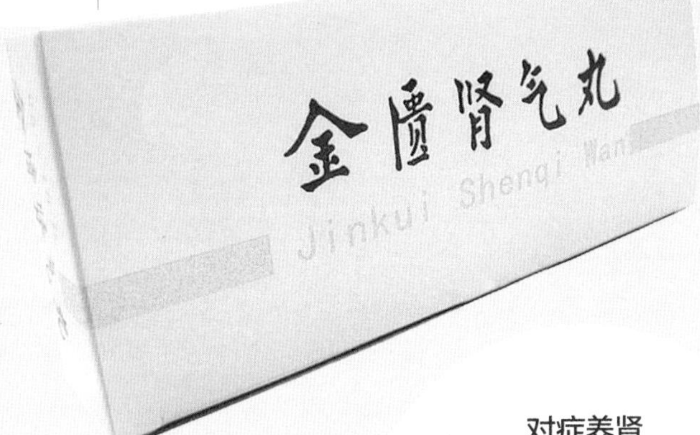

对症养肾

用于治疗肾阳不足、肾虚水肿、腰膝酸软、小便不利、畏寒肢冷以及肾阳虚型的慢性肾炎、慢性肾盂肾炎、前列腺炎、尿潴留、甲状腺功能低下，营养不良性水肿、糖尿病肾病等症。

服用禁忌

1. 有咽干、口燥、潮热、盗汗、舌红苔少等肾阴不足、虚火上炎症状者，不宜服用金匮肾气丸。
2. 感冒期间不宜服用金匮肾气丸，服用此药期间不宜食用生冷食物。

温肾利水的济生肾气丸

主要成分

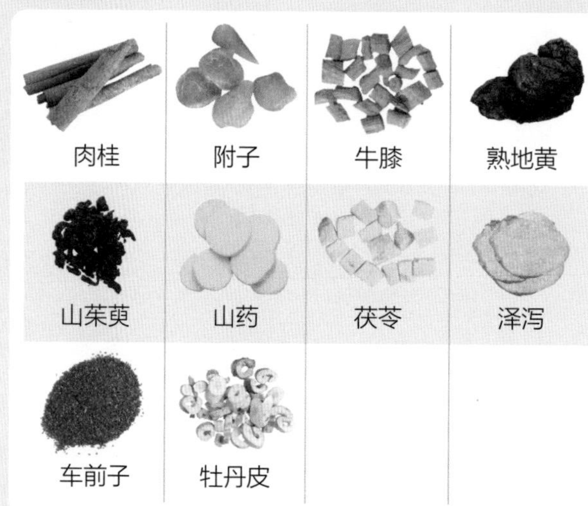

养肾功效

济生肾气丸是在金匮肾气丸的基础上易干地黄为熟地黄、易桂枝为肉桂，再加车前子、牛膝而成，有温肾化气、利水消肿的功效。现代医学研究证实，济生肾气丸有调节膀胱内压力，改善糖尿病代谢及神经功能等作用。

服用禁忌

1. 有遍体水肿、皮肤光亮、胸脘痞闷、烦热口渴、小便短赤或大便干结等湿热壅盛水肿表现者，不宜服用济生肾气丸。
2. 急性腰扭伤，腰椎骨折、滑脱和椎关节脱位者，不宜服用济生肾气丸。
3. 服药期间不宜食用辛辣、刺激、高盐饮食。

对症养肾

用于治疗肾虚水肿、腰膝酸重、小便不利、痰饮喘咳等症。

益补肾精的五子衍宗丸

主要成分

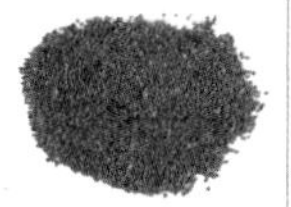
菟丝子

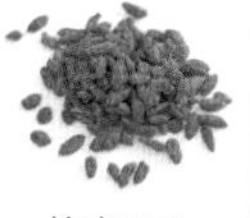
枸杞子

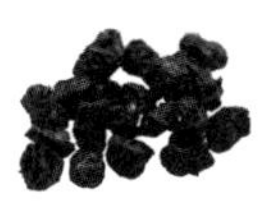
五味子

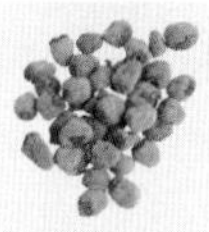
覆盆子

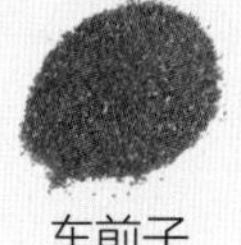
车前子

养肾功效

五子衍宗丸起源于唐代著名的补益中药方剂，因其配料中的五种中药材的名字均有一个“子”字，且皆为植物种仁，故名五子，被誉为“古今种子第一方”。药中菟丝子、枸杞子可补肾阳，益精血；五味子、覆盆子可补肾固涩；车前子亦有补肝肾之功。诸药合用，有补肾固精之效。

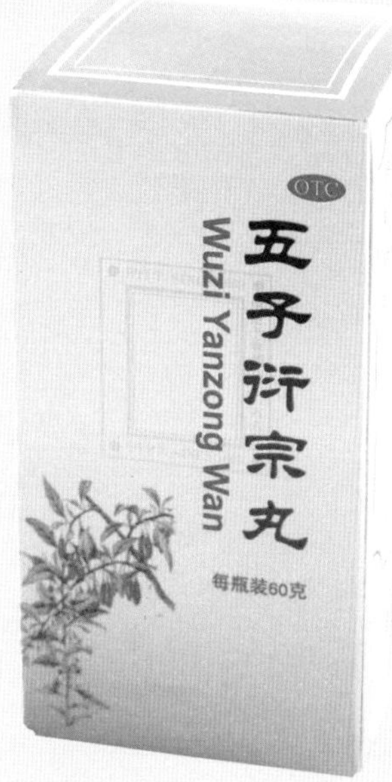

对症养肾

用于治疗肾虚精少、阳痿早泄、遗精、精冷、尿后余沥、久不生育以及气血两虚、须发早白等症。

服用禁忌

1. 五子衍宗丸并不适合所有的肾虚患者，如果肾虚症状比较明显，则服用此药的效果并不佳，因为成药会降低中药材的药效，且药力不足。
2. 服用此药期间不宜食用辛辣食物。
3. 感冒期间不宜服用此药。

收敛固精的金锁固精丸

主要成分

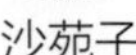
沙苑子

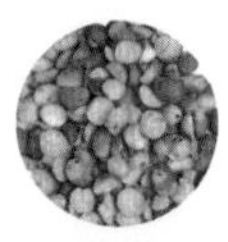
芡实

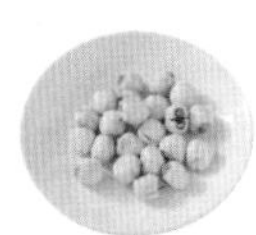
莲子

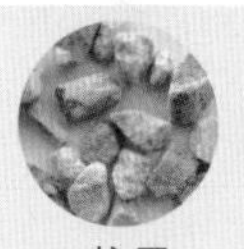
龙骨

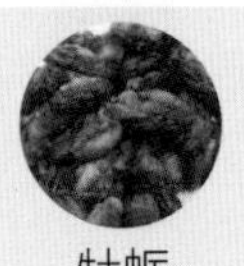
牡蛎

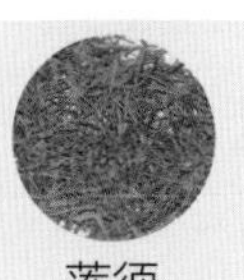
莲须

养肾功效

金锁固精丸源于清代医学家汪昂的《医方集解》，因其能秘肾气，固精关，且效如“金锁”之固，故名“金锁固精丸”。药中沙苑子可补肾固精；芡实、莲子可益肾固精、补脾气，且莲子能交通心肾；龙骨、牡蛎可固涩止遗；莲须亦为收敛固精之妙品。诸药合用，有补肾益精，固涩滑脱，交通心肾等功效。

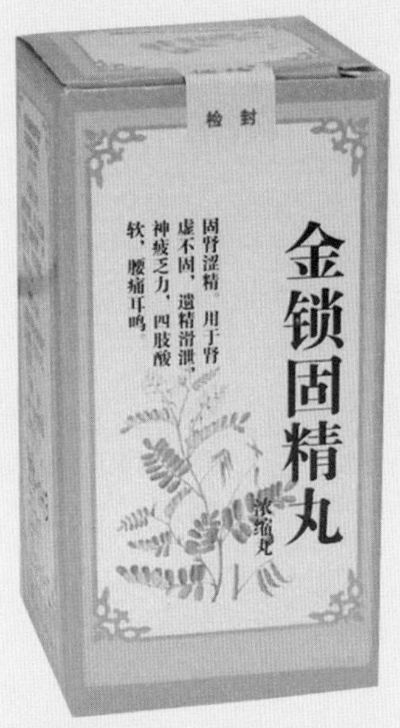

对症养肾

用于治疗心肾不交、精滑不禁、真元亏损、梦遗滑精、盗汗虚烦、腰痛耳鸣、四肢无力以及神经紊乱、男子不育、慢性肠炎及妇女带下等症。

服用禁忌

1. 金锁固精丸不适合肾虚症状比较明显的肾虚患者。
2. 金锁固精丸为收涩之剂，以固肾涩精为主，故湿热下注所致者不宜使用。
3. 感冒期间不宜服用。

补肝肾、美须发的七宝美髯丹

主要成分

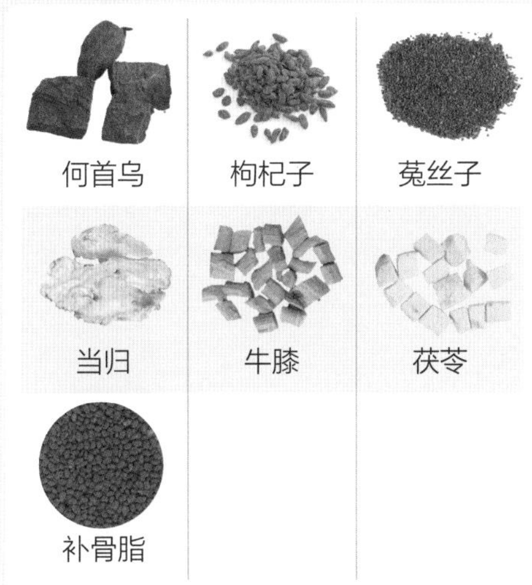

养肾功效

七宝美髯丹源于明代李时珍的《本草纲目》，服用此药后，能使肝肾得补，精血充足，发乌髯美，神悦体健，故称“七宝美髯丹”。药中何首乌可补肝益肾、涩精固气；枸杞子、菟丝子可填精补肾，固精止遗；当归可补血养肝；牛膝可强健筋骨；茯苓可健脾利湿，安神益智；补骨脂可温补脾肾，固精缩尿。诸药合用，有补肝益肾、涩精固本、乌须发、抗衰老之功效。

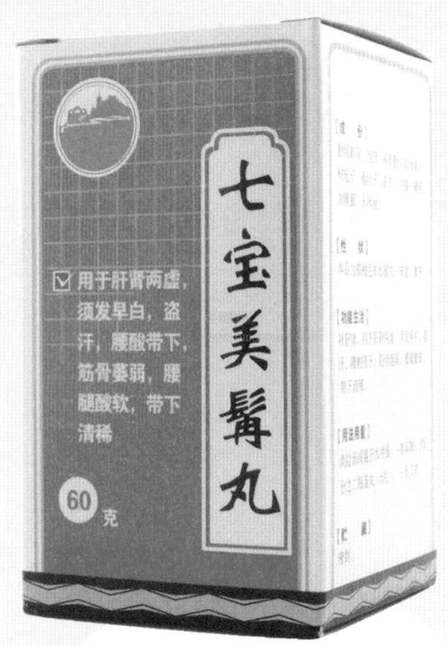

对症养肾

用于治疗肝血肾精亏虚所致的形体瘦弱、面容憔悴、头晕眼花、视物模糊、须发早白、头发枯脆不泽、腰膝酸软、筋骨无力、耳鸣失聪、精液稀少、阳痿不育、性功能减退等。中老年肝肾精血亏损者，经常服用，能抗衰老，延年益寿。

服用禁忌

1. 七宝美髯丸含有何首乌的成分，因此阴虚阳亢者不宜服用。
2. 服用此药期间不宜食用萝卜、猪血，以及寒凉、辛辣等刺激之品。

健肾固精的金鸡虎补丸

主要成分

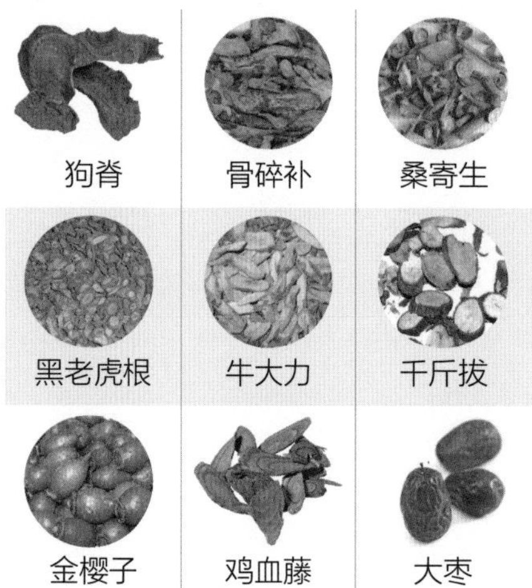

养肾功效

金鸡虎补丸的狗脊可温补肝肾，强腰壮骨，散寒除湿；骨碎补、桑寄生可补益肝肾，舒筋活血，祛风通络；黑老虎根、牛大力、千斤拔可祛风除湿；金樱子可固精缩尿；鸡血藤可活血舒筋；大枣可补气养血。诸药合用，有补气补血、舒筋活络、健肾固精之功效。

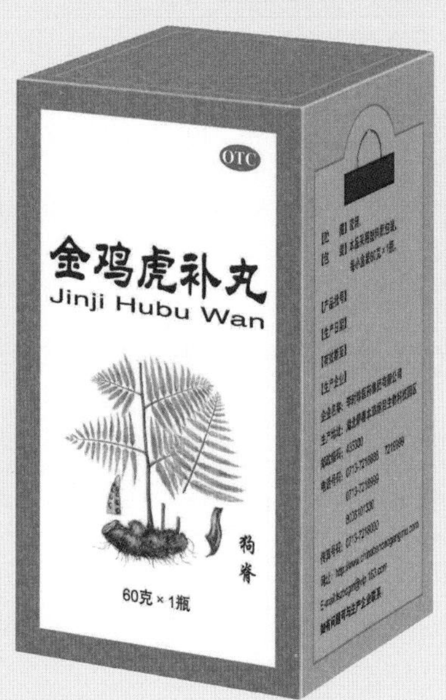

对症养肾

用于治疗肾阳不足，水气凝滞引起的四肢麻痹、腰膝酸痛、夜尿频数、梦遗滑精等症。

服用禁忌

1. 感冒发热者、糖尿病患者以及孕妇不宜服用。
2. 服用此药期间不宜食用辛辣、生冷、油腻的食物。

附录

损肾药物大搜索

据世界卫生组织统计，药物性损害已上升为全球死亡原因的第5位。肾是维持生命活动的重要器官，不仅要负责机体代谢产物的排泄，还要承担药物的排泄工作，因此极易受到药物的损害。当我们服下的药物被体内的水分溶解之后，便经过肾脏再进入膀胱，然后排出体外。因为肾脏的血管数量极多，当药物随血液快速流经肾脏时，就会使肾小球、肾小管等肾组织暴露于药物中，从而创造了损伤肾脏的机会。

人体的一对肾脏虽然只重250克左右，但它所担负的责任非常重大，有医学家曾说“肾脏就是生命”。那么哪些药物会伤肾呢？下面，我们就进行一次损肾药物大搜索：

1 解热镇痛抗炎药	解热镇痛抗炎药就是指非甾体抗炎药，包括阿司匹林（乙酰水杨酸）、对乙酰氨基酚、非那西丁、吲哚美辛（消炎痛）、西乐葆、布洛芬、萘普生、保泰松、吡罗昔康等。长期使用解热镇痛类药物，可能造成慢性间质性肾炎及肾乳头坏死，导致慢性肾衰竭。如大剂量使用阿司匹林、对乙酰氨基酚可导致肾小管坏死；非那西丁可导致肾乳头坏死和间质性肾炎；长期使用保泰松、吲哚美辛（消炎痛）、布洛芬和吡罗昔康等药物可导致肾衰竭。

2 抗生素及磺胺类	**青霉素类：**如青霉素、甲氧西林、氨苄西林，容易引起变态反应性血管炎、肾小球肾炎、急性肾功能不全和急性间质性肾炎。
	第一代头孢菌素：如头孢拉定（先锋霉素 VI）、头孢噻吩（先锋霉素 I）、头孢唑林（先锋霉素 V），容易引起急性间质性肾炎、肾小管坏死。
	氨基糖苷类：如庆大霉素、卡那霉素、新霉素、链霉素、丁胺卡那霉素（阿米卡星）、妥布霉素，容易引起急性肾小管坏死、管腔阻塞，偶可致急性肾衰竭。
	多粘菌素类：如多粘菌素 B，可损害肾小管，导致蛋白尿，大剂量使用，可导致急性肾衰竭，容易引起肾小管坏死。
	两性霉素 B：容易造成近曲小管和远曲小管的损害，出现肾小管性酸中毒、低钾血症和永久性肾损害。
	磺胺类：如磺胺甲噁唑、磺胺嘧啶，容易引起血管炎、尿路阻塞、肾小管坏死和间质性肾炎，轻者仅有血尿、蛋白尿，重者可导致无尿、尿毒症和急性肾衰竭。
3 利尿剂	目前常用的利尿剂主要有噻嗪类利尿剂、袢利尿剂、保钾利尿剂、渗透性利尿剂和碳酸酐酶抑制剂等，不论是哪一种利尿剂，使用不当均会引起急性间质性肾炎、急性肾衰竭，或使原有肾脏病加重。
4 造影剂	造影剂主要应用于静脉肾盂造影、血管造影、胆囊造影和增强计算机体层摄影等。常用的造影剂均为高渗性，含碘量高达37%，在体内以原形由肾小球滤过而不被肾小管吸收，脱水时该药在肾内浓度增高，可直接损伤肾小管，导致肾缺血、肾小球滤过率下降而发生急性肾衰竭。造影剂所致急性肾衰竭常见于原有肾功能不全、糖尿病或脱水的病人。

5 中草药	除了以上西药可伤肾之外，不少中草药同样也能对肾脏造成损害，常见的有雷公藤、关木通、草乌、天麻、广防己、厚朴、细辛、马兜铃、山慈姑、牵牛子、苍耳子、益母草、胖大海、罂粟壳、蜡梅根、使君子等。其中以雷公藤引起的肾损害最多，其次是关木通。因此，我们在用药时一定要严格遵守医嘱，合理使用肾毒性药物，严格掌握适应证，严格控制剂量和疗程，还要定时检验肾功能，一旦发生病变要及时减量甚至停药。

精品书推荐

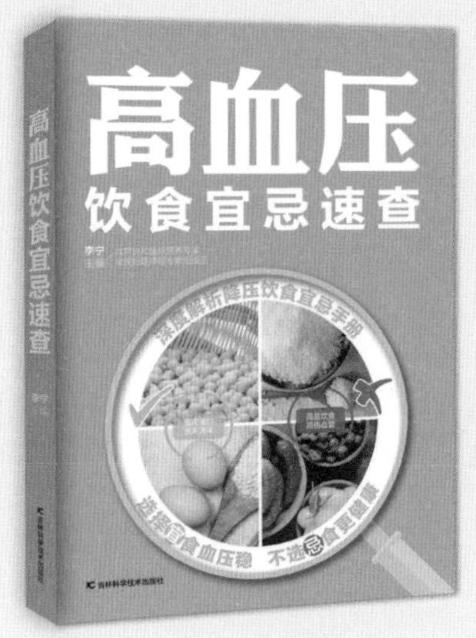

《高血压饮食宜忌速查》
定价：45.00 元

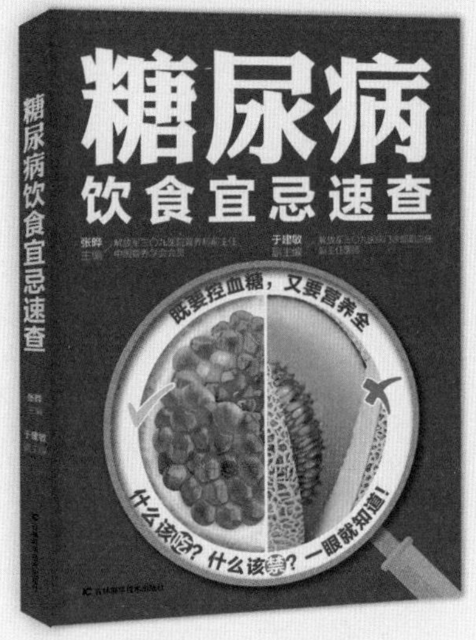

《糖尿病饮食宜忌速查》
定价：45.00 元

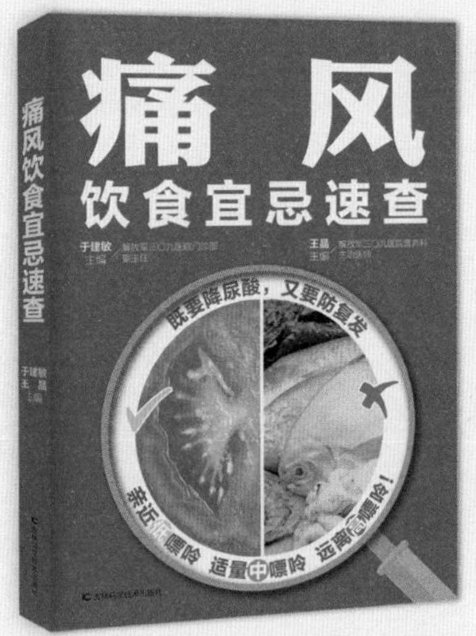

《痛风饮食宜忌速查》
定价：45.00 元

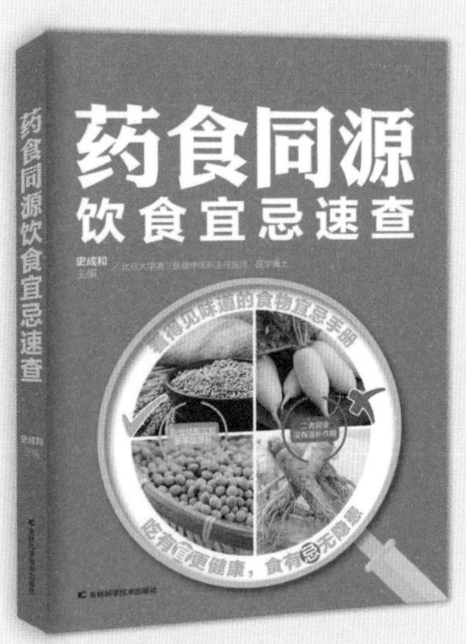

《药食同源饮食宜忌速查》
定价：45.00 元